実践医薬品安全性学
― 薬剤性障害，副作用，
薬物乱用と依存性，そして中毒 ―

北里大学薬学部准教授　福本真理子　著

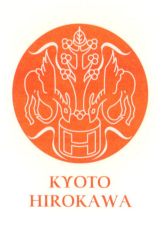

KYOTO
HIROKAWA

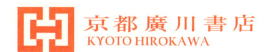

まえがき

　本書は，若い薬剤師や実務実習を直前に控えた薬学生を対象に執筆されている．患者に「クスリ」は正しく用法用量を守って服用してもらうことを目標に薬剤師業務は行われているが，その際に，薬剤師は，「クスリ」は生体にとって異物であり，正しく服用しても望ましくない作用（有害作用）を引き起こす「リスク」を抱えていることを常に念頭に置かねばならない．

　医療用医薬品の添付文書には，たくさんの副作用が列記されている．そのうち，一番気をつけなければならない副作用はどれなのか，またそれはどのような頻度や重症度で発現する可能性があるのか，そもそもその「副作用」はどんな機序でどのような症状や検査値の異常を引き起こすのかは，添付文書だけから読み取ることは難しい．

　本書の前半「医薬品安全性学」（第1章～第3章）では，医療現場で遭遇する特に重篤で注意を要する，臓器別障害，薬物群に特異的な副作用について解説した．

　また，インターネットの普及により，世界の垣根がなくなり，わが国で危険性が認識されている規制薬物や，正体不明の危険ドラッグも，入手が簡単になった．第4章では，薬剤師が把握すべき，依存性を有する薬物乱用の実態について解説した．

　さらに我々の日常生活を見渡してみると，医薬品ばかりでなく，家庭用品，嗜好品，健康食品をはじめとする様々な化学物質に囲まれている．その恩恵を受けて，便利で快適な日常生活を送っている訳だが，ひとたびその取り扱い方を誤ると，重大な健康被害（中毒）を受けることがある．中毒事故がひとたび起こってしまった時，適切な処置を迅速に行う必要があるが，それより大事なのは中毒を起こさないようにする工夫である．医薬品だけでなく，多くの日用品を取り扱う薬剤師は，「我々を取り巻くすべての中毒」の危険性を把握し，使用者に適切な情報を提供する使命がある．本書の後半「臨床中毒学・救急治療学」（第5，6章）では，わが国の救急医療や中毒情報提供の現状や，代表的な中毒について解説した．

　本書の刊行をご快諾いただいた京都廣川書店・廣川重男社長，企画・編集の後押しをしていただいた鈴木利江子氏および同社編集部の皆様に，厚く御礼を申し上げます．

　最後に数十年前にケンタッキーのホスピスで，「患者に対して我々は医療人としてどうあるべきか」と尋ねた時に帰ってきた言葉を結びとしたい．

"We are honest for the patient."

2016年晩夏

福本　真理子

目　次

序章　今，なぜ，医薬品安全性学を学ぶのか　　*1*

Part1　医薬品安全性学

第 1 章　医薬品安全性学総論　　*5*

1.1　有害事象と副作用 ··· *5*
1.2　医薬品の安全性情報と制度 ·· *5*
1.3　薬剤疫学 ··· *7*
1.4　薬　害 ·· *8*
1.5　個別化医療 ··· *9*
1.6　コンパニオン診断薬 ··· *24*

第 2 章　薬剤性臓器障害　　*27*

2.1　薬剤性肝障害 ··· *27*
　　2.1.1　肝臓とその機能—沈黙の臓器—　　*27*
　　2.1.2　肝障害の分類　　*27*
　　2.1.3　予測と診断　　*32*
　　2.1.4　重要な臨床検査　　*32*
　　2.1.5　診断基準と重症度分類　　*34*
　　2.1.6　原因薬　　*36*
　　2.1.7　症例　　*37*
　　2.1.8　治療と対策　　*37*
　　2.1.9　関連する副作用情報　　*37*
2.2　薬剤性腎・泌尿器障害 ··· *38*
　　2.2.1　腎臓・泌尿器とその機能　　*38*
　　2.2.2　急性腎不全　　*39*
　　2.2.3　間質性腎炎　　*43*
　　2.2.4　その他の薬剤性腎・泌尿器障害　　*44*
　　2.2.5　関連する副作用情報　　*46*
2.3　薬剤性代謝・内分泌障害 ··· *47*

2.3.1　代謝・内分泌とその機能　47
　　　2.3.2　高血糖　48
　　　2.3.3　偽アルドステロン症　50
　　　2.3.4　その他の薬剤性代謝・内分泌障害　52
2.4　薬剤性循環器障害..53
　　　2.4.1　循環器とその機能　53
　　　2.4.2　心室頻拍　54
　　　2.4.3　うっ血性心不全　57
2.5　薬剤性呼吸器障害..58
　　　2.5.1　呼吸器とその機能　58
　　　2.5.2　間質性肺炎・肺線維症　59
　　　2.5.3　その他の薬剤性呼吸器障害　62
　　　［コラム］マジックテープの発明　64
2.6　薬剤性消化器障害..65
　　　2.6.1　消化器とその機能　65
　　　2.6.2　偽膜性大腸炎　65
　　　2.6.3　その他の薬剤性消化器障害　67
2.7　薬剤性骨格筋・骨障害...69
　　　2.7.1　骨および骨格筋とその機能　69
　　　2.7.2　骨粗鬆症　70
　　　2.7.3　顎骨壊死（ビスホスホネート薬剤系による）　72
　　　2.7.4　横紋筋融解症　73
　　　［コラム］着色尿の鑑別　77
2.8　薬剤性神経・精神障害...78
　　　2.8.1　神経・精神とその機能　78
　　　2.8.2　悪性症候群　80
　　　2.8.3　セロトニン症候群　83
　　　2.8.4　薬剤惹起性うつ病　85
　　　2.8.5　白質脳症　86
　　　2.8.6　医薬品による不随意運動　87
2.9　薬剤性造血器障害..88
　　　2.9.1　造血器とその機能　88
　　　2.9.2　造血器障害の分類　90
　　　2.9.3　重要な臨床検査　91
　　　2.9.4　無顆粒球症　91
　　　2.9.5　薬剤性貧血　92
　　　2.9.6　巨赤芽球性貧血　94
　　　2.9.7　赤芽球癆（せきがきゅうろう）　95

2.9.8　溶血性貧血　*95*
　　　2.9.9　再生不良性貧血　*97*
　　　2.9.10　血小板減少症　*100*
2.10　薬剤性皮膚・粘膜障害 *101*
　　　2.10.1　皮膚・粘膜とその機能　*101*
　　　2.10.2　スティーブンス・ジョンソン症候群，中毒性表皮壊死症　*102*
　　　2.10.3　薬剤性過敏症症候群　*106*
2.11　薬剤性感覚器障害 *107*
　　　2.11.1　感覚器とその機能　*107*
　　　2.11.2　聴覚器障害　*111*
　　　2.11.3　視覚障害　*112*
　　　2.11.4　嗅覚器障害　*112*
　　　2.11.5　味覚器障害　*113*

第3章　特に注意すべき薬物群の副作用　　*115*

3.1　抗がん剤 *115*
　　　3.1.1　抗がん剤の特徴と頻度の高い副作用　*115*
　　　3.1.2　抗がん剤の分類別の特徴　*121*
3.2　抗生物質・感染症治療薬に特徴的な副作用 *129*
　　　3.2.1　ビタミンK（VK）欠乏症　*129*
　　　3.2.2　ジスルフィラム様作用　*130*
　　　3.2.3　アゾール系抗真菌剤の薬物代謝酵素阻害　*131*
　　　3.2.4　偽膜性大腸炎（2.6 薬剤性消化器障害のうち2.6.2参照）　*133*
　　　3.2.5　抗生物質・感染症治療薬の分類別の特徴　*133*
　　　［コラム］ビタミンKとワルファリンの発見―スイートクローバー中毒―　*134*

第4章　薬物乱用と依存性薬物　　*135*

4.1　薬物乱用と依存性 *135*
　　　4.1.1　依存性　*135*
　　　4.1.2　依存性薬物　*136*
　　　4.1.3　薬物乱用　*137*
　　　4.1.4　薬物規制に関する法律　*138*
　　　4.1.5　依存症の治療　*139*
4.2　危険ドラッグと指定薬物制度 *140*
　　　4.2.1　危険ドラッグ　*140*
　　　4.2.2　指定薬物制度　*141*

4.3 覚せい剤・・ *143*
4.4 向精神薬・・・ *145*
4.5 麻薬に分類される物質・・ *148*
  4.5.1 アヘンおよびアヘンアルカロイド *148*
4.6 幻覚剤・・ *152*
  4.6.1 リゼルギン酸誘導体 *152*
  4.6.2 フェネチルアミン誘導体 *153*
  4.6.3 インドール誘導体 *154*
  4.6.4 その他 *154*
4.7 大麻・・ *154*
  4.7.1 カンナビノイド *154*
  4.7.2 医療用マリファナ *155*
4.8 有機溶剤・・ *156*

Part2 臨床中毒学・救急治療学

第5章 臨床中毒学総論 *161*

5.1 中毒とは何か・・・ *161*
  5.1.1 毒とはなにか *161*
  5.1.2 毒の強さの指標 *162*
  5.1.3 毒物と毒薬の違い *163*
  5.1.4 食中毒の捉え方 *165*
  5.1.5 中毒と副作用の違い *166*
  5.1.6 どうして中毒が起きるのか *166*
  5.1.7 中毒に関連する言葉と領域 *167*
5.2 家庭内で起こる中毒事故と中毒情報センターの役割・・・・・・・・・・・・・・・・・・・・・・・・・・ *168*
  5.2.1 家庭内で起こる中毒事故 *168*
  5.2.2 日本中毒情報センター *169*
  5.2.3 米国の中毒コントロールセンター *169*
  5.2.4 家庭内で中毒事故が起こりやすい物質 *171*
  5.2.5 中毒事故現場（家庭内，仕事場）で行う応急処置 *174*
  5.2.6 中毒事故を防止するための注意 *175*
  5.2.7 誤飲と誤嚥 *176*
5.3 日本の救急医療・中毒医療・・・ *176*
  5.3.1 日本の救急医療体制 *177*

    5.3.2　救命救急処置　*178*

    5.3.3　救急医療機関での初期処置　*182*

    ［コラム］心肺蘇生法の考案者になりそこねた医者　*183*

第6章　急性中毒とその対策　*185*

6.1　急性中毒の診断と薬毒物分析……………………………………………*185*

    6.1.1　薬毒物分析と薬剤師の役割　*185*

    6.1.2　分析すべき15品目の中毒物質　*187*

    6.1.3　急性薬毒物中毒加算　*188*

    6.1.4　薬毒物スクリーニングキット　*189*

    6.1.5　トキシドローム　*190*

6.2　急性中毒の標準治療と解毒薬・拮抗薬…………………………………*190*

    6.2.1　薬毒物の体内での動態　*190*

    6.2.2　急性中毒の初期治療　*191*

    6.2.3　未吸収物質の吸収の阻害　*192*

    6.2.4　既吸収物質の排泄の促進　*194*

    6.2.5　解毒薬・拮抗薬　*196*

6.3　自然毒による急性中毒とその治療………………………………………*205*

    6.3.1　有毒植物　*205*

    6.3.2　アルカロイド　*210*

    6.3.3　毒キノコ　*213*

    6.3.4　有毒魚介類　*215*

    ［コラム］パリトキシンの発見　*216*

    6.3.5　食材による急性中毒とその対策　*218*

6.4　医薬品による急性中毒とその対策………………………………………*221*

    6.4.1　解熱鎮痛薬（アセトアミノフェン）　*221*

    6.4.2　精神作用薬　*225*

6.5　代表的な毒物や化学物質混入事例………………………………………*233*

    6.5.1　シアン化合物　*233*

    6.5.2　メタノール　*236*

    6.5.3　メラミン　*240*

    6.5.4　ジエチレングリコール　*241*

6.6　金属・元素化合物による中毒とその対策………………………………*244*

    6.6.1　タリウム中毒　*245*

    6.6.2　鉛中毒　*248*

    6.6.3　ヒ素中毒　*252*

    6.6.4　金属中毒とキレート剤　*255*

6.7 農薬による急性中毒とその対策 ·· 257
    6.7.1 診断と治療　258
    6.7.2 有機リン系殺虫剤　259
    6.7.3 カルバメート系殺虫剤　263
    6.7.4 ネオニコチノイド系殺虫剤　263
    ［コラム］蜂群崩壊症候群（ほうぐんほうかいしょうこうぐん）　265
    6.7.5 含リンアミノ酸系除草剤　265
    6.7.6 アルキルジピリジリウム塩系（ビピリジリウム）　266
    6.7.7 農薬中毒症例　268

6.8 ガス中毒 ··· 269
    6.8.1 一酸化炭素ガス　269
    6.8.2 硫化水素（H_2S）ガス　271
    6.8.4 その他の気体　272

6.9 生活の中で起きる化学物質による急性中毒とその対策 ························ 272
    6.9.1 タバコ中毒　272
    6.9.2 アルコール中毒　277
    6.9.3 カフェイン　279

6.10 CBRNe と NBC —兵器や災害による健康被害とその対策— ············ 282
    6.10.1 化学兵器とその災害　282
    6.10.2 生物兵器とその災害　285

一般用語索引（和文）·· 291
一般用語索引（欧文）·· 298
医薬品名索引 ·· 301

序章　今，なぜ，医薬品安全性学を学ぶのか

　本書「医薬品安全性学・臨床中毒学」は，実務実習を直前に控えた薬学部生や若い薬剤師を対象としてまとめたものである．病院や薬局で実際に薬剤師が仕事をする現場での実務実習を直前に控えた時期の学生に，「今，なぜ，医薬品安全性学を学ぶのか」と問いたい．筆者は4年後期の最初の授業の中で，実際に学生達にこの質問を投げかける．薬理学，薬剤学，薬物療法学，臨床医学など，臨床薬学領域の講義を終了し，事前実習を開始した学生は，「患者さんに，おくすりを正しく安全に使ってもらうために必要な学問だから」と答えることが多い．
　さらに以下の質問を続けよう．
　「クスリ」は安全ではないのか
　「用法用量を正しく守って服用しさえすれば，クスリは安全で有効なのか」
　実際の臨床現場で働く薬剤師の仕事を学ぼうとする学生に，日常的に「クスリ」を取り扱っている薬剤師に，一度立ち止まって，自分なりの解答をみつけてほしい質問である．

(1)　「クスリ」とは何か

　「クスリ」とは，化学物質であり，ヒトにとっては異物である．本来，ある特定の目的で摂取するものである．それは疾病や怪我などの健康障害を予防したり，治療したり，時には診断したりするために，あえて摂取するもので，目的とする望ましい作用を期待してヒトが摂取する．しかし，それは自主的に摂取するというよりはむしろ，医療者である医師や薬剤師，看護師がそれぞれの立場で，特定のヒト（患者）のために摂取を勧める，もしくは強いる物質である．しかし，本来，ヒトにとっては異物であるから，すべてのヒトに均一に同様な作用や効果が出現するわけではなく，望ましくない作用（有害作用）がでることも多々ある．その有害作用は軽度であるが多くのヒトに出現するものから，死にいたるような重篤な作用だがまれなものまで，その出現の頻度や程度は千差万別である．

(2)　「クスリ」は「リスク」

　クスリは，ヒトの疾病の予防や治療に役立ち，健康を回復，増進させる良い面と，まったく逆の危険性を持った物質である．「クスリ」を反対側から読むと「リスク」だと教えてくれた先人がいた．この「リスク」ということばは，行動の結果の不確実さをいい，語源はイタリア語のrisicare（あえて～する）からきている．すなわち，不確実性が大きな状況の中で，あえてなにかの行動を選択することである．いい換えれば，クスリとその情報を取り扱い，直接，特定のヒト（患者）にあえて摂取を勧める薬剤師の責任は重いといえよう．

(3) 用法用量を，正しく守って服用すれば「クスリ」は安全か

　80歳，女性．10年前に脳卒中，3年前に心筋梗塞で倒れたが，後遺症なく健康に過ごしていた．半年前から受け答えがはっきりしなくなり，夜眠れないことが多く，失禁もした．記憶も悪くなり，食事も取れない．これまで，循環器内科，泌尿器科，心療内科，整形外科の4つの医院から出ていたすべてのクスリを，家族が用法用量を正しく守って服用させていた．

　これは筆者の叔母の実例である．従姉妹から相談を受け，処方内容を調べたところ，毎日合計31錠服用しており，相反する作用を持ったクスリがいくつも併用されていた．かかりつけの医院をひとつにして，処方薬を整理してもらったところ，意識もはっきりし，多くの症状も改善した．

　正しく服用していても，以下のような理由から有害な作用（副作用）が出ることがある．
1) 症状は軽いが，多くの患者に出やすい副作用（例：抗生物質による下痢や軟便）
2) まれであるが，症状が重篤な副作用（例：解熱鎮痛薬によるスティーブンス・ジョンソン症候群）
3) 予想外の作用
4) 服用者の年齢（新生児，乳児，高齢者）や状態（妊婦，授乳婦），病態（肝障害，腎障害など）による影響
5) 他のクスリや，健康食品，飲食物との相互作用
6) 服用者の特異体質

(4) 「クスリ」はヒトの人生を変える

　我々は，思わぬ疾病や傷害によって見舞われた健康被害を，「クスリ（医薬品）」によって治療し，健康を取り戻すことができる一方で，合併症や後遺症に一生悩むような重篤な副作用に見舞われる可能性もある．いずれにしろ，クスリによって多くのヒトの人生が変わることをしっかりと認識して，真摯な気持ちで医薬品とその取り扱い方について学ぶことが，薬学生と薬剤師の使命である．

　本書では，医薬品をはじめとするすべての化学物質による毒性に眼を向け，それによる健康被害を軽減する方法を解説する．第1～3章では，特に薬物療法において起こる重篤な有害作用を中心に臓器別障害，薬物群に特徴的な有害作用を解説する．第4章では，薬物乱用を起こす化学物質について，それを規制する法規との関係，各作用や試験法を解説する．第5～6章では，対象を我々を取り巻くすべての物質（医薬品，家庭用品，工業用品，化学物質，自然毒，食材）に拡げ，それらによる中毒について，実例をあげながら，中毒物質の毒性と対処法について解説する．

Part 1

医薬品安全性学

第1章　医薬品安全性学総論

1.1　有害事象と副作用

　有害事象（adverse event）とは，「薬物との因果関係がはっきりしないものを含めて，薬物を投与された患者に生じたあらゆる好ましくない，あるいは意図しない徴候，症状，あるいは疾病」をいう．一方，薬物有害反応（adverse drug reaction）は，「疾患の予防，診断，治療，または生理機能を正常にする目的で医薬品を投与したとき，人体に通常用いられる用量によって発現する有害かつ予期しない反応」と，世界保健機構（World Health Organization：WHO）が定義している（1970）．

　すなわち，薬物治療上での過誤や薬物乱用，薬物中毒は目的においても，量においても医薬品の副作用の前提から外れているため，狭義の意味での副作用には含まれない．

　一方，日本の医薬品添付文書では，「副作用は医薬品を投与した結果，人体に発現する有害反応」と定義されており，かなりあいまいな解釈となっているが，副作用とは別に，過量投与（overdose）時の処置という項目があることから，理由はともあれ，過量に摂取した時に起こる中毒は副作用とは一線を画す必要がある．

　副作用という用語は，狭義の意味では主として現れる作用（主作用）に対応するもので，付随して現れる可能性のある第2，第3の作用（side effects）を指すが，日本では，薬物有害反応の意味で「副作用」という用語が一般に使用されている．

　また，臨床では，副作用と報告されている症例を調べて，その患者において本当に薬物への曝露が原因で有害な結果が起きたかは，「個体」単位で主観的な臨床判断を下す場合が多い．因果関係があるか否かを正確に調べるためには，薬物に曝露していない集団に比べて，曝露した集団で有意にその有害な事象が多かったかを比較研究しなければならない．

1.2　医薬品の安全性情報と制度

(1)　医薬品安全性情報

　医薬品等の安全性に関する最新情報は，医療現場において適切に入手され，伝達・活用されることが適正使用の確保のために重要である．厚生労働省や独立行政法人医薬品医療機器総合機構（以下「PMDA」）からの情報は，薬剤師にとって有用なものが多い．リスクコミュニケーションツールとして，医薬品の採用の検討，患者への服薬指導，副作用の早期発見と重篤化防止等，医療施設における医薬品等の安全管理に役立つ（表1.1）．

表 1.1　医薬品の安全性情報（すべて PMDA のホームページより入手できる）

PMDA メディナビ	医薬品，医療機器，再生医療等製品などの品質，有効性，安全性などに関する特に重要な情報が発出された際に，タイムリーにその情報をメールで配信するサービス．
医薬品リスク管理計画（RMP：risk management plan）	医薬品の開発から市販後まで一貫したリスク管理をひとつの文書に分かり易くまとめ，定期的に評価を行っている．
審査報告書	承認された新医薬品の審査報告書，申請資料概要が公表されている．
患者向医薬品ガイド	医薬品を使用するときに特に知っていて欲しいことと，添付文書を基に，わかりやすく記載している．
重篤副作用疾患別対応マニュアル（医療従事者向け）	重篤な副作用について，治療法・判別法などをまとめたマニュアル．
緊急安全性情報（イエローレター）	緊急に安全対策上の措置をとる必要があると判断された場合，厚生労働省からの配布指示に基づき，製造販売業者が作成する情報．
安全性速報（ブルーレター）	一般的な使用上の注意の改訂情報よりも迅速な安全対策措置をとる必要があると判断された場合に，厚生労働省からの配布指示に基づき，製造販売業者が作成する情報．

(2) 医薬品副作用救済制度

　医薬品を適正に使用したにもかかわらず発生した副作用により，入院治療が必要な程度の重篤な疾病や日常生活が著しく制限される程度の障害などの健康被害について迅速な救済を図ることを目的として，医療費や医療手当，障害年金等の救済給付を行う制度である．必要な費用は，医薬品の製造販売業者がその社会的責任に基づいて納付する拠出金が原資となる．昭和 55 年 5 月 1 日以降に使用された医薬品が原因となって発生した副作用による健康被害が対象となる．サリドマイド事件，スモン，HIV（ヒト免疫不全ウィルス）感染，CJD（クロイツフェルト・ヤコブ病）を契機として創設された．

　以下の場合は救済給付の対象とならない．
1) 医薬品の使用目的・方法が適正であったとは認められない場合．
2) 医薬品の副作用において，健康被害が入院治療を要する程度ではなかった場合などや請求期限が経過した場合．
3) 対象除外医薬品（抗がん剤，免疫抑制剤の一部，殺虫剤，殺菌消毒剤，体外診断薬，賦形剤など）による健康被害の場合．
4) 医薬品の製造販売業者などに明らかに損害賠償責任がある場合．
5) 救命のためにやむを得ず通常の使用量を超えて医薬品を使用し，健康被害の発生があらかじめ認識されていたなどの場合
6) 法定予防接種を受けたことによるものである場合（ただし，予防接種健康被害救済制度がある）．

　平成 24 年度は，997 件の健康被害が支給決定となった．原因となる医薬品としては，中枢神経系用薬（30％）が最も多く，抗生物質，ホルモン剤，化学療法剤の順とつづく．健康被害の頻度を器官別，その原因薬でみると表 1.2 のようになる．

表 1.2 平成 20 年～24 年度支給決定となった副作用による健康被害

器官別（割合）	内訳	原因薬
皮膚および皮下組織障害（32％）	多形紅斑，過敏症症候群，中毒性表皮壊死融解症，皮膚粘膜眼症候群	抗てんかん薬，解熱鎮痛消炎薬，抗生物質，消化性潰瘍用薬，総合感冒薬，痛風治療薬
肝胆道系障害（13％）	肝機能障害，劇症肝炎	解熱鎮痛消炎薬，消化性潰瘍用薬，抗生物質，漢方製剤
神経系障害（12％）	低酸素脳症，悪性症候群	精神神経用薬，ワクチン類，局所麻酔薬，X 線造影剤
免疫系障害（8％）	アナフィラキシー様ショック，アナフィラキシー様反応	X 線造影剤，抗生物質，解熱鎮痛消炎薬，合成抗菌剤
血液およびリンパ系障害	無顆粒球症，血小板減少症，汎血球減少症	甲状腺，副甲状腺ホルモン剤，抗てんかん薬，消化性潰瘍用薬，解熱鎮痛消炎薬

1) 支給された事例

咽頭炎のため，アセトアミノフェンとセフカペンピボキシル塩酸塩を服用したところ，翌日昼頃より発熱・口内びらん等が出現し，4 日後，高熱が続き，顔面腫脹，口唇・口内びらん，角膜・結膜の障害，外陰部病変，躯幹四肢に浮腫様紅斑が認められ，入院．副作用として皮膚粘膜眼症候群（スティーブンス・ジョンソン症候群）が認められた．

1.3 薬剤疫学

薬剤疫学（pharmacoepidemiology）とは，「ヒトの集団における薬物の使用とその効果や影響を研究する学問（The study of the use of and the effects of drugs in large numbers of people（Strom BL（1994）））と定義され，医薬品の投与に見られる様々な事象（有効性や安全性を含めたイベント）を解明し，医薬品がより正しく，かつ効率よく使われるための総合的な情報評価を行い，医療に貢献する手段を提供する事を目的としている．その特徴は以下の通りである．

1) 薬剤疫学では管理された曝露を研究する．曝露は偶然ではなく，ある論理をもって曝露される．すなわち，医薬品は疾病の予防，治療を目的に意図的に投与される．
2) 薬剤の重篤でまれな副作用，生命予後の延長，合併症の発症予防など，事象の発生頻度が少ないため，大規模な調査が必要となる．
3) 致死的な副作用の発生など，安全を脅かすような結果を招くため，とくに迅速な対応が求められる．
4) 研究の対象は医薬品の有害事象に限らず，有効性も対象となる．

1.4 薬 害

これまで，医薬品の投与によって，多くの患者集団が重篤な副作用で死亡したり，後遺症に苦しんだ事例がある．薬害は，医療目的に使用された医薬品による医原病（iatrogenic disease）である．通常の副作用との違いは，以下の点で，やむを得ないと受忍できるか否かにかかっている．

1) 効果とのバランス
2) 代替薬の有無
3) 副作用症状の重さ
4) 病気の種類とのバランス
5) 副作用の可逆性
6) 副作用の頻度
7) 患者の特殊な状態（小児，高齢者，妊婦）との関係

（砂原茂一：薬，その安全性，岩波書店，1976）．

(1) 日本で起きた代表的な薬害事件（表1.3）

表1.3

発生年	薬害事件	被害者数（死亡者数）
1948～1949	ジフテリア予防接種による健康被害	924人（83人）
1953～1970	キノホルムによる亜急性脊髄視神経障害（スモン）の発生	1万人以上
1958～1962	サリドマイドによる胎児の障害	約1000人
1959～1975	クロロキンによる網膜症	
1973年頃～	解熱剤による四頭筋短縮症	約1万人
1980年初頭～1988	非加熱血液製剤によるHIV（ヒト免疫不全ウィルス）感染（薬害エイズ）	1400人以上（660人）
1987年頃	フィブリノゲン製剤によるC型肝炎ウイルス感染	約1万人
1989～1993	MMRワクチン接種による無菌性髄膜炎	約1800人
1970～	陣痛促進剤による被害	
1993年頃	帯状疱疹治療薬ソリブジンによるフルオロウラシルの骨髄抑制作用の増強	15人（15人）1993年5～11月
～1997	ヒト乾燥硬膜の使用によるプリオン感染症（クロイツフェルト・ヤコブ病）	141人
2002年頃	分子標的薬のゲフィチニブによる間質性肺炎	2226人（825人）2011年3月現在

(2) サリドマイド事件

サリドマイドは，1956年，抗痙攣薬として開発時，催眠作用が認められ，日本においても，

1958年に催眠薬として発売された．米国では，薬理作用がヒトと動物で違う，末梢神経障害の副作用がある，妊婦での安全性がないという理由から，FDAで販売認可が拒否された（1960）．

　西ドイツ，レンツ博士により，妊婦のサリドマイド使用により，手足の奇形（アザラシ肢症）が起こることが警告され，1961年販売中止，回収がはじまった．日本での販売中止は警告後10か月経った1962年5月からであった．

1.5　個別化医療

　症状，原疾患，合併症，既往歴，家族歴，体質，併用薬剤等からみて投与すべきでない患者は，医薬品の禁忌（contraindications）として注意しながら，患者個々に最適な治療薬を選択しなければならない．

　医薬品添付文書上，警告を有する医薬品の場合は，「警告」の項目の次に記載．警告のない医薬品の場合は，「禁忌」の項目を本文冒頭に記載．赤枠，赤以外の色字で8ポイント以上の活字で記載される．また，「原則禁忌」次の患者には投与しないことを原則とするが，診断あるいは治療上，特に必要とする場合には慎重に投与することがある．

(1)　遺伝的素因

　グルコース6リン酸脱水素酵素（G6PD）欠乏症，グルタチオン代謝関連酵素異常症，不安定性ヘモグロビン症など，ヘモグロビン還元代謝系に先天的な異常を有する患者では，メトヘモグロビンを還元しヘモグロビンにする能力に異常があるため，酸化ストレスの高い医薬品を使用した場合，メトヘモグロビン血症をきたし，溶血する．

1) グルコース-6-リン酸デヒドロゲナーゼ（G6PD）欠損症

　本症は世界で4億人以上に見られる最も頻度の高い赤血球酵素欠損症である．X染色体連鎖で遺伝する疾患である（伴性遺伝）．G6PDは，ブドウ糖の代謝機能をつかさどる5単糖リン酸回路の第一段階を担当し，NADP（ニコチンアミドアデニンジヌクレオチドリン酸）を還元型（NADPH）に変換する大事な役割を持っている．このNADPHは還元型グルタチオン量（GSH）を一定に保ち，細胞内の様々な蛋白を酸化から保護する重要な機能を持っている．GSHが欠乏すると，ヘモグロビンが赤血球膜に沈着して溶血が起こる．G6PD欠損症の頻度が高いのはアフリカ，中東の一部，東南アジアなどの熱帯・亜熱帯地方であり，マラリアが最も流行している地域と一致する．日本における頻度は0.1％以下と非常に低く，臨床症状を伴う例はさらに稀である．本症はX連鎖劣性遺伝によるため，臨床上問題となるのはほとんどが男性である．G6PD欠損症患者は，このヘキソース一リン酸シャント経路の第一段階を進めるために必要なG6PDが欠損しているためNADPHを産生できない（図1.1）．その結果，抗酸化物質であるGSHの産生が減少するため，酸化型薬物によりメトヘモグロビン血症になりやすい．

①　注意すべき医薬品

　臨床症状も無症状から慢性溶血まで様々であるが，解熱薬，サルファ剤（スルファメトキサゾール・トリメトプリム），抗マラリア薬（キニジン）を投与すると急性溶血発作をおこす．メ

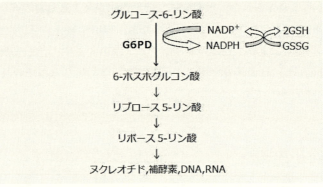

図 1.1　G6PD の関わるヘキソース-リン酸シャント経路®

チルチオニニウム塩化物水和物（メチレンブルー）は，中毒性メトヘモグロビン血症の解毒薬であるが，G6PD 欠損症患者では，メトヘモグロビン血症の増悪および溶血を引き起こす恐れがあるため，禁忌である．なぜなら，赤血球において，NADPH 還元酵素存在下でメチルチオニニウム塩化物により生成したロイコメチレンブルーがメトヘモグロビンをヘモグロビンに還元してメトヘモグロビン血症を改善するが，G6PD 欠損症患者では NADPH が産生されないからである．

② ソラマメ中毒（favism）

　ソラマメには，酸化作用を持つ vicine や convicine というグルコシドを含んでいて，これらが加水分解されて最終的に過酸化水素やその他の酸化物質となる．調理しても生でも，24〜48 時間後に溶血発作が起こり，顔面蒼白，発熱，暗赤色尿，腹痛，下痢など，貧血となる．2〜6 歳で最も起こりやすい．G6PD 欠損症患者はソラマメの成分であるディビシンに対し致命的な症状をきたすため，ソラマメの摂取は危険である．

(2)　年齢的素因

1)　新生児・乳児・小児

① 定義

　新生児（neonate, newborn infant）：生後 28 日以内，乳児（infant）：生後 1 年未満，幼児（preschool children）：生後 1〜6 年，学童（school children）：生後 6〜12 年，青年（adolescent）：生後 12 年以降

　正期出生体重児：2,500 g 以上，低出生体重児：2,500 g 未満，極小未熟児：1,500 g 未満，超未熟児：1,000 g 未満，高出生体重児：4,000 g 以上

② 体内動態の特徴

　出生時における糸球体濾過速度（GFR）は 20〜30 mL/min であるが，2 歳頃にはほぼ成人値（120 mL/min）となる．新生児では腎での薬物排泄能が低いため，腎排泄型の薬物は蓄積しやすく，注意が必要である．また，水分量は成人（身体の 60%）に比べ，新生児は多い（80%）．血液脳関門が未発達で，生後 10 日目以降から成熟する．グルクロン酸抱合能が低いので，グルクロン酸抱合が主な排泄経路である薬物の消失半減期は延長するが，生後 3 か月で成人と同様となる．薬物代謝能力が低い．肝合成能が低いため，血清アルブミン，α-酸性糖蛋白，リポ蛋白の

値が低く，成人より蛋白結合率が低い．血漿蛋白が低いことから，薬物とビリルビンとの間に血漿蛋白の置換が起こり，核黄疸（新生児核黄疸）の増悪や薬理作用の増強が起こる．

③ 高ビリルビン血症（hyperbilirubinemia）

高ビリルビン血症は血清ビリルビン濃度が上昇する病態であり，異常値の閾値は年齢（生後日数）や，早期産児の場合には健康状態によって異なる．主な徴候は黄疸であるが，顕著な高ビリルビン血症では，神経損傷の症候群である核黄疸を引き起こすこともある．診断は診察で明らかであり，血清ビリルビンの測定で確定される．治療は原因と上昇の程度によって異なり，確実な治療としては光療法および交換輸血がある．

高ビリルビン血症は生理的な場合と病的な場合があり，ビリルビンの過剰産生，クリアランスの低下，または腸肝循環の増加が原因である．ほとんどの場合は非抱合型高ビリルビン血症であるが，肝機能障害（例，胆汁うっ滞を引き起こす非経口栄養，新生児敗血症，重度の胎児赤芽球症）により抱合型高ビリルビン血症が発生することもある．生理的高ビリルビン血症は，ほとんど全ての新生児に起こる．新生児の赤血球は寿命が比較的短いためビリルビンの産生が増加する結果として抱合不全によりクリアランスが低下すること，および腸内の細菌レベルが低いことが，抱合型ビリルビンの加水分解の増加と相まって腸肝循環を増加させる．ビリルビン値は生後3～4日（アジア人種では7日）で18 mg/dLまで上昇し，その後下降する．母乳黄疸は，母乳栄養を受けている生後1週間以内の新生児のに約6分の1に発症するもので，母乳摂取量が低下している乳児や脱水またはカロリー摂取不足に陥っている乳児の一部において，母乳栄養はビリルビンの腸肝循環を増加させる．正期産児の病的な高ビリルビン血症とは，生後第1週までに起こる，あるいは異常な過程により引き起こされる18 mg/dLを超えるビリルビン血症のことである．ビリルビン産生増加の最も多い病的原因は溶血性貧血であり，通常は血液型不適合が原因で，またその他には赤血球増加症（例，双胎間輸血）および血腫も原因となる．ビリルビンクリアランスが減少する状態は，クリグラー-ナジャー症候群およびジルベール症候群などの抱合が損なわれる遺伝性疾患にみられる．

高ビリルビン血症は無症候性であるが，4～5 mg/dL（68～86 μmol/L）を超えると黄疸が発生し始める．ビリルビン値が上昇するにつれ，外見上では頭から足の方へ黄疸が進行する．長期にわたる高ビリルビン血症は，核黄疸を引き起こす．診断は，乳児の皮膚色から疑われ，血清ビリルビンの測定で確定される．早期産児で10 mg/dLを超える（170 μmol/Lを超える），または正期産児で18 mg/dLを超える（308 μmol/Lを超える）ビリルビン濃度では，ヘマトクリット，血液塗抹標本，網状赤血球数，直接クームス試験，血清総ビリルビンおよび直接血清ビリルビン濃度，新生児と母親の血液型およびRh型の検査を含む追加的な診断検査が必要となる．このほかにも，病歴，身体診察，初期検査所見，または25 mg/dLを超える（428 μmol/Lを超える）初期ビリルビン値によっては，敗血症を検出するための血液，尿，脳脊髄液培養，溶血のまれな原因を検出するための赤血球酵素レベルの測定などの検査が必要となることがある．

④ 核黄疸（kernicterus）

核黄疸とは，大脳基底核および脳幹核への非抱合型高ビリルビンの沈着による脳の損傷のことである．正常では，血清アルブミンと結合しているビリルビンは血管内腔に保たれる．しかし，血清ビリルビン濃度が著しく上昇している場合，血清アルブミン濃度が著しく低い場合（例，早

期産児の場合），ビリルビンが競合結合物質（スルフィソキサゾール，セフトリアキソン，アスピリン）でアルブミンから置換されている場合には，血液脳関門を通過して核黄疸を引き起こすことがある．早期産児では，核黄疸であっても認識可能な臨床症状や臨床徴候がないことがある．乳児における初期症状は嗜眠，哺乳不良，嘔吐である．後弓反張，注視発作，痙攣から死へ至る．核黄疸によってその後の小児期に精神遅滞，舞踏病アテトーゼ性脳性麻痺，感音性難聴，上方注視麻痺が生じることがある．セフトリアキソンナトリウムは，高ビリルビン血症の未熟児・新生児には禁忌である．また，サラゾスルファピリジン，スルファメトキサゾールは低出生体重児，新生児に禁忌となる．

⑤ 灰白症候群（gray syndrome）

クロラムフェニコールは，主にグルクロン酸抱合によって代謝されるが，生後１～２週の小児では抱合能がきわめて低いため，血中濃度が高く維持され，循環器・呼吸器不全を起こす．チアノーゼを引き起こし，その結果，全体が灰白色となる．クロラムフェニコールコハク酸エステルナトリウム，クロラムフェニコールは，低出生体重児，新生児に禁忌である．

2) 高齢者

① 生理

加齢に伴い，臓器機能の低下が予測できる．基礎代謝率の低下，肺活量，心拍出量，腎血漿流量の低下が起こる．体温調節機能が低下し，気温，体温の変化に対する感覚が鈍くなり，環境温度に適応しにくくなる．クレアチニンクリアランスは低下しない傾向が見られる．総蛋白，血清アルブミンは低下する．蛋白結合型薬剤が減少し，遊離型が増加するため，組織内への移行率が増加し，薬効が増強しやすい．実質臓器萎縮により総体内水分量の減少と，体内脂肪量の増加が起こる．脂溶性薬物の分布容積が増大し，半減期を延長させる．赤血球数，ヘモグロビン，ヘマトクリットは低下する．

② 高齢者に禁忌の薬剤（表 1.4）

表 1.4

禁忌の対象	医薬品	備考
高齢者	ビグアナイド系（メトホルミン塩酸塩，ブホルミン塩酸塩	低血糖，乳酸アシドーシスなどの恐れがある．αグルコシダーゼ阻害薬やインスリン抵抗性改善薬に替える．
衰弱した高齢者	シプロヘプタジン塩酸塩水和物	
高血圧症の高齢者	ビジクリア配合錠（Na_2HPO_4, NaH_2PO_4：大腸内視鏡検査の前処置における腸管内容物の排除）	急性腎不全，急性リン酸腎症の恐れがある．
高齢の重症筋無力症	オキシブチニン塩酸塩（頻尿，尿失禁）	抗コリン作用で症状が悪化

(4) 生理的素因（妊婦・授乳婦）

1) 妊娠
① 妊娠期間の表現方法

妊娠期間（gestational age）の定義：最終正常月経第1日より起算し，満の日数または週数で表す．例えば最終月経開始後280〜286日の事象は妊娠40週で発生したものと考える（表1.5）．

早期（pre-term）：満37週未満（259日未満）
正期（term）：満37週より42週未満（259日より293日まで）
過期（post-term）：満42週以後（293日以後）

表1.5　3区分表現法

3半期（日本産科婦人科学会）		Trimester（米国産科婦人科学会）	
第一3半期（妊娠初期）	妊娠15週まで（第4月まで）	First trimester	妊娠13週まで
第二3半期（妊娠中期）	妊娠16〜27週（第5〜7月）	Second trimester	妊娠14〜27週
第三3半期（妊娠末期）	妊娠28週以後（第8月以降）	Third trimester	妊娠28週〜41週

2) 妊婦，授乳婦と禁忌
① 胎児の発達と医薬品

胎児に対する催奇形性の影響は，服用した薬剤の催奇形性とともに，その薬剤の服用時期が，胎児の器官形成期のどこに当たるかにより危険度が異なる．

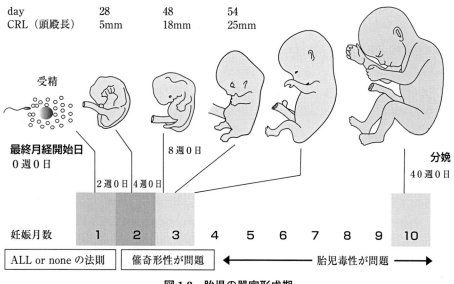

図1.2　胎児の器官形成期

身体の各器官の出来る時期は器官形成期（臨界期）とよばれ，妊娠12週頃までをいい，その

時期に全身の各器官は形成される（脳：胎生 2～4 週，眼：4～6 週，心臓：5～8 週，四肢：5～9 週，口蓋：10～12 週）．この期間の中でも，0～27 日が無影響期，28 日～50 日の間が最も危険で，絶対過敏期とよばれている．51～84 日を相対過敏期，85～112 日を比較過敏期，その他を潜在過敏期という（図 1.2）．

1) 受精前から妊娠 3 週末まで（最終月経初日から 27 日まで）は，胎芽（器官形成期に入るまでの胎児）が薬剤に対して感受性が低いため，ほとんど影響を受けないか死滅してしまうかのいずれかである．

2) 妊娠 4～7 週末（最終月経初日から 28～50 日目）の時期は胎児の中枢神経，心臓，消化器，四肢などの重要な臓器が発生・分化し，**催奇形性**という意味で胎児が最も敏感な**絶対過敏期**となる．器官形成に影響を与える薬剤投与により胎児の先天異常を起こす可能性が高いため，この時期の薬剤の投与は十分慎重にすべきである．

3) 妊娠 8 週～15 週末までは重要な器官の形成は終わり，催奇形性という意味では薬剤に対する胎児の感受性は次第に低下する．しかし，性器の分化や口蓋の閉鎖などが続いており，催奇形性のある薬剤の投与はなお慎重であった方がいい．

4) 妊娠 16 週～分娩までは，奇形のような形態的異常は形成されない．問題となるのは，胎児の機能的発育に及ぼす影響や，子宮内胎児死亡などの他，分娩直前では新生児の**薬剤の離脱障害**である．この時期，母体に投与された薬剤は主として胎盤を通過し胎児へ到達する．

② 胎盤を通過しやすいもの

分子量が小さく（300～600），脂溶性が高く，蛋白結合率が低い薬剤は，胎盤を通過する．また母乳へも移行しやすい．

③ 授乳婦に用いる場合注意を要する医薬品

母乳中への薬剤の移行性は胎盤通過とほぼ同じと考えていい．妊娠中と決定的に異なる点は，新生児に不都合な薬剤を投与する場合は**授乳を中止する**ことができる点である．

④ 受精の可能性がある時期に男性に投与された薬剤の影響

薬剤の影響があるとすれば，精子形成期間がおよそ 74 日なので，受精前 3 か月以内に投与された薬剤が問題となる．

例：エトレチナート，コルヒチン，サリドマイド，レバビリン

3) 催奇形性（teratogenesis）

薬剤によっては，妊娠のある時期に投与すると，胎児の身体の一部の細胞を破壊し発育を阻害することがある．その結果，胎児の形態，生化学，行動上からみた欠損（奇形）を生じることとなり，これを薬剤の催奇形性という．こうした化学物質を催奇形物質（teratogen）という．ビタミン A，アクチノマイシン D，5-FU サリドマイド，プロゲステロン，コルチゾンなどがある．特にヒトで催奇形性が確実といわれているものには，抗てんかん剤のフェニトイン，トリメタジオン，抗凝血薬のワルファリンカリウム，抗悪性腫瘍薬のブスルファン，アミノプテリンナトリウムがあげられる（表 1.6）．

4) 妊娠中の投与が問題となる代表的な医薬品（表1.7）
① リン酸ジエチルスチルベストロール

ホスフェストロールは前立腺がんの治療に用いられる合成卵胞ホルモンである．女性に対する適用はないが，妊娠中ジエチルスチルベストロールを投与された母親から生まれた女児に成長後腟がんが発生したとの報告がある．ボストン周辺で若年女子に膣腺癌が発生（1966～1971）．きわめてまれな疾患なので追跡調査したところ，1940～1950年代，母親に流産防止のため投与されたジエチルスチルベストロールが原因と判明した．また，胎生期にジエチルスチルベストロールを投与された男児では，精巣上体の嚢腫が10％ほど見いだされたという報告がある．

② コルヒチン

1例報告で，夫がコルヒチンを連用していた夫婦で3染色体性の児が生まれている．父親が本剤を服用した場合，その配偶者より，ダウン症候群及びその他の先天異常児が出生する可能性があるとの報告がある．また，ラットにおいて精巣毒性（精上皮細胞の脱落等）を引き起こすことが報告されている．

③ エトレチナート（角化症治療芳香族テトラエン誘導体）

催奇形性の症例報告があるので，妊婦又は妊娠している可能性のある婦人には投与しない．投与中又は中止後2年以内に妊娠した患者で，胎児，新生児の頭蓋顔面欠損，脊椎欠損，四肢欠損，骨格異常等が現れたとの報告がある．本剤には催奇形性があるので，妊娠する可能性のある婦人で他に代わるべき治療法がない重症な患者にやむを得ず投与する場合には，投与中及び投与中止後少なくとも2年間は避妊させること．モルモットを用いた動物実験で，精子形成能に異常を起こすことが報告されているので男性に投与する場合には，投与中及び投与中止後少なくとも6か月間は避妊させること．

④ レバビリン（抗ウイルス剤；C型慢性肝炎におけるウイルス血症の改善）

催奇形性及び精巣・精子の形態変化等が報告されているので，妊娠する可能性のある女性患者及びパートナーが妊娠する可能性のある男性患者は，投与中及び投与終了後6か月間は信頼できる避妊法を用いるなどして妊娠を避けること．

⑤ サリドマイド

適応：再発又は難治性の多発性骨髄腫，らい性結節性紅斑

警告：本剤はヒトにおいて催奇形性（サリドマイド胎芽病：無肢症，海豹肢症，奇肢症等の四肢奇形，心臓疾患，消化器系の閉塞等の内臓障害等）が確認されており，妊娠期間中の投与は重篤な胎児奇形又は流産・死産を起こす可能性があるため，妊婦又は妊娠している可能性のある婦人には決して投与しないこと

精液中へ移行することから，男性患者に投与する際は，投与開始から投与終了4週間後まで，性交渉を行う場合は極めて有効な避妊法の実施を徹底（男性は必ずコンドームを着用）させ，避妊を遵守していることを十分に確認すること．

⑥ ビタミンA

ビタミンAはレチノイドといい，レチノール，レチナール，レチノイン酸に分類される．また体内でビタミンA活性を有するプロビタミンAカロテノイドにはβ-カロテンなどがある．ビタミンAの食事摂取基準（2015年度版）の数値はレチノール相当量として示され，レチノール

活性当量（RAE）という単位となる．妊婦の推奨量は 80 μgRAE/日で，耐容上限量は 2700 μgRAE/日である．妊娠中にサプリメントなどで大量に摂取すると，催奇形性が問題となる．

表 1.6　ヒトでの催奇形性が証明，もしくは疑われている医薬品

薬効分類	医薬品名	妊婦への禁忌の理由	授乳婦へ投与する場合
多発性骨髄腫治療薬	サリドマイド	四肢奇形，心血管奇形など	
ビタミンA	パルミチン酸レチノール ビタミンA	頭蓋神経堤などを中心とする奇形発現の増加（疫学調査結果）	
角化症治療芳香族テトラエン誘導体（ビタミンA製剤）	エトレチナート	・催奇形性があり，また副作用の発現頻度が高い ・やむを得ず投与するときは，投与中及び中止後少なくとも2年間は避妊させる ・男性に投与する場合は，投与中及び中止後少なくとも6カ月間は避妊させる	
燥病・燥状態治療剤	炭酸リチウム	動物実験（ラット・マウス）で催奇形作用が，またヒトで心臓奇形の発現頻度の増加 ・分娩直前に血清リチウム濃度の異常上昇を起こすこと	リチウムは母乳中に移行
催眠・鎮静，バルビツール酸系抗てんかん剤	フェノバルビタール	・奇形児（口唇裂，口蓋裂等）の増加（疫学的調査報告） ・妊娠中の投与により，新生児に出血傾向，呼吸抑制等を起こすことがある ・分娩前に連用した場合，出産後新生児に禁断症状（多動，振せん，反射亢進，過緊張等）が現れることがある	ヒト母乳中へ移行し，新生児，乳児に傾眠，哺乳量低下を起こすことがある
オキサゾリジン系抗てんかん剤	トリメタジオン	奇形児を出産した例が有意に多いとの疫学的調査報告がある	
抗凝血剤	ワルファリンカリウム	点状軟骨異栄養症等の奇形及び出血による胎児死亡の症例報告	ヒト母乳中に移行し，新生児に予期しない出血が現れることがある
抗パーキンソン剤・抗A型インフルエンザウイルス剤	塩酸アマンタジン	催奇形性が疑われる症例報告	ヒト母乳中へ移行する
トリアゾール系抗真菌剤	フルコナゾール イトラコナゾール	催奇形性を疑う症例報告	母乳中に移行する
リウマチ・ウィルソン病治療剤	ペニシラミン	催奇形性を疑う症例報告	安全性は確立していない

表 1.6 (つづき)

薬効分類	医薬品名	妊婦への禁忌の理由	授乳婦へ投与する場合
ブチロフェノン系精神安定剤	ブロムペリドール ハロペリドール	催奇形性を疑う症例	ヒト母乳中への移行
抗糸状菌性抗生物質	グリセオフルビン	流産,奇形児の臨床例が報告され,動物実験(ラット)でも催奇形作用が報告されている]	安全性は確立していない
リポタンパク代謝改善剤	クリノフィブラート	催奇形性を疑う症例報告	安全性は確立していない
黄体ホルモン	酢酸メドロキシプロゲステロン ノルエチステロン カプロン酸ヒドロキシプロゲステロン プロゲステロン	妊娠初期・中期に投与した場合には,まれに新生女児の外性器の男性化が起こることがある 心臓・四肢等の先天異常児出産例が有意に高い(疫学調査結果)	
ビタミンA活性代謝物・APL治療剤	トレチノイン	動物実験で催奇形作用が報告されているので,妊婦又は妊娠している可能性のある婦人には投与しない	

表 1.7 妊婦・授乳婦の投与には注意を要する医薬品(その他の禁忌)

薬効分類	医薬品名	妊婦への禁忌の理由
スルホニル尿素系血糖降下剤	トルブタミド クロルプロパミド アセトヘキサミド グリベンクラミド	胎盤を通過 新生児の低血糖,また,巨大児 母乳中への移行
プロスタグランジン F2α	ジノプロスト	警告:妊娠末期における陣痛誘発,陣痛促進,分娩促進の目的で使用するに当たって過強陣痛や強直性子宮収縮により,胎児仮死,子宮破裂,頸管裂傷,羊水塞栓等が起こることがあり,母体あるいは児が重篤な転帰に至った症例が報告
ACE 阻害剤	マレイン酸エナラプリル カプトプリル アラセプリル シラザプリル 塩酸デラプリル リシノプリル	羊水過少症,また,その新生児に低血圧・腎不全等が現れた ヒト母乳中へ移行
黄体・卵胞混合ホルモン	カプロン酸ヒドロキシプロゲステロン・安息香酸エストラジオール	新生女児の外性器の男性化が起こることがある 母乳中へ移行
男性・卵胞混合ホルモン	テストステロン・エストラジオール	女性胎児の男性化
エチステロン誘導体	ダナゾール	女性胎児の男性化 母乳中へ移行

表 1.7 （つづき）

薬効分類	医薬品名	妊婦への禁忌の理由
蛋白同化ステロイド	スタノゾロール デカン酸ナンドロロン	女性胎児の男性化
プロスタグランジン E1 誘導体	オルノプロスチル アルプロスタジル	子宮収縮作用が認められている
Gn-RH 誘導体・子宮内膜症治療剤	酢酸ナファレリン	流産の報告 乳汁中へ移行
アントラニル酸系解熱消炎鎮痛剤	メフェナム酸 フロクタフェニン	妊娠末期に投与したところ，胎児循環持続症（PFC）が起きたとの報告 母乳中へ移行
インドール酢酸系消炎鎮痛剤	インドメタシン スリンダク アセメタシン	妊娠末期に投与したところ，胎児循環持続症（PFC），胎児の動脈管収縮，動脈管開存症，胎児腎不全，胎児腸穿孔，羊水過少症が起きた 動物実験で催奇形作用 母乳中へ移行
ビグアナイド系血糖降下剤	塩酸メトホルミン 塩酸ブホルミン	動物実験で催奇形作用 乳酸アシドーシスを起こしやすい
抗ウイルス剤	リバビリン	警告：動物実験で催奇形性作用及び胚・胎児致死作用が報告されている
抗ウイルス・DNA ポリメラーゼ阻害剤	ガンシクロビル	警告：動物実験の結果から，通常用量で不可逆的な精子形成機能障害を起こすことが，また，婦人の妊孕（にんよう，妊娠すること）性低下が示唆

5）妊婦に必要な成分

① 葉酸

　食品からの葉酸摂取に加えて，いわゆる栄養補助食品から1日 0.4 mg の葉酸を摂取すれば，神経管閉鎖障害（受胎後 28 日頃形成される胎児の神経管の障害で先天性の脳や脊椎の癒合不全）の発症リスクの低減が期待できる．1日1mgを超えないようにする．胎児の神経管形成期（受胎前後の時期），すなわち少なくとも妊娠の1か月以上前から妊娠3か月の期間摂取する．

(5) 臓器機能の低下と合併症
1) 腎疾患・腎機能低下（表1.8）

表1.8 禁忌となる医薬品

高度の腎障害患者	アセタゾラミド	無尿，急性腎不全の患者［本剤の排泄遅延により副作用が強く現れるおそれがある］
	ベザフィブラート	人工透析患者（腹膜透析を含む）腎不全などの重篤な腎疾患のある患者，血清クレアチニン値が2.0 mg/dL以上の患者［横紋筋融解症が現れやすい］
	メトトレキサート	本剤の排泄遅延により副作用が強く現れるおそれがある
急性腎不全	スピロノラクトン	
	トリクロルメチアジド	

① 腎機能が低下している患者で減量するか，投与間隔を開けるべき抗生物質
　アルベカシン硫酸塩，メロペネム水和物，レボフロキサシン水和物，セファゾリンナトリウム水和物（アジスロマイシン水和物は使用不可）
② 重度の腎障害に禁忌の抗糖尿病薬
　メトホルミン塩酸塩，シタグリプチリン酸塩水和物，グリメピリド，ピオグリタゾン塩酸塩（ボグリボースは慎重投与）

2) 肝疾患・肝機能低下（表1.9）

表1.9 重篤な肝障害をおこす薬剤

アセトアミノフェン	重篤な肝障害が発現するおそれがあるので注意すること．長期投与する場合にあっては定期的に肝機能検査を行うことが望ましい．
クロルマジノン酢酸エステル	代謝能が低下しており肝臓への負担が増加するため，症状が増悪することがある
シアナミド	スリガラス様封入体の発現により悪影響を及ぼす．
シンバスタチン	本剤は主に肝臓において代謝され，作用するので肝障害を悪化させるおそれがある
チザニジン塩酸塩	本剤は主として肝で代謝される．また，肝機能の悪化が報告されている
トルブタミド	低血糖を起こす
ヒドロキシプロゲステロンカプロン酸エステル	代謝能が低下しており肝臓への負担が増加するため，症状が増悪することがある．

3) 心臓疾患・心機能低下（表1.10）

表1.10　禁忌となる医薬品

心不全	2型糖尿病治療薬 ピオグリタゾン塩酸塩	水分貯留作用がある
重篤な心疾患	オキシブチニン塩酸塩	抗コリン作用により頻脈，心悸亢進を起こし心臓の仕事量が増加するおそれがある

4) その他の合併症

① 気管支喘息（bronchial asthma）

喘息は慢性の炎症性気道障害で，この炎症により喘鳴，息切れ，胸部圧迫感，および咳の発作が，特に夜間あるいは早朝に繰り返し起こる．これらの症状に伴って，通常，広範であるが変動する気流制限がみられる．気道の炎症はまた種々の刺激に対する気道過敏性の原因となる（表1.11）．

表1.11　禁忌となる医薬品

1) 気管支喘息
交感神経を遮断する医薬品，副交感神経を興奮させる医薬品
交感神経遮断薬（β遮断薬）
塩酸プロプラノロール，塩酸アルプレノロール，塩酸カルテオロール，ピンドロール，ナドロール
―気管支平滑筋のβ受容体を遮断し，気管支を収縮する
副交感神経興奮薬
塩化アセチルコリン，塩化ベタネコール
―気管支平滑筋収縮により，気管支を痙攣させ，粘液分泌を亢進
麻酔用薬
クエン酸フェンタニル，チオペンタールナトリウム，チアミラールナトリウム
―気管支痙攣を起こす医薬品，呼吸抑制を起こす医薬品
2) 重症の気管支喘息
非分極性骨格筋弛緩薬
塩化アルクロニウム，塩化ツボクラリン
―ヒスタミン遊離作用により発作を誘発．
3) 気管支喘息発作中
麻薬性鎮痛薬
あへん，リン酸コデイン，あへんアルカロイド，塩酸エチルモルヒネ（気道分泌を妨げるため）
4) アスピリン喘息
非ステロイド系抗炎症薬
アスピリン，インドメタシン，イブプロフェン，ケトプロフェン，フェンブフェン，ジクロフェナク，スリンダク
（気道局所のプロスタグランジンの急激な変化によるアンバランスが発症の原因と考えられる）
痛風治療薬
スルフィンピラゾン

② 緑内障 (glaucoma)

失明の原因第2位（第1位は糖尿病性網膜症）．40歳以上の罹患率3.6％（30人に1人は開放隅角緑内障）日本では200万人．治療は50万人．初期—自覚症状がない．視神経は脳神経の一種なので，いったん生じた機能障害は回復しない．眼圧の調整機能の異常により眼圧が上昇した状態をいう．房水は虹彩と毛様体から産生され，隅角から排出し，常に循環し一定圧（15 mmHg）を保っている．この房水圧を眼圧という．隅角が閉塞すると，急に眼圧が45～60 mmHg（正常：10～21）に上昇し，視力低下，眼痛，頭痛，嘔吐を伴う．これを隅角閉塞緑内障といい，5～10％，レーザー虹彩切除術を行う．隅角は正常だが，房水の過剰生産や隅角以外の房水流出路の抵抗が増大する場合を開放隅角緑内障という（表1.12）．

表1.12 禁忌となる医薬品

緑内障に禁忌－副交感神経を遮断する医薬品，抗コリン作用がある医薬品
（抗コリン作用により，散瞳と共に房水通路が狭くなり眼圧が上昇し，症状が悪化する）
1) 抗コリン薬
　　ベラドンナアルカロイド（硫酸アトロピン，臭化水素酸スコポラミン，ロートエキス（鎮痛，鎮けい剤））
　　臭化イプラトロピウム，臭化フルトロピウム臭化オキシトロピウム（喘息治療薬エアゾル剤）
2) ベンゾジアゼピン系催眠鎮静薬，抗不安薬
　　ジアゼパム，クロルジアゼポキシド，フルラゼパム，ニトラゼパム，アルプラゾラム，エチゾラム（チエノジアゼピン系）
3) 三環系抗うつ薬
　　アモキサピン，アミトリプチリン，イミプラミン，ノルトリプチリン，クロミプラミン
4) 抗パーキンソン薬
　　塩酸プロフェナミン，塩酸トリヘキシフェニジル，ビペリデン
5) 副腎皮質ホルモン剤
　　プレドニゾロン
6) 抗ヒスタミン薬
　　プロピルアミン系　　マレイン酸クロルフェニラミン
　　エタノールアミン系　ジフェンヒドラミン，ジメンヒドリナート，ジフェニルピラリン
　　フェノチアジン系　　塩酸プロメタジン，酒石酸アリメマジン
　　ピペリジン系　　　　塩酸シプロヘプタジン
7) その他
　　ジソピラミド（不整脈薬），亜硝酸アミル（血管拡張薬），メチルフェニデート（抗うつ薬）
　　塩酸プロピベリン（尿失禁，頻尿治療）
　　臭化カリウム（鎮静薬）－臭化カリウムの薬物体内動態及び血圧に対する作用は塩化ナトリウムに類似し，かつ体液中濃度は総ハロゲン量として平衡しているので，眼圧を上昇させて症状を更に悪化させるおそれがある
隅角閉塞性緑内障
1) 交感神経興奮薬
　　エピネフリン
2) コリンエステラーゼ阻害薬　　臭化ジスチグミン（局）

③ 前立腺肥大症

前立腺肥大症は年齢とともに増加する，男性の病気で，膀胱のすぐ下にあるため，肥大すると

尿道を圧迫し，様々な排尿障害が出てくる．60歳で70％，80歳で80％に認められる．尿が出にくい，時間がかかる，トイレが近い，急に尿が出なくなって苦しい，などの自覚症状がある．禁忌となる医薬品としては，利尿筋の収縮能を低下，尿道抵抗を上昇を引き起こす抗コリン作用のある薬（フェノチアジン，三環系抗うつ薬，アトロピン）や，α刺激薬である．

④ **重症筋無力症（myasthenia gravis）**

骨格筋の易疲労性，脱力を基本症状とし，日内変動や寛解・増悪を繰り返すことを特徴とする神経筋接合部の自己免疫疾患である．神経末端から遊離されるアセチルコリンの刺激を感受する筋肉側の受容体を標的とする抗体が主役を演ずる．易疲労性，脱力，眼瞼下垂，複視，眼球運動障害，嚥下・構音障害などの症状，胸腺腫の合併がある（表1.13）．

表1.13 禁忌となる医薬品

医薬品の分類	禁忌薬	理由
ジアゼピン系	精神安定薬・抗不安薬－エチゾラム・フルトプラゼパム・オキサゾラム・クロナゼパム・ジアゼパム・クロルジアゼポキシド他 催眠薬－フルニトラゼパム・エスタゾラム・ロルメタゼパム・ニトラゼパム・塩酸フルラゼパム・ミダゾラム・ニメタゼパム・フルラゼパム・トリアゾラム他	急性狭隅角緑内障の患者にも禁忌（筋弛緩作用により症状が悪化）
抗パーキンソン病薬	塩酸メチキセン，プロフェナミン，ビペリデン，塩酸マザチコール，塩酸ピロヘプチン，塩酸トリヘキシフェニジル	抗コリン作用のため，筋緊張の低下が見られ，症状を悪化．
マグネシウムが含まれている薬剤	塩酸ドキシサイクリン（安定剤として塩化マグネシウムを含有している） 硫酸マグネシウム・ブドウ糖（鎮痙剤）	血中のMg^{2+}が増加し，Ca^{2+}との平衡が破れて，中枢神経系の抑制と骨格筋弛緩を起こす．Mg^{2+}は神経筋接合部でアセチルコリンの放出を抑制し，終板電位の発生が阻止され，そのために神経インパルスの伝達が遮断され骨格筋弛緩を招くものと解されている．マグネシウム麻酔はカルシウムによって拮抗される
非脱分極性筋弛緩剤	塩化ツボクラリン，臭化パンクロニウム，臭化ベクロニウム	筋無力症状を悪化
その他	塩酸プロカインアミド 塩酸シプロフロキサシン	筋力低下を起こす恐れがある

⑤ 消化性潰瘍（表 1.14）

表 1.14 禁忌となる医薬品

医薬品の分類	禁忌薬	理由
消炎鎮痛薬	フェナセチン，アセトアミノフェン，メフェナム酸，インドメタシン，スリンダク，ピロキシカムアスピリン，スルピリン，イブプロフェン，ジクロフェナクナトリウム	プロスタグランジン生合成抑制作用により消化性潰瘍を悪化させることがある
副交感神経興奮剤	塩化ベタネコール，塩化アセチルコリン，塩化カルプロニウム	消化管運動の促進及び胃酸分泌作用により消化性潰瘍を悪化させることがある
痛風治療剤	スルフィンピラゾン，ブコローム	消化性潰瘍を悪化させることがある
前立腺がん治療アルキル化剤	リン酸エストラムスチンナトリウム	
RA寛解導入金化合物	オーラノフィン	
ラウオルフィア系降圧剤	レセルピン，レシナミン	胃酸分泌が亢進し，症状が悪化する

⑥ うつ病，うつ状態およびその既往歴のある患者（特に自殺傾向のあるもの）（表 1.15）

表 1.15 禁忌となる医薬品

医薬品の分類	禁忌薬	理由
ラウオルフィア系降圧剤	レセルピン，アルサーオキシロン，塩酸レセルピリン酸ジメチルアミノエチル，シロシンゴピン	重篤なうつ状態を発現することがあり，類似化合物（レセルピン）で自殺に至ったとの報告がある
インターフェロン製剤	インターフェロンベータ-1b	重症のうつ病に禁忌 投与により，自殺企図が現れることがある
中枢神経興奮剤	塩酸メチルフェニデート	重症のうつ病
抗男性ホルモン	酢酸シプロテロン	抑うつの副作用があり抑うつ症状が悪化するおそれがある
鎮静剤	臭化カリウム，臭化カルシウム，臭化ナトリウム	臭素中毒が潜在していることがあり，また，本剤に対する感受性が亢進している場合があるので中毒を起こすおそれがある

⑦ パーキンソン病（表1.16）

表1.16 禁忌となる医薬品

ブチロフェノン系精神安定剤 塩酸ピパンペロン，塩酸モペロン，ブロムペリドール，チミペロン，スピペロン，ハロペリドール，デカン酸ハロペリドール	錐体外路症状が悪化するおそれがある
ベンザミド系抗精神病剤 塩酸スルトプリド	錐体外路症状の発現頻度が高いため，症状が悪化するおそれがある

⑧ 甲状腺機能亢進症（表1.17）

表1.17 禁忌となる医薬品

医薬品の分類	禁忌薬	理由
交感神経興奮・昇圧剤	塩酸エチレフリン	心悸亢進，頻脈等を悪化させるおそれがある
本態性，起立性低血圧の治療	塩酸ミドドリン（α1-刺激剤）	甲状腺機能亢進症の患者は，ノルエピネフリン等と類似の作用を持つ交感神経刺激薬により過度な反応を起こす可能性が知られている．本剤は，薬理学的にこれらの薬剤と同様な反応を起こすおそれがある
切迫流・早産治療 β2-刺激剤	塩酸リトドリン	症状が増悪するおそれがある
副交感神経興奮剤	塩化ベタネコール，塩化アセチルコリン，塩化カルプロニウム	心血管系に作用して不整脈を起こすおそれがある

1.6 コンパニオン診断薬

　疾病にかかわる生体内分子の特性や回析が進み，個別化医療が進展してきた．コンパニオン診断薬とは，特定の医薬品の有効性や安全性を一層高めるために，その使用対象患者に該当するかどうかなどをあらかじめ検査する目的で使用される診断薬をいう．その医薬品の使用に不可欠な体外診断様医薬品や医療機器であることが義務づけられている．医薬品の効果がより期待できる患者を特定する，特定の副作用についてその発現のおそれが高い患者を特定する，また用法・用量の最適化や投与中止の判断を適切に実施するために，医薬品の使用前にコンパニオン診断薬が用いられる．例えば，「ALK融合遺伝子陽性の切除不能な進行・再発の非小細胞肺癌」という効能効果を有する抗がん剤の使用前に，その患者がALK融合遺伝子陽性かどうかを検査するために用いる診断薬が該当する（表1.18）．

表 1.18 コンパニオン診断薬

医薬品名	成分概要	効能効果	診断薬名
Panitumumab ベクティビックス（タケダ）	抗 EGFR モノクローナル抗体	KRAS 遺伝子野生型の治癒切除不能な進行・再発の結腸・直腸癌	Thera Screen K-RAS 変異検出キット（キアゲン）
イレッサ（アストラゼネカ）	EGFR TK 阻害剤	EGFR 遺伝子変異陽性の手術不能または再発非小細胞肺癌	Thera Screen EGRFR 変異検出キット RGQ（キアゲン）
ポテリジオ（協和キリン）	抗 CCR4 モノクローナル抗体	再発または難治性の CCR4 陽性の成人 T 細胞白血病リンパ腫	ポテリジオテスト FCM（協和メディックス）
クリゾチニブ Crizotinib ザーリコ（ファイザー）	ALK TK 阻害剤	ALK 融合遺伝子陽性の切除不能な進行・再発の非小細胞肺癌	Vysis ALK Break Apart FISH プローブキット（アボットジャパン）

第2章 薬剤性臓器障害

2.1 薬剤性肝障害

キーワード

中毒性，アレルギー性，薬剤感受性試験，胆汁うっ滞型，ビリルビン，AST，ALT，Al-p，γ-GTP，LD（LDH），プロトロンビン時間，劇症肝炎

2.1.1 肝臓とその機能―沈黙の臓器―

　肝臓は生体内最大の臓器で，体重の約1/50（1200〜1500 g）を占め，直角三角形の形をしている．左葉，右葉の左右に分かれていて，右葉の方が大きく肝臓全体の70％を占める．

　横隔膜のすぐ下，若干右寄りに位置しており，肝臓の下にもぐりこむような形で胆嚢がある．肋骨で覆われているため，普通外側から触れることはない．肝動脈を通って心臓から大量の血液（1〜1.8 L/分）が流れ込み，全体の10〜14％もの血液が循環している．門脈は，胃や腸，膵臓，脾臓とつながっている静脈で，消化器官で吸収された栄養が豊富な血液で充満している（図2.1）．

　肝臓は以下に示す多くの機能を営んでいる．また，肝臓はその機能の分化が少なく，代償性があるため，沈黙の臓器と呼ばれる．

① 胆汁の生成および分泌
② 異物の排出
③ 蛋白質，糖質，脂質，ホルモンなどの合成，貯蔵および分解
④ 解毒
⑤ 循環（門脈系循環，血液量調節）
⑥ 凝固因子，線溶系因子の生成および代償性造血機能

2.1.2 肝障害の分類

（1） 発生機序からの分類
1） 中毒性肝障害

　薬物の直接作用あるいは薬物の代謝産物などにより生ずる予測可能な肝毒性である．大部分の薬物は脂溶性であり，肝臓のシトクロムP450（CYP）により酸化的あるいは還元的に代謝された（第Ⅰ相）後，グルクロン酸抱合，硫酸抱合，アセチル化などを受けて水溶性となり（第Ⅱ相），尿中あるいは胆汁中に排泄される．CYPによる代謝では不安定で化学的に反応性の高い活

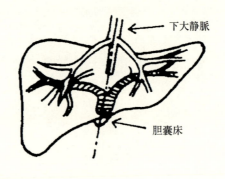
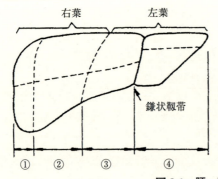

① 後区域　（上後，下後）
② 前区域　（上前，下前）
③ 内側区域（上内側，下内側）
④ 外側区域（上外側，下外側）

図 2.1　肝　臓
（鈴木　孝著（2014）疾患そして薬物治療　第 2 版，p.275，図 9-15，京都廣川書店）

性代謝物が生成されるが，通常ではグルタチオン（GSH）抱合などにより解毒されるため，肝障害は発生しない．過量摂取した場合，活性代謝物が過剰に生成され，肝壊死を引き起こす．CYP は肝中心静脈周囲の zone3 の肝細胞に高濃度に存在する．

　活性代謝物には，CYP の酸化的代謝により生成される求電子物質と，還元的代謝により生成されるフリーラジカル代謝物がある．前者は，肝細胞蛋白のシステイン残基の SH 基，リジン残基の ε-NH2 基などの求核基と共有結合し，細胞機能を障害する．この機序の代表的なものは，アセトアミノフェン中毒である（p.221，6.4.1 解熱鎮痛薬参照）．また，酸化ストレスも関与しており，活性酸素種 ROS により脂質過酸化が引き起こされる．これらの標的器官としてミトコンドリアが重要である．フリーラジカル代謝物は脂質過酸化反応を惹起して細胞を傷害する．すなわち，フリーラジカルが膜リン脂質の不飽和脂肪酸と結合し，脂肪酸から電子を受け取り，脂肪酸ラジカルを生成する．このラジカルは酸素と反応してパーオキシド脂肪酸ラジカルとなり，これがさらに隣接の不飽和脂肪酸により電子を受け取り脂質ヒドロパーオキシドとなるとともに，新たな脂肪酸ラジカルを生成する．この反応が繰り返され連鎖的に進行することにより，最終的に細胞膜の化学的および生理的特性が失われ，細胞壊死をきたす．また，脂質ヒドロパーオキシドは鉄イオン存在下で分解され，毒性の強いアルカンやアルデヒドを生じる．

　薬物による中毒性肝障害は，用量依存的，個人の体質にとくに影響をうけない．臨床的には AST，ALT の上昇や黄疸が生じ，血液凝固能も低下する．

2) 特異体質性肝障害 (idiosyncratic)
① アレルギー性特異体質

　個体の体質に依存する予測不可能なアレルギー性 (allergic) の肝障害で，臨床での多くの副作用はこちらに属している．臨床的特徴としては，服用数週間後に発症し，アレルギー症状を伴っていることが多く，薬物の中止により通常急速に改善する．一般的に分子量が 1 kDa 以下の低分子化合物である薬物は，それ自体は抗原となり得ないが，適当な担体蛋白と結合すると抗原性を獲得し，免疫反応を惹起する．薬物あるいは薬物の活性代謝物はハプテンとして高分子蛋白 (キャリア蛋白) と共有結合し，その構造を修飾して抗原性を獲得する．活性代謝物結合蛋白の抗原決定エピトープは通常，修飾された蛋白であるが，まれにハプテンあるいはハプテン結合蛋白の正常蛋白部分がエピトープとなることもある．

　この活性代謝物結合蛋白が，肝細胞の生理的細胞回転あるいは薬物の肝毒性による壊死により肝細胞外へ放出される．これが Kupffer 細胞を含めたマクロファージ，B リンパ球，樹状細胞などの抗原提示細胞により貪食され，細胞内で小分子ペプチドに分解される．これらの一部が主要組織適合複合体 (MHC) Class II により細胞表面に表出され，薬物修飾ペプチドはヘルパー $CD4^+$ T 細胞により抗原として認識される．この認識が成立するとヘルパー T 細胞がさらに刺激され，サイトカインを介する局所的な補助が生じ，エフェクター細胞が賦活され，肝細胞膜上の修飾ペプチドや修飾蛋白が認識される．

　エフェクター細胞による肝細胞障害としては，まずサイトトキシック CD8 陽性 T 細胞による障害があげられる．すなわち，肝細胞表面に MHC class I を介して薬物修飾蛋白が表出されている場合には，誘発された CD8 陽性 T 細胞により認識され，細胞破壊が成立する．その他の肝細胞障害機序としては未熟 B 細胞による肝細胞障害があげられる．すなわち，未熟 B 細胞が薬物修飾蛋白を認識する膜免疫グロブリンを表出し，エフェクター細胞として作用する可能性がある．さらに，これら B 細胞はヘルパー T 細胞の補助により抗体産生性の形質細胞へ転換され，修飾蛋白に対する抗体を産生し，この抗体による肝細胞障害が成立している可能性がある．

　細胞性免疫が関与し，感受性を持ったヒトのみ起こる．用量依存性はない．好酸球増多 (6% 以上)，白血球増多を認める．再投与により肝障害の発現．薬物あるいはその代謝物 (ハプテン) が肝ミクロソーム蛋白 (キャリア) と強く共有結合し，抗原性を持つハプテン―キャリア複合体を作る．この刺激を受けた感作 T 細胞が直接，肝細胞を障害するとともに，幼若化して催胆汁うっ滞因子やマクロファージ活性因子を産生し，肝障害を起こすと言われている．薬物感受性試験が陽性になることがある (図 2.2)．

② 遺伝的薬物代謝異常による非アレルギー性機序

　発症機序としては異常な薬物代謝により肝毒性代謝物が過剰に産生されるためと考えられる．

　アレルギー症状は認められず (非アレルギー性 (non-allergic))，服用から発症まで数週間から数か月と長い．肝小葉全体に壊死炎症，胆汁うっ滞，脂肪化が認められる．

　代表的な薬物にイソニアジド (INH) がある．INH による軽症の肝炎は，全服用者の 10～20% に認められる．アセチル化能緩徐型 (slow acetylator) に発症する．アセチル化能は *N*-acetyltransferase 2 (NAT2) により規制されているが，NAT2 の変異ホモが緩徐型に相当する．INH はまず肝細胞でアセチル化され，アセチルイソニアジドに代謝された後，急速にアセチル

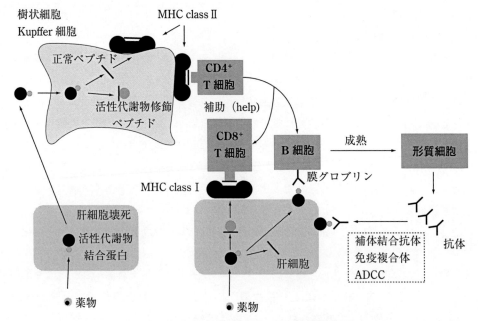

図 2.2　薬物性肝障害における免疫学的機序

ヒドラジンに加水分解される．この代謝物は無毒であるが，CYP により酸化されると活性代謝物となる．活性代謝物が肝蛋白と共有結合し，肝毒性を発生する．迅速型（rapid acetylator）では INH と同様にアセチルヒドラジンも急速にアセチル化され，ジアセチルヒドラジンとなって尿中排泄されるため，CYP による代謝量はすくない．これに対して緩徐型ではアセチル化の反応が遅いため，INH およびアセチルヒドラジンの濃度が高い状態が続き，CYP を介する代謝量が多くなり，肝毒性代謝物がより多く産生する（図 2.3）．同様な機序により肝障害を発症する薬物を表 2.1 に示した．

なお，特殊型として脂肪化，腫瘍形成があり，経口避妊薬や蛋白同化ホルモン薬などを長期に服用することによる肝腫瘍（良性，悪性）や，ある種の薬物による脂肪肝や非アルコール性脂肪肝炎（non alcoholic steatohepatitis：NASH）発症がある．

(2) 病理的な分類

1) 肝細胞障害型

大部分が薬物により，直接，肝細胞の変性，壊死が起こる．代表的な原因物質としてテトラサイクリン系抗生物質，アセトアミノフェン，化学物質では四塩化炭素やブロモベンゼンなどのハロゲン化物があげられる．皮膚そう痒感は少なく，AST，ALT の著明な上昇（500 IU 以上），Al-P，総コレステロール値は正常または軽度上昇がみられる．

2) 胆汁うっ滞型

薬物アレルギー性肝障害に特徴的である．抗原刺激で感作されたリンパ球から産生されたサイトカイン（胆汁うっ滞因子）に起因する．代表的な薬物ではクロルプロマジンなどがある．黄疸，濃色尿，白色便，全身性のそう痒感があり．ALP，総コレステロール値（250 mg/dl 以上）の上

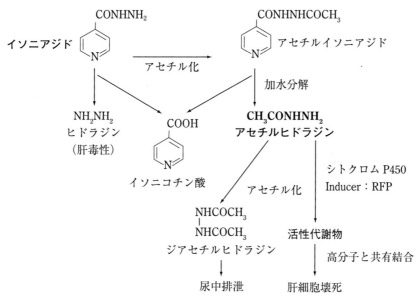

図 2.3　イソニアジドの代謝と肝障害

表 2.1　薬物特異体質代謝性肝障害の原因薬

薬効分類	一般名
α-グルコシダーゼ阻害薬	アカルボース
不整脈治療薬	アミオダロン
血管拡張降圧薬	ヒドララジン
αβ-遮断薬	ラベタロール
末梢性筋弛緩・悪性症候群治療薬	ダントロレンナトリウム
結核化学療法剤	イソニアジド
トリアゾール系抗真菌剤	フルコナゾール
アリルアミン系抗真菌剤	テルビナフィン
抗てんかん薬	バルプロ酸ナトリウム
精神賦活薬	ペモリン
消炎鎮痛薬	ジクロフェナクナトリウム
非ステロイド性抗アンドロゲン薬	フルタミド
抗エストロゲン薬	タモキシフェン
ピリミジン代謝拮抗薬	テガフール・ウラシル
ロイコトリエン受容体拮抗薬	ザフィルルカスト
経口避妊薬	
蛋白同化ホルモン	

昇と AST，ALT の軽度な上昇がみられる．

2.1.3　予測と診断

(1)　症状
1)　自覚症状
局所の痛み（右上腹部痛），胃腸症状（悪心，嘔吐，食欲減退，腹部膨満，便通不順），全身倦怠感など，患者から以下のような訴えがある．
- ・疲労しやすい，体がだるい
- ・お酒が弱くなった，ひどい二日酔い
- ・食欲の低下，吐き気，発熱など，風邪に似た症状が出る
- ・白眼の部分が黄色くなって，黄疸が出ている
- ・右の肋骨の下に鈍い痛みがある

2)　他覚症状
黄疸（皮膚や眼瞼の黄染），肝腫大，腹水，脾腫，浮腫，肝性脳症，肝性昏睡
- ・親指の付け根や指先が赤くなる
- ・放射状の毛細血管が，胸や背中に浮き出るクモ状血管腫が出る

3)　患者への説明
以下の症状に気づいたら，すぐに主治医に報告するように説明する．
「尿の色が濃くなる．白眼や皮膚が黄色くなる．便の色が白くなる．体がかゆい．発熱，発疹，脂っこいものが食べたくなくなる．食べるとお腹が張ったりもたれる．」

2.1.4　重要な臨床検査（表2.2）

(1)　総ビリルビン（total bilirubin：TB）
健常者の血中ビリルビンの大部分は，網内系で処理されたヘモグロビンに由来する．生成された間接ビリルビン（遊離ビリルビン）は，その後肝細胞にて肝小胞体酵素の UDP-glucronyl transferase によりグルクロン酸抱合を受け，直接ビリルビン（抱合ビリルビン）となり，胆汁中へ排泄される．総ビリルビンおよびその分画の測定は，黄疸の診断とともに代謝過程，病態，経

表2.2　主な臨床検査と基準値

	臨床検査	基準値	備考
PT	プロトロンビン時間	10〜13 sec（正常血漿対照値 ± 10%）	
PR	プロトロンビン比	1.00 ± 0.15	DIC の診断基準
	プロトロンビン活性	80〜120%	
INR	国際標準化比	0.9〜1.1	INR = PR^{ISI}
T-Bil	総ビリルビン	0.2〜1.0 mg/dL	
AST		11〜33 IU/L	50 以上で増加
ALT		6〜43 IU/L	45 以上で増加
AST/ALT	AST/ALT 比	AST > ALT, 1.0〜2.0	

過を把握するのに重要な検査となっている．基準値は総ビリルビン 0.2〜1.0 mg/dL，直接ビリルビン 0.4 mg/dL 以下．

黄疸はビリルビンの体内貯留に起因するが，その成因が生成亢進や肝細胞における抱合化とそれ以前の処理過程の異常による場合は間接ビリルビン優位となる．また肝細胞における抱合以後の処理過程異常や胆汁流出障害などによる場合は直接ビリルビン優位となる．

生後 4〜8 日ごろ，新生児黄疸で 10〜20 mg/dL まで上昇した後，指数関数的に減少し，1 歳くらいで成人の値に近づく．

(2) トランスアミナーゼ（AST, ALT）

両トランスアミナーゼはアミノ酸と α ケト酸との間のアミノ基転移に関与する酵素で，肝細胞では可溶性分画とミトコンドリアに存在する．肝疾患においてこれらの酵素は肝細胞の変性壊死の程度に応じて血中に逸脱する．

1) AST（アスパラギン酸アミノトランスフェラーゼ（aspartate aminotransferase）

基準値：11〜33 IU/L

心筋，肝臓，骨格筋，腎臓などに多く存在するが，血中にはごく微量存在する．これらの臓器の細胞変性，壊死を反映して血液に逸脱してくる．ALT とともに，急性肝炎の早期診断，慢性肝疾患の経過観察に不可欠である．分子量は 43〜45 kDa，半減期は 17 ± 5 h．以前は GOT と略されていた．

2) ALT（アラニンアミノトランスフェラーゼ（alanine aminotransferase）

基準値：6〜43 IU/L

肝臓，腎臓，心筋，骨格筋に多く存在するが，AST に比べると少なく，最も多い肝臓でも AST の 1/3 程である．分子量は 58〜60 kDa，半減期は 47 ± 10 h．以前は GPT と略されていた．

3) AST/ALT 比

肝障害を評価する場合には有用である．急性肝炎の初期〜極期は AST > ALT，次いで回復期は AST < ALT となり，基準値近くなると AST > ALT となる．慢性肝炎では，AST < ALT，劇症肝炎，ショック肝，肝硬変，肝細胞がんでは AST > ALT となる．

(3) アルカリホスファターゼ（Al-P）

基準値：80〜260 IU/L

肝内胆管上皮細胞で合成されて胆汁中に分泌されるため，胆管酵素と呼ばれる．胆汁うっ滞により胆管内圧が上昇すると化学物質の刺激のために合成能が亢進して血中で上昇する．

(4) 血液凝固因子

第Ⅷ因子以外の血液凝固因子は肝細胞で生成される．その変動は肝実質障害の程度を反映する．血液の複合凝固因子の測定法として，プロトロンビン時間（PT：ⅠⅡⅤⅦⅩ因子），ヘパプラスチン試験（HPT：ⅡⅦⅩ因子），トロンボ試験（TT：ⅠⅡⅤⅦⅨⅩ因子）が用いられる．これらの凝固因子は半減期が短いため，急性肝炎，肝硬変の重症度判定に役立つ．なお，第Ⅱ，Ⅶ，Ⅸ，Ⅹ因子はビタミン K 依存性因子であり，胆汁うっ滞でビタミン K の吸収障害が生じるとこ

れらの検査値は下がる．

1） プロトロンビン時間（PT）

　組織トロンボプラスチンとカルシウムイオンを加えフィブリン塊が析出するまでの時間を測定する．外因系凝固の酵素反応を総合的に測定する．測定結果の表現は4種類あり，目的によって異なる．プロトロンビン時間は，凝固時間をそのまま秒で表す．標準血漿対照値を併記する．おおよその基準値は正常血漿対照値±10％である（基準値：10～13 sec）．プロトロンビン活性（基準値：8～120％）

2） プロトロンビン比（PR）

　標準血漿のPT（sec）に対する被検血漿のPT（sec）の比率．DICの診断基準の中で用いられている．外因系凝固活性が低下すれば比は大となる．

3） 国際標準化比（international normalized ratio：INR）

　基準値：0.9～1.1

　経口抗凝固療法のモニターとなる指標．PT測定標準化のため，トロンボプラスチン試薬の国際標準品を基準として各試薬の感度（international sensitivity index：ISI）が記載されている．INRはプロトロンビン比（PR）のISI乗で求められ，PTが延長すれば値が大きくなる．

（5） γ-グルタミルトランスペプチダーゼ（γ-GTP）

　基準値：♂：10～50 IU/L，♀：9～32 IU/L

　γ-グルタミルペプチドをγ-グルタミル基とペプチド鎖に加水分解するとともに，γ-グルタミル基を種々のアミノ酸やペプチドに転移させる作用をもつ転移酵素である．長期飲酒者は高値となる．肝胆道系疾患に特異性が高く，閉塞性黄疸，原発性胆汁性肝硬変症，原発性および転移性肝癌で著しく上昇する．

（6） 乳酸脱水素酵素（LD，LDH）

　基準値：120 IU/L～245 IU/L

　解糖系で生ずるピルビン酸と乳酸との間の酸化還元反応を触媒する酵素である．LDは，とくに心筋，肝臓，骨格筋，腎臓に多く分布し，急性肝炎ではトランスアミナーゼと同様，肝細胞から逸脱して初期に上昇する．

2.1.5　診断基準と重症度分類

1） アレルギー性肝障害の診断基準案

　確定診断は1），4）または1），5），その疑いは1），2）または1），3）が概当する場合とする．
　1） 薬物の服用開始後（1～4週）に肝機能障害の出現を認める（期間は限定しない）．
　2） 初発症状として発熱，発疹，皮膚掻痒，黄疸などを認める（2項目以上を陽性とする）．
　3） 末梢血液像に好酸球増多（6％以上），または白血球増多を認める（初期の検索）．
　4） 薬剤感受性試験（リンパ球培養試験，皮膚試験）が陽性である．
　5） 偶然の再投与により，肝障害の発現を認める．

2) 劇症肝炎の診断基準

肝炎のうち症状発現後 8 週間以内に高度の肝機能障害に基づいて肝性昏睡 II 度以上の脳症をきたす．プロトロンビン時間が 40％以下を示す．そのうち発病後 10 日以内に脳症を発現する急性型とそれ以後に発症する亜急性型がある．

3) 急性肝不全の診断基準

正常肝または肝予備能が正常と考えられる肝に障害が生じ，初発症状発現から 8 週間以内に，高度の肝機能障害に基づいてプロトロンビン時間が 40％以下または INR 値 1.5 以上を示すものを急性肝不全と診断する．急性肝不全は肝性脳症は認められない．

4) 肝障害の重篤度分類

肝障害の重篤度については，原則として，表 2.3 に掲げられた臨床検査値，症状などによりグレード分けを行う．また，全身倦怠感，食欲不振，悪心，発熱，発疹などがあるなど臨床症状から肝障害が疑われる場合には，AST，ALT などを確認して，表 2.3 により同様に分類する．また，肝生検の結果が得られている場合にはこれを考慮して判断する．

表 2.3 肝障害の重篤度分類，医薬品副作用の重篤度分類の基準 (1992)

副作用のグレード	グレード 1	グレード 2	グレード 3
総ビリルビン (mg/dL)	1.6 以上〜3.0 未満	3.0 以上〜10 未満	10 以上
AST, ALT (IU/L)	1.25N*以上〜2.5×N 未満 50 以上から 100 未満	2.5×N 以上〜12×N 未満 100 以上から 500 未満	12×N 以上 500 以上
ALP	1.25×N 以上〜2.5×N 未満	1.25×N 以上〜5×N 未満	5×N 以上
γ-GTP	1.5×N 以上	−	−
LDH	1.5×N 以上	−	−
PT	−	−	40％以下
症状など	なし	黄疸 肝肥大 右季肋部痛 脂肪肝	出血傾向，意識障害などの肝不全症状（劇症肝炎） 肝硬変 肝腫瘍 6 か月以上遷延する黄疸

*N：施設ごとの基準値上限

(医薬品等の副作用の重篤度分類基準について，1992，厚労省薬安第 80 号)

2.1.6 原因薬（表2.4）

重篤な肝障害を引き起こす薬剤としては，NSAIDs（ロキソプロフェンナトリウム*，ジクロフェナクナトリウム*，イブプロフェン），ニューキノロン系抗菌剤（レボフロキサシン水和物*，トスフロキサシントシル酸塩，シプロフロキサシン塩酸塩，スパルフロキサシン），抗真菌薬（テルビナフィン塩酸塩*），抗てんかん薬（カルバマゼピン*），高脂血症治療薬（アトルバスタチンカルシウム*，フルバスタチンナトリウム，フェノフィブラート），抗結核薬*（イソニアジド，リファンピシン），アセトアミノフェン*，レバミピド*，ピラジナミド*，クラリスロマイシン*，ランソプラゾール*，ファモチジン*，アカルボース，チクロピジン塩酸塩，抗がん剤（テガフール・ウラシル，ゲフィチニブ）などがあげられる（*は最近副作用報告が多いもの）．

表2.4 肝疾患，肝障害患者には禁忌となる薬剤

薬効分類	医薬品名	添付文書上の記載
水溶性金製剤	金チオリンゴ酸ナトリウム	腎障害，肝障害，血液障害，心不全，潰瘍性大腸炎のある患者及び放射線療法後間もない患者
補正用電解質剤	塩化アンモニウム	肝障害，腎障害のある患者
RA寛解導入金化合物	オーラノフィン	腎障害，肝障害，血液障害あるいは重篤な下痢，消化性潰瘍等のある患者
HMG-CoA還元酵素阻害剤	アトルバスタチンカルシウム水和物	肝代謝能が低下していると考えられる次のような患者
ロイコトリエン受容体拮抗・気管支喘息治療剤	ザフィルルカスト	本剤による肝障害の既往のある患者
末梢性筋弛緩・悪性症候群治療剤	ダントロレンナトリウム	肝疾患のある患者
回虫駆除剤	サントニン	肝障害のある患者
角化症治療芳香族テトラエン誘導体	エトレチナート	
高脂血症治療剤	フェノフィブラート	
男性ホルモン	フルオキシメステロン	
排卵誘発剤	クエン酸クロミフェン	
葉酸代謝拮抗剤・抗リウマチ剤	メトトレキサート	
男性ホルモン	メチルテストステロン	
筋緊張性疼痛疾患治療剤	カルバミン酸クロルフェネシン	
結核化学療法剤	ピラジナミド	
抗糸状菌性抗生物質	グリセオフルビン	

2.1.7 症例

Case 1-1 フルタミドによる劇症肝炎（緊急安全性情報）

70歳代の男性，前立腺がんのため，フルタミドを1日375 mg経口投与開始後，130日後より，むかつきとともに，嘔吐，食欲不振が持続した．135日目にフルタミドを中止したが，翌日黄疸著明のため，入院した．141日後に意識障害が出現し，プロトロンビン活性40％以下となる．劇症肝炎と診断され，血漿吸着浄化療法を行うが，147日目に死亡した．

解説：フルタミドは，主としてCYP1Aで代謝され，活性代謝物OH-フルタミド（ハイドロキシフルタミド）となり，抗アンドロゲン作用により前立腺がんの増殖を抑制する．一方，詳細は不明であるが，フルタミドは他の分子種のCYPによっても代謝され，酸化代謝物となる．ラットでの実験によれば，この酸化代謝物が肝細胞内の蛋白質と結合し，細胞障害やアレルギー反応を起こし，またグルタチオンを低下させ，肝障害を引き起こすものと考えられる．

Case 1-2 ベンズブロマロンによる劇症肝炎（緊急安全性情報）

50歳代の女性，高尿酸血症の治療のため，ベンズブロマロン1日100 mgを投与開始後61日目より，下痢，嘔気，食欲低下，全身倦怠感出現した．83日目にベンズブロマロンを中止したが，総ビリルビン23.3（mg/dL），AST 3090（U），ALT 1140（U），プロトロンビン時間の延長など，急性肝障害を認め入院．その後，血中アンモニアが上昇した．肝性脳症が発現し，血漿交換を施行するが，改善が認められない．生体肝移植術を施行したが敗血症により死亡した．

2.1.8 治療と対策

1) 原因薬物の同定

起因薬剤の服用期間は平均60日である．肝障害発症前4〜8週以内に服用した薬剤を被疑薬として検討する．頻度の高いものとして，抗生物質，中枢神経用薬，化学療法剤，循環器作用薬などがあげられる．

2) 原因薬物を中止する

3) 治療薬の投与

肝庇護剤の投与，ステロイドパルス療法などを行う．胆汁うっ滞型の場合，血漿交換，ウルソデオキシコール酸投与，コレスチラミンが投与されることがある．

2.1.9 関連する副作用情報

1) 2014/10/24安全性速報発令　C型慢性肝炎治療薬ソブリアード®カプセルによる高ビリルビン血症

シメプレビルナトリウム投与により血中ビリルビン値が著しく上昇し，肝機能障害，腎機能障害等を発現し，死亡に至った症例が3例（推定使用患者約18900人）報告されたため，警告を改訂し，注意喚起を行った．

2.2 薬剤性腎・泌尿器障害

キーワード

中毒性，アレルギー性，腎後性，糸球体性，尿細管性，間質性腎炎，BUN，クレアチニン，カリウム

2.2.1 腎臓・泌尿器とその機能

腎臓は，身体の背側の横隔膜の直下にあり，縦10センチ，横5センチのソラマメ状の臓器で，片方が150 g，左右あわせて300 g（全体重の0.5%）ある．外側の皮質と内側の髄質に区別され，髄質の内側に生成された尿が放出される腎盂があり，尿管とつながっている（図2.4）．

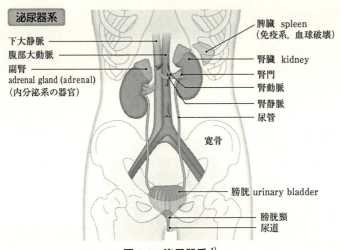

図2.4　泌尿器系[1]

1) **尿量，排尿**

   排尿回数：4〜8回

   1日の尿量：500〜2000 mL

2) **体内代謝産物**

   塩類などの溶質の1日尿中排泄量：400〜600 mOsm

   尿の最大濃縮力：1,200 mOsm/kg H_2O

   尿0.3〜0.5 Lが400〜600 mOsmに相当する．

3) **排尿異常**

   乏尿：400 mL以下　　　無尿：50〜100 mLの状態

---

1) 馬場広子編著（2016）グラフィカル機能形態学，京都廣川書店より転載

多尿：2500〜3000 mL 以上　抗利尿ホルモンの ADH
赤色尿：ミオグロビン尿，ヘモグロビン尿，シアン化合物の解毒薬であるヒドロキソコバラミン投与時，
in：飲料水（800 mL），食餌性（1200 mL），代謝水（250 mL）
out：尿（1200 mL），不感蒸泄 900 mL（15 mL/kg）

4) ヒトの身体の水分

成人 60%（乳幼児：75%），骨，筋肉

細胞内液（40%）

細胞外液（20%）血漿（血液の細胞成分をのぞいた水分）5%
　　　　　　　　間質液（細胞と細胞の間にある水分）

電解質－ナトリウム，カリウム，カルシウム，マグネシウム，クロル，無機リン，等の絶対量，濃度は腎臓，内分泌調節系の働きで一定の範囲に収まる．

浸透圧，pH の酸塩基平衡を保つ．

体液の量と質を同時に調節，維持する．

5) 腎臓に流れる血液量

心臓から直接，下行大動脈と左右の腎動脈を経て血液が流れ込む．心拍出量（5 L/分）の 20%の血液が流れ込み，その半分が血漿と考えると，さらに 20%が糸球体でろ過され，原尿（140 L）となる．

2.2.2　急性腎不全（acute renal failure：ARF）

高窒素血症を基準として，医薬品服用後 1〜4 週の間に，「血清クレアチニン（S-Cr）が 1 日 0.5 mg/dL，BUN が 1 日 10 mg/dL 以上，上昇する」「S-Cr が前値の 150% 以上に上昇する」場合を急性腎不全という．

(1) 腎障害の分類
1) 発生機序からの分類
① **中毒性**

フリーラジカルによる過酸化脂質の生成，蛋白質性 SH の酸化，活性代謝物の生体高分子への共有結合，細胞内における ATP 減少，Ca 濃度上昇，PG 産生異常など．

原因薬：抗菌薬（アミノグリコシド），抗悪性腫瘍薬（シスプラチン），抗リウマチ薬，造影剤など．

② **アレルギー性**

薬物過敏性腎障害，血中の好酸球や IgE の増加，尿中好酸球増多，発熱，発疹

原因薬：抗菌薬（βラクタム系，スルホンアミド系，ニューキノロン系），NSAID，解熱鎮痛薬

2) 障害の原因
① 腎前性
低血圧などにより腎臓に血液が十分に供給されないため腎機能が低下する場合
原因薬：降圧剤（ACEI, ARB），解熱鎮痛剤（NSAIDs）
② 腎性
腎臓内の血管の閉塞や腎臓内細胞が障害を受け，腎機能が低下する場合
原因薬：抗生物質，抗がん剤，抗リウマチ薬，痛風治療薬，造影剤
③ 腎後性
薬物が糸球体ろ過や尿細管分泌により管腔内に移行後，尿の濃縮に伴う濃度上昇やpHによって析出し，それが尿細管を閉塞され，腎機能障害を起こす．
原因薬：メトトレキサート，スルホンアミド系抗菌薬．

(2) 重要な臨床検査

1) 血清クレアチニン（S-Cr）
基準値：♂：0.65〜1.09 mg/dL, ♀：0.46〜0.82 mg/dL
クレアチニンは骨格筋中のクレアチンの終末代謝物であり，腎糸球体でろ過され，尿細管での再吸収や分泌が少ないので，糸球体ろ過量（GFR）の指標として用いられる．クレアチニンの上昇は，腎前性因子（脱水，ショック，心不全など），腎性因子（糸球体腎炎，間質性腎炎，尿細管障害など），腎後性因子（尿路閉塞など）で起こりうる．

2) 血中尿素窒素（BUN）
基準値：9〜21 mg/dL
BUN の異常は，主に腎からの尿素排泄異常を反映しているが，腎外性因子にも強く影響を受ける．BUN/Cr 比が 10 以上であれば腎外性因子が関与している．

3) 総蛋白（TP）
基準値：6.3〜7.8 g/dL
総蛋白の増減は，血清蛋白の大部分を占めるアルブミンとγ-グロブリンの変化を反映している．ネフローゼ症候群，重症肝障害，悪液質などの場合，高度減少する．

4) 血清カリウム値
基準値：3.6〜5.0 mEq/L
5.0 mEq/L 以上の場合は，腎不全，ACE 阻害薬，ARB 内服，アルドステロン受容体拮抗薬，NSAIDs 内服などが疑われる．

5) クレアチニンクリアランス（Ccr）
基準値：91〜130 mL/min
クレアチニンは，骨格筋中のクレアチンの代謝と食事性の肉摂取に由来し，血中濃度は比較的安定しており，糸球体で濾過され，尿細管では再吸収されず，代謝されないため，Ccr は糸球体ろ過値（GFR）と近似するものとして使用される．
クリアランスは，1 分間に尿中に排泄されるある物質の量を供給するのに必要な血漿の量で表される．以下の式 ① に従って，血清 Cr から Ccr を出す概算式は式 ② となる．

$$C（クリアランス）＝尿中濃度 U ×尿量 V/ 血中濃度 P （式①）$$

$$Ccr＝((140－年齢)×体重（kg))/（72×Cr（mg/dL）） 女性ではこれに0.85をかける）（式②）$$

6) その他

① 尿中 N-アセチル-β-D-グルコサミニダーゼ（NAG）

基準値：随時尿：1～42 U/L（1.6～5.8 U/g・Cr），蓄尿：1.8～6.8 U/日

尿中 NAG は近位尿細管から逸脱したもので，尿細管障害があるときその排泄は増加する．

② 尿 β_2-ミクログロブリン（β_2-MG）

基準値：随時尿：16～518 μg/L（4～180 μg/g・Cr），蓄尿：30～370 μg/日

③ 尿 α_1-ミクログロブリン（α_1-MG）

基準値：0.9～2.7 mg/L

間質性腎炎，慢性糸球体腎炎の場合，3 mg/L 以上に増加する．

(3) 原因薬（表 2.5，表 2.6）

表 2.5　重篤な腎障害の原因薬

1) シスプラチンなどの白金製剤：
   シスプラチン，カルボプラチン，ネダプラチン
2) アミノグリコシド系抗生物質：
   硫酸ゲンタマイシン，硫酸ジベカシン，硫酸ストレプトマイシン，トブラマイシン，硫酸アルベカシン，硫酸アミカシン，硫酸イセパマイシン，硫酸ネチルマイシン，硫酸ベカナマイシン，硫酸ミクロマイシン，硫酸アストロマイシンなど
3) ニューキノロン系抗菌薬
   ノルフロキサシン，エノキサシン，オフロキサシン，レボフロキサシン，塩酸シプロフロキサシン，塩酸ロメフロキサシン，トシル酸トスフロキサシン，フレロキサシン，スパルフロキサシン，メシル酸パズフロキサシン，プルリフロキサシンなど
4) 造影剤
   イオン性：アミドトリゾ酸ナトリウムメグルミン，イオキサグル酸，イオタラム酸ナトリウム，イオタラム酸メグルミン，イオトロクス酸メグルミン
   非イオン性：イオキシラン，イオジキサノール，イオトロラン，イオパミドール，イオプロミド，イオヘキソール，イオベルソール，イオメプロール

表 2.6　腎疾患，腎障害患者に禁忌となる薬剤

分類	薬物名	機序，対策など
免疫抑制薬	シクロスポリン，タクロリムス	輸入細動脈収縮と尿細管障害を引き起こす．
NSAIDs	フェナセチン，アセトアミノフェン	毒性代謝物（肝障害と同様）による腎髄質障害－腎乳頭壊死
	インドメタシン，メフェナム酸	腎内 PG 合成阻害により，腎血管，尿細管障害，間質性腎炎
抗菌剤	アミノグリコシド系（ゲンタマイシン，トブラマイシン，カナマイシン）	直接，近位尿細管に変性や壊死を生じ，腎障害を起こす．

表2.6 （つづき）

分類	薬物名	機序，対策など
	セファロリジン	尿細管上皮細胞に蓄積し，壊死を起こす．
	セフォセリス硫酸塩	透析患者を含む腎不全のある患者では，重篤な痙攣，意識障害などの中枢神経症状が特に現れやすいので，投与しない
	メチシリン	急性間質性腎炎を起こす（I, IV型アレルギー？）
	カルバペネム（イミペネム）	近位尿細管刷子縁膜に存在するデヒドロペプチダーゼIにより分解し，代謝産物が尿細管を障害する．酵素阻害剤のシラスタチンとの併用により，腎障害が軽減する．
	ポリエン系（アムホテリシンB）	近位尿細管上皮細胞膜のステロールと結合することにより，腎障害を起こす．
	グリコペプチド系（バンコマイシン）	尿細管上皮細胞内に蓄積して，腎障害を起こす．
抗がん剤	シスプラチン	尿細管上皮細胞内に移行後蓄積し，主に近位尿細管終末部を障害． 「対策」電解質輸液による強制利尿
	メトトレキサート	90％以上が尿中に排泄，代謝物も弱酸性で尿細管で析出して閉塞を起こす． 「対策」アセタゾラミド，炭酸水素ナトリウム併用による尿のアルカリ化
	リツキシマブ	腫瘍量の急激な減少に伴い，腎不全，高カリウム血症，低カルシウム血症，高尿酸血症，高Al-P血症などの腫瘍崩壊症候群（tumor lysis syndrome）が現れ，本症候群に起因した急性腎不全による死亡例及び透析が必要となった患者が報告
	ジノスタチンスチマラマー	ショック，肝不全，急性腎不全及び消化管出血・潰瘍等の重篤な副作用が現れることがある
	ペントスタチン	腎不全の患者（クレアチニンクリアランスが25 mL/分未満の患者）で禁忌［腎不全が増悪するおそれ］
抗ウイルス薬	ビダラビン	ペントスタチンとの併用により，腎不全，肝不全，神経毒性等の重篤な副作用が発現したとの報告があるので，併用しない
	ホスカルネットナトリウム水和物	投与により腎障害が現れるので，頻回に血清クレアチニン値等の腎機能検査を行い，腎機能に応じた用量調節を行う
その他	エダラボン	急性腎不全，腎障害の増悪が現れ，致命的な経過をたどることがある．

(4) 症例

Case 2-1 NSAIDsによる急性腎不全

30歳代，男性．急性に発症した齲歯痛に対して，かかりつけ歯科医にジクロフェナクナトリ

ウム 25 mg 3 錠/日 5 日分処方された．服用開始後 3 日間は歯痛のため，摂食が通常より 1/3 以下に減少．また水分摂取も著しく減少．月曜日になり全身倦怠感強く，尿量が著しく減少していることを主訴として，患者（検査技師）の勤めている病院の腎臓内科受診．顔面蒼白，血圧 120/70 mmHg，経過よりジクロフェナクナトリウムによる急性腎不全を疑われる．

緊急検査にて血清クレアチニン 2.30 mg/dL（酵素法），BUN 56 mg/dL，血清 K 5.2 mEq/L．一般尿検査で蛋白（±）であったが，円柱はみられなかった．FENa は 0.5 であった．1 か月前の検査では，血清クレアチニン 0.76 mg/dL，BUN 16 mg/dL と正常であった．

歯痛は治まり水分摂取が可能であったことより，生食 500 mL を外来にて点滴静注し，水分・食事摂取を十分にすることを指示し自宅療養とした．2 日後には自覚症状は消失し，検査では，血清クレアチニン 1.30 mg/dL，BUN 20 mg/dL，血清 K 4.0 mEq/L と改善した．投与中止後，血清クレアチニン 0.82 mg/dL（酵素法），BUN 16 mg/dL と正常にもどり今後の薬剤服用時の飲水等の重要性を再度指導した．

(5) 治療と対策
1) 原因医薬品の投与中止
2) 水電解質代謝の維持
   カリウム制限食，食塩制限食，水分制限など．アシドーシスの補正．
3) 栄養管理は，高カロリー（2000 kcal/日）を目標とし，低蛋白食（40 g/日以下）・減塩食（5 g/日以下），カリウム制限を基本とする．
4) 透析療法
上記療法でも状態が進行するときは，透析療法を考慮する．

2.2.3　間質性腎炎（interstitial nephritis）

発熱，皮疹，関節痛，悪心・嘔吐，下痢，体重減少，側腹部痛などの非特異的なアレルギー症状の後に，尿量減少，浮腫，体重増加などの症状が出現した場合は本症を疑う．免疫学的メカニズムの関与が考えられ，アレルギーの I～IV 型まですべてが関与する可能性がある．

(1) 症状
1) 自覚症状
発熱，皮疹，関節痛，悪心・嘔吐，下痢，体重減少（脱水が原因），側腹部痛などの非特異的なアレルギー症状の後に，尿量減少，浮腫，体重増加（尿量減少による体液量増加が原因），呼吸困難などを認める
2) 他覚症状
皮疹，体重減少，浮腫，体重増加

(2) 臨床検査
1) 尿検査
尿蛋白陽性（1 g/日以下であることが多い），尿潜血陽性，尿沈渣にて好酸球や白血球円柱があり（赤血球円柱なし），NAG 増加，尿 α_1-ミクログロブリン増加，尿 β_2-ミクログロブリン増加

2) 血液検査
BUN 増加，Cr 増加，電解質異常（高 K 血症，低 Na 血症），代謝性アシドーシス，白血球数増加，好酸球数増加，RIST 増加

リンパ球刺激試験（DLST）試験の結果が陽性の場合には，原因医薬品を特定できることがある．

3) 画像検査所見
腹部超音波検査や腹部 CT などにより，急性では両側の腎腫大を認め，慢性では腎萎縮を認める．また，67 Ga（ガリウム）シンチグラムで，腎への取り込みの増大を認める．

4) 病理組織所見（腎臓）
尿細管上皮の腫大・増生・変性と，上皮内および周囲への炎症細胞の浸潤が認められる．尿細管腔内には Tamm-Horsfall（TH）蛋白を含む硝子円柱や顆粒円柱が散在する．間質も浮腫が強く細胞浸潤を巣状に認める．間質への細胞浸潤，浮腫をさまざまな程度に認めることが特徴である．

(3) 原因薬
最近，間質性腎炎の副作用報告が多い薬剤は，解熱鎮痛薬（ロキソプロフェンナトリウム水和物，アセトアミノフェン，ジクロフェナクナトリウム），抗生物質（レボフロキサシン水和物，トスフロキサシントシル酸塩水和物，タゾバクタムナトリウム・ピペラシリンナトリウム，セフカペン　ピボキシル塩酸塩水和物，クラリスロマイシン，バンコマイシン塩酸塩），メサラジン，ファモチジン，オメプラゾール，ランソプラゾール，カルバマゼピン，リファンピシンなどである．

(4) 対策
定期的な腎機能検査を行い，副作用が疑われた場合は原因薬剤を中止する（表 2.9）．

2.2.4　その他の薬剤性腎・泌尿器障害

1) 腫瘍崩壊症候群（tumor lysis syndrome）
腫瘍崩壊症候群とは，悪性腫瘍の治療時に腫瘍が急速に死滅（崩壊）する時におこる．腫瘍細胞が大量に崩壊するため，細胞内成分とその代謝産物が腎の生理的排泄能力を越えて体内に蓄積し，尿酸，カリウム，リンの血中濃度が上昇し，低カルシウム血症，乳酸アシドーシス，乏尿を伴う急性腎不全が出現する．通常治療開始後 12～72 時間以内に出現する．急激な細胞崩壊の原因として，抗がん剤や放射線照射が契機となる．原因薬としてはボルテゾミブ，シスプラチン，

エトポシド，レナリドミド，ビンクリスチン，スニチニブ，リツキシマブ，シクロホスファミド，イマチニブ，ニロチニブ，フルダラビン，サリドマイド，カペシタビン，セツキシマブ，ドセタキセル，セムシタビンなどがあげられる．

以下の治療が行われる．
1) 水分負荷，利尿　化学療法の少なくとも24〜48時間前より輸液療法を始める．
2) アロプリノールの投与　高尿酸血症の予防，治療
3) 尿アルカリ化　炭酸水素ナトリウムの投与
4) 高カリウム血症への対処　グルコース-インスリン療法，陽イオン交換樹脂投与，フロセミド投与，透析
5) 乳酸アシドーシスの早期発見　ショックの是正や透析
6) 尿酸を分解するラスプリカーゼの予防投与　ラスプリカーゼは尿酸酸化酵素であり，尿酸を酸化してアラントインに分解するため，腫瘍崩壊症候群予防のために，化学療法開始前4〜24時間に初回静注投与を行い，1日1回5〜7回投与する．
7) 透析の適応

2) 出血性膀胱炎（hemorrhagic cystitis）

膀胱は容量300 mL程度の袋状の臓器で筋肉と内面をおおう粘膜からできている．左右の腎臓で生成された尿は尿管を通って蓄積され，一定量に達すると尿意を感じて排尿する．膀胱炎は粘膜に何らかの原因により炎症を生じた状態で，膀胱刺激症状（頻尿，排尿痛，残尿感）を伴う．出血性膀胱炎は出血を伴う膀胱炎で，軽症では顕微鏡的血尿，中等度では肉眼的血尿，重症では血の塊がみられることがある．原因として，アデノウイルス（小児に多い），細菌，放射線治療の晩期後遺症，薬物などがあげられる．抗がん剤（シクロホスファミド，イホスファミド，ブスルファン，フルダラビン，ゲフィチニブ），免疫抑制剤（シクロスポリン，タクロリムス），抗アレルギー薬（トラニラスト），漢方薬（小柴胡湯）などが原因薬となる．

メスナ mesna（JAN）は，抗がん剤（シクロホスファミド，イホスファミド）による出血性膀胱炎の治療薬である．1回300〜600 mg（イホスファミド1日量の20％相当量）を1日3回（イホスファミド投与時，4時間後，8時間後）静注（増減）する．

イホスファミドの尿中代謝物アクロレインが膀胱障害を誘発するが，アクロレインの二重結合にメスナが付加し，無障害性の付加体を形成する．また，イホスファミドの抗腫瘍活性物質4-ヒドロキシ体がメスナと縮合して，無障害性の縮合体を形成し，アクロレイン生成を抑制する．

3) 急性腎盂腎炎（acute pyelonephritis）

尿路感染症は，部位により，尿道炎，膀胱炎，腎盂腎炎に分類されるが，最も症状が強く，時に敗血症の原因となるのが急性腎盂腎炎である．通常膀胱で増殖した細菌が尿管を通して腎盂にまで達して発症する．悪寒・戦慄を伴う高熱，患部側の側腹部痛，肋骨脊椎角部叩打痛，悪心，嘔吐などがあり，全身症状が強い．検尿で膿尿，細菌尿，血尿が認められる．原因薬としては，免疫抑制剤（タクロリムス），抗がん剤（メトトレキサート），インフリキシマブ，エタネルセプトなどの抗TNFα生物学的製剤などがあげられる．治療は被疑薬を中止し，水分摂取や点滴などの水分負荷と安静による尿量増加と適切な抗菌薬の投与である．

4) 腎性尿崩症 (nephrogenic diabetes insipidus)

腎性尿崩症は多尿，頻尿やそれに伴う口渇，多飲を生ずる．尿量は1日3000 mL以上となる．抗利尿ホルモンであるバソプレシン（脳下垂体ホルモン）感受性アデニル酸シクラーゼの障害で，細胞内サイクリックAMP産生が低下する．尿浸透圧が血漿浸透圧を下回り，100 mOsm/kg以下となる．原因薬としては，炭酸リチウム，ロベンザリットニナトリウム，抗HIV薬（フマル酸テノホビル，ジソプロキシル），抗菌薬，抗ウイルス薬と多岐にわたる．原因薬を中止しても回復しない場合は，チアジド系利尿薬を使用する．チアジド系利尿薬は，有効循環血液量の減少による近位尿細管でのナトリウム・水の再吸収増加により，尿量を減少する効果がある．

5) 尿閉・排尿困難 (urinary retention, dysuria)

排尿困難は，前立腺肥大症などの下部尿路閉塞や膀胱排尿筋の収縮力低下により，尿排出機能が低下した状態をいう．前立腺肥大症は男性特有の疾患であるが，尿道狭窄や膀胱頸部凶作などの下部尿路閉塞は男女ともみられる．尿勢低下（尿の勢いが弱い），尿線分割（尿線が1本ではなく分かれて飛び散る），尿線途絶（排尿中に尿線が途切れる），排尿遅延（排尿開始までに時間がかかる），腹圧排尿（排尿する時にりきむ），終末滴下（排尿の終わりがけに尿が滴下するくらい勢いが悪い）などの排尿症状がでる．尿閉は，膀胱内に尿が充満し，強い尿意あるいは痛みがあるにもかかわらず尿が出せない状態をいう．膀胱排尿筋にはムスカリン受容体が豊富に存在し，副交感神経刺激により排尿筋収縮を惹起するが，抗ムスカリン作用のある薬剤により収縮力の低下が起こる．また，尿道および膀胱頸部には交感神経α受容体が豊富に存在するため，交感神経α受容体刺激作用のある薬剤は尿道抵抗を増大させる．原因薬としては，コハク酸ソリフェナシン，ミラベグロン，フェソテロジンフマル酸塩，プレガバリン，プロピベリン塩酸塩，パロキセチン塩酸塩，クエチアピンなどがあげられる．

2.2.5 関連する副作用情報

2015/10 医薬品の適正使用に関するお願い—高マグネシウム血症

酸化マグネシウム製剤を長期服用患者，腎障害患者，高齢者では，以下の高マグネシウム血症を起こしやすい（表2.7）．

表2.7 血中Mg濃度と高マグネシウム血症

血中Mg濃度	症　状
4.9 mg/dL〜	悪心・嘔吐，起立性低血圧，徐脈，皮膚潮紅，筋力低下，傾眠，全身倦怠感，無気力，腱反射の減弱など
6.1〜12.2 mg/dL	ECG異常（PR，QT延長）など
9.7 mg/dL〜	腱反射消失，随意筋麻痺，嚥下障害，房室ブロック，低血圧など
18.2 mg/dL〜	昏睡，呼吸筋麻痺，血圧低下，心停止など

2.3 薬剤性代謝・内分泌障害

キーワード

高血糖，ケトン体，血糖，糖尿病ケトアシドーシス，高血糖高浸透圧昏睡，偽アルドステロン症，高血圧，低カリウム血症，血漿アルドステロン濃度（PAC），尿中カリウム排泄量

2.3.1 代謝・内分泌とその機能

　消化管から吸収された栄養素（糖，蛋白，脂質）は，それぞれ体内での用途に応じて加工される．これを中間代謝といい，食事後4時間程度は消化管で栄養の吸収が活発な「吸収期」と消化管での栄養吸収が行われていない「空腹期」との2つの時期にわかれる．身体を維持するために必要なエネルギーを常時確保するために，それぞれの時期の代謝や利用のしくみは大きく異なる．

　分泌とは，身体の中で特殊な代謝産物を生成・排出する機能で，その働きを担っているのが腺細胞で，腺細胞を持つ器官を分泌腺という．分泌腺には外分泌と内分泌があり，前者は導管を通して体の内外へ排出する器官で，涙腺，唾液腺，肝臓などがあげられる．一方，内分泌は導管を持たず，直接血管の中に排泄する器官で，下垂体，松果体，甲状腺，副甲状腺，膵島（ランゲルハンス島），副腎，性腺（卵巣・精巣）があり，ホルモンを産生する（図2.5）．血管に直接分泌されたホルモンは血液によって運搬され，標的器官においてのみ作用を発揮し，身体の機能を維持する働きを示す．

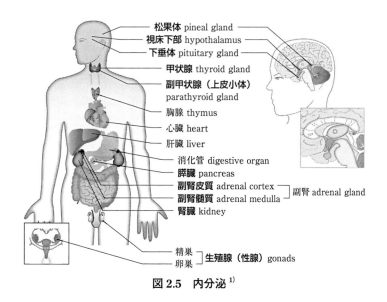

図2.5　内分泌[1)]

2.3.2　高血糖 (hyperglycemia)

　薬剤の糖代謝に対する負の作用が患者の適応能力を超えると，高血糖が顕在化する．高血糖の出現機序には，高カロリー輸液などによる過剰のブドウ糖供給に伴うものと，原因薬剤がインスリン分泌障害あるいはインスリン抵抗性を誘発し，患者の耐糖能を悪化させることによるものの2つに分けられる．

(1)　予測と診断
1)　自覚症状
　典型的な症状は，倦怠感，集中力の欠如，口渇，多飲である．徴候としては，多尿，夜間尿の出現，体重減少などが挙げられる．インスリン欠乏が高度のときは，ケトアシドーシスの合併により，嘔気，嘔吐，腹痛を呈することもある．患者からは「口渇（のどがかわく）」，「多飲」，「多尿」，「体重減少」の訴えがある．
2)　身体所見
　脱水が著明な場合には，皮膚粘膜乾燥，頻脈が認められ，さらに，ケトアシドーシスや極度の高血糖により血漿浸透圧亢進を伴う場合は，意識レベルの低下がある．
3)　臨床検査値の異常
　血糖値，尿糖値の増加を確認する．高血糖が急性に出現した場合には，HbA1cやグリコアルブミンの増加を伴わないこともある．ケトーシスの合併することもあるため，尿ケトン体のチェックは必須である．

(2)　重要な臨床検査
1)　血糖 (blood sugar：BS)（表2.8）
　基準値：70〜109 mg/dL

表 2.8　経ロブドウ糖負荷試験 (OGTT) による血糖値の判断基準

血糖値（mg/dL）	正常域	糖尿病
空腹時値	< 110	≧ 126
75 g OGTT 2 時間値	< 140	≧ 200
判定	両者を満たすものを正常型	いずれかを満たすものを糖尿病とする

※上記のどちらにも属さないものは境界型．

2)　ケトン体
　アセトン，アセト酢酸，β-ヒドロキシ酪酸のことをまとめてケトン体という．ケトン体は脂肪の分解により肝臓で産生され，血液中に放出される．ケトン体は心筋，骨格筋，腎臓などさまざまな臓器でエネルギー源や脂肪の合成に再利用されるが，肝臓は利用できない．体内にケトン体が増加する状態をケトーシス（ケトン症）といい，アセト酢酸，β-ヒドロキシ酪酸は比較的強い酸であるためケトアシドーシス（ケトン体の蓄積により体液のpHが酸性に傾くこと）とも呼ばれる．このような状態は血糖を下げるホルモンであるインスリンの欠乏や，ストレスが原因

で脂肪組織から脂肪酸が作られ，その約半分が肝臓でケトン体になることにより起こる．

(3) 原因薬

1) 高カロリー輸液
高濃度ブドウ糖含有製剤の経静脈投与は，体内の糖処理能力に及ぼす負荷は極めて大きく，容易に患者の適応能力を超える．耐糖能に異常のある患者では高血糖が認められる場合がある．

2) 副腎皮質ステロイド薬
副腎皮質ステロイド薬は，末梢組織での蛋白の異化を亢進させ，アミノ酸放出を促進する．このアミノ酸は肝での糖新生の基質となり，肝糖新生が促進する．同時に，肝に直接作用し，糖新生，糖放出を亢進させ，その結果，高血糖が誘発される．肝における糖新生亢進が主な高血糖の原因であると考えられている．従ってインスリン抵抗性を反映し高インスリン血症が認められる場合が多い．

3) インターフェロン製剤
インターフェロン製剤投与では，インスリン抵抗性の亢進により高血糖をきたす頻度が高いが，一方で，まれに，膵島細胞に対する自己抗体が出現し，1型糖尿病の臨床像を呈する場合がある．この場合，糖尿病性ケトアシドーシスを合併することがある．

4) 第2世代抗精神病薬
第2世代抗精神病薬（オランザピン，クエチアピン）には催糖尿病作用がある．これらの副作用の一部は，体重増加作用に基づく2次的なものである．統合失調症患者に第2世代抗精神病薬を投与後，最初の数か月で急激に体重が増加し，1年後も体重が増加しつづけるため，体重増加に伴うインスリン抵抗性の亢進が高血糖発現に関与する．ただし，オランザピンはインスリン作用や膵島機能に直接作用する可能性がある．

5) チアジド系利尿薬
チアジド系利尿薬はカリウム喪失に基づく膵β細胞からのインスリン分泌低下作用を介して耐糖能悪化を誘発する．

6) β遮断薬
β遮断薬はインスリン分泌抑制作用とともに，インスリン感受性を悪化させ耐糖能悪化を誘発する．

7) フェニトイン（ジフェニルヒダントイン）
フェニトインは膵β細胞のインスリン分泌機構を直接阻害する．フェニトイン中毒では高血糖性非ケトン性昏睡の報告がある．

8) ペンタミジン
カリニ肺炎治療薬であるペンタミジンは膵β細胞崩壊作用を有するため，投与初期にインスリンが逸脱し，しばしば，低血糖が誘発されるが，その後，膵β細胞数減少のため，高血糖が誘発される．

9) 免疫抑制薬
免疫抑制薬であるシクロスポリンやタクロリムスは，インスリン分泌障害とインスリン抵抗性の両者を介して耐糖能を悪化させることが知られている．

10) プロテアーゼ阻害薬

HIV感染症に用いられるサキナビル，リトナビルなどのプロテアーゼ阻害剤の投与は，リポジストロフィーを誘発することが知られている．リポジストロフィーは，インスリン抵抗性の原因となるため高血糖を誘発する可能性がある．

11) その他

ニューキノロン系抗菌薬であるガチフロキサシンは，インスリン生合成を抑制する可能性が示唆されており，低血糖，高血糖の両者を誘発しうる．現在，販売中止となった．

(4) 症例

Case 3-1　オランザピン投与により発症した高血糖

20歳代，男性．約10年前，統合失調症と診断．170 cm，90 kgと肥満体型であった．約2年前，受診．体重増加，過食の傾向あり．高脂血症があり，食事療法を行っていた．

1日10 mgにてオランザピン投与開始．体重は100 kg以上．血糖値は正常であったが，投与15日目随時血糖値が230 mg/dLを示す．トリグリセリド値555 mg/dLと上昇．糖尿病が疑われる．オランザピン15 mgに増量．投与29日目，食欲が更に高まってきた．投与43日目，食事療法，生活療法により2週間で体重6 kg減少．

口渇と大量のジュース飲用以外特に訴えはなかったが，血糖値723 mg/dL，HbA1c 10％，トリグリセリド960 mg/dL，総コレステロール362 mg/dL，尿糖1 g/dL，尿ケトン体（＋＋＋）．投与45日目：他院救命救急センターに心肺停止状態で搬送．2度の心肺蘇生で自発心拍が再開．血糖値854 mg/dLであった．蘇生後，胸症，高血糖に対して治療が行われたが，CT上も脳浮腫が著明であった．投与48日目に死亡．

(5) 治療と対策

原因薬を中止する．通常の糖尿病による高血糖の治療と同様に行う．重篤な急性合併症である糖尿病昏睡には，糖尿病ケトアシドーシスと，ケトン体産生量の比較的少ない高血糖高浸透圧昏睡がある．

1) 糖尿病ケトアシドーシス

インスリンが絶対的に欠乏し，生命維持のためインスリン治療が不可欠のインスリン依存状態の病態で，血糖値が500 mg/dL以上あり，尿ケトン体が強陽性で，嘔吐や腹痛などの消化器症状と脱水により意識障害が起きる．ただちに生理食塩水とインスリンの静注を開始する．

2) 高血糖高浸透圧昏睡

高カロリー輸液やステロイド，降圧利尿薬，免疫抑制薬や薬剤による肝障害・腎障害などによって著しい脱水が先行し循環不全から発症する．ただちに生理食塩水とインスリンの静注を開始する．

2.3.3　偽アルドステロン症（pseudoaldosteronism）

アルドステロンは副腎より分泌されるホルモンで，ナトリウムや水分を体内に貯留し，カリウ

ムの排泄を促進して血圧を上昇させる．アルドステロンが過剰に分泌された結果，高血圧，浮腫，低カリウム血症などを引き起こすのがアルドステロン症である．

偽アルドステロン症は，高血圧，低カリウム血症，代謝性アルカローシス，低カリウム血性ミオパチーなどの原発性アルドステロン症様の症状・所見を示すが，血漿アルドステロン濃度（PAC）がむしろ低下を示す症候群である．四肢の脱力と，血圧上昇に伴う頭重感などが主な症状となる．筋力低下の進行により歩行困難，さらには起立不能となり，入院となる例が多い．

(1) 予測と診断

1) 自覚的症状

四肢の脱力・筋肉痛・痙攣（こむら返り），頭重感，全身倦怠感，浮腫，口渇，動悸，悪心・嘔吐などを生じる．起立・歩行困難，四肢麻痺発作，意識消失で発症する場合もある．低カリウム血症による腎尿細管機能障害から多尿になる場合もあるが，まれに神経・筋障害から尿閉を生じることもある．便秘やイレウスを生じることもある．横紋筋融解を生じた場合，赤褐色の尿が認められる．

2) 他覚的症状

血圧上昇，浮腫，体重増加，起立性低血圧，不整脈，心電図異常（T波平低化，U波出現，ST低下，低電位）など．

3) 臨床検査値の異常

低カリウム血症，代謝性アルカローシスに加えて，血漿レニン活性（PRA）あるいはレニン濃度と，PACの低値が特徴的である．低カリウム血症にもかかわらず，尿中カリウム排泄量が30 mEq/日以上となる．尿中カリウム排泄量が30 mEq/日以上，低PRA低PACで血漿DOCが正常であれば薬剤性の偽アルドステロン血症と診断される（表2.9）．

表2.9 重要な臨床検査と基準値

血清カリウム値	3.6〜5.0 mEq/L
尿中カリウム排泄量	38〜64 mEq/日
血漿レニン活性（PRA）	0.3〜2.9 ng/mL/hr
血漿アルドステロン濃度（PAC）	30〜160 pg/mL
血漿11-デオキシコルチコステロン濃度（DOC）	0.08〜0.28 ng/mL

(2) 症例

Case 3-2 甘草が含まれる漢方薬による偽アルドステロン症

70歳代，女性．2型糖尿病に対しナテグリニド90 mg錠（3錠分3毎食直前）服用．左下肢痛が出現し，糖尿病性神経障害の診断にて，芍薬甘草湯エキス細粒6 g/日の服用を開始．3週間後より高血圧と2 kgの体重増加が出現した．さらに両下腿浮腫，心拡大を認めたため入院．

身長150 cm，体重47 kg．血圧180/84 mmHg，脈拍78回/分．血清カリウム3.1 mEq/L，PRA 0.1 ng/mL/hr以下，PAC7.2 pg/mL，尿中アルドステロン排泄量0.6 μg/日未満，尿中カリウム排泄量39 mEq/日．芍薬甘草湯による偽アルドステロン症と診断され，入院4日目より芍薬甘草湯を

中止．その後，約10日間で両下腿浮腫は消失，血圧は正常化し，血清カリウム値，PRA, PAC, 尿中アルドステロン排泄量が正常化した．

(3) 原因薬

甘草あるいはグリチルリチンによる報告では，初期はグリチルリチン500 mg/日以上の大量投与が多かったが，その後，少量の甘草抽出物を含有する抗潰瘍薬による発症例や，甘草を1日投与量として1～2gしか含まない医療用漢方薬や仁丹の習慣的使用による発症も報告されている．

アルドステロンなどのミネラルコルチコイドはミネラルコルチコイド受容体（MR）を介して生理作用を発揮するが，コルチゾールはこのMRに対して同様の親和性を持っている．腎尿細管などのアルドステロン標的臓器には11 β-hydroxysteroid dehydrogenase (HSD) 2が発現し，正常でアルドステロンより高濃度に存在するコルチゾールを，MRに結合しないコルチゾンに変換している．

グリチルリチンの代謝産物であるグリチルレチン酸は11 β-HSD2の活性を抑制するため，過剰となったコルチゾールがMRを介して，ミネラルコルチコイド作用を発揮することにより副作用が生ずる．芍薬甘草湯，加味逍遥散，グリチルリチン・DL-メチオニン配合剤などによる報告が多い．

(4) 治療と対策

1) 推定原因医薬品の服用を中止する．
2) 低カリウム血症に対してカリウム製剤を投与する（ただし，尿中へのカリウム排泄を増すばかりで，あまり効果がない）．
3) 抗アルドステロン薬であるスピロノラクトンの通常用量を投与する．

2.3.4 その他の薬剤性代謝・内分泌障害

(1) プロラクチン異常

プロラクチンは下垂体前葉のプロラクチン細胞で産生，分泌されるペプチドホルモンであり，分子内に3個のS-S結合を有する．プロラクチンは乳腺の受容体と結合し，乳汁の合成や分泌を促進するだけでなく，ゴナドトロピンの分泌や性腺機能にも影響を与えている．妊娠した女性では妊娠月数の増加に伴って血漿プロラクチン値の増加が認められる．血中のプロラクチンは主に腎で代謝され，血中半減期は約20分である．高プロラクチン血症があると視床下部においてドパミンの代謝回転が亢進し，その結果ゴナドトロピン放出ホルモンが抑制され，男女とも性腺機能低下症が現れる．無月経，乳汁漏出症などの症状があり，血漿プロラクチン値が20 ng/mL以上の場合，服用薬剤を調べる．

視床下部ドパミンの合成・放出作用を抑制する薬物はいずれもプロラクチン分泌に促進する．原因薬剤としては，レセルピン，クロルプロマジン，ハロペリドール，イミプラミン，アミトリプチリン，シメチジン，スルピリド，メトクロプラミド，ドンペリドンなど頻用される降圧薬，抗潰瘍薬，多くの中枢神経薬がドパミンの作用を阻害し，プロラクチン分泌を促進する．

(2) 甲状腺機能低下症 (hypothyrodism)

甲状腺機能低下症は，血中甲状腺ホルモン濃度の低下による身体（細胞）のエネルギー代謝低下に基づく臨床所見を伴う．症状としては甲状腺腫，無気力，易疲労感，眼瞼浮腫，耐寒能の低下，体重増加，嗜眠（しみん），記憶力低下，嗄声（させい），月経過多（女性）がみられる．

薬剤誘発性の場合，メカニズムにより5つに分類される．

1) 甲状腺ホルモンの合成・分泌を抑制するもの
   ① 抗甲状腺薬（プロピルチオウラシル，チアマゾール）の過量投与，ヨード剤，ヨード含有薬剤（アミオダロン，造影剤，含嗽剤（がんそう）），炭酸リチウム製剤の投与
   ② インターフェロン製剤の投与や副腎皮質ステロイドの減量や離脱の際，自己免疫的機序を介して起こる場合

2) 甲状腺刺激ホルモン（TSH）の分泌を抑制する薬剤
   副腎皮質ステロイド，高用量のドブタミン塩酸塩，ドパミン塩酸塩，酢酸オクトレオチドはTSHの分泌を抑制する．

3) 甲状腺ホルモン（T4, T3）の代謝を促進する薬剤
   フェノバルビタール，リファンピシン，フェニトイン，カルバマゼピン

4) 甲状腺ホルモン結合蛋白（TRG）を増加させるもの
   エストロゲン，フルオロウラシル

5) 腸管からの甲状腺ホルモン（レボチロキシン：L-T4）の吸収を阻害する薬剤
   陰イオン交換樹脂（コレスチラミン，コレスチミド），水酸化アルミニウム，炭酸カルシウム，グルコン酸カルシウム，ポリカルボフィルカルシウム，硫酸鉄，スクラルファート，活性炭，オメプラゾール，シプロフロキサシン

2.4 薬剤性循環器障害

キーワード

心室頻拍，心室性不整脈，トルセイド・デ・ポワンツ，QT時間の延長，QRS波形

2.4.1 循環器とその機能

心臓は胸の中央，喉の下から鳩尾までを覆う，胸骨の下にある．大きさは握りこぶし大で，重量は約300gである．全身に血液を送るポンプの役割を持ち，右心は肺に血液を送り，1周5秒かかる．左心は全身に血液を送るため，1周20秒かかる．右心も左心も拍動数は同じであることから，左心は右心の4倍量を送りだすため少し大きい．1分間に5リットルの血液を身体全体に送り出す．この動きを拍動という．ヒトは一生で30億回以上の拍動をする．拍動は，心臓の筋肉収縮の結果だが，この動きは電気信号で伝わる．電気を通しやすい特殊な心筋が道を造ってこの流れを司る細胞が「刺激伝導系」という（図2.6）．

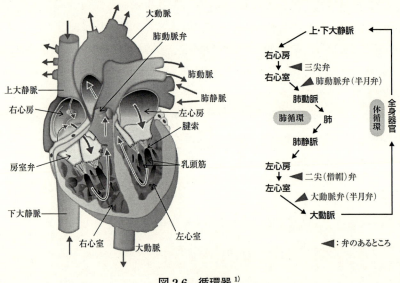

図 2.6　循環器[1)]

2.4.2　心室頻拍（ventricular tachycardia：VT）

　薬物投与後，不整脈が新たに出現した場合，または既存の不整脈が増加するか重症化した場合を，薬物の催不整脈作用という．特に臨床的に問題なのは，QRS 波がサインカーブ様となっている心室頻拍（VT）と torsades de pointes（TdP）*と呼ばれる QT 延長を伴う多形 VT である．ともに突然死の危険性が高いため，その予防と早期発見・早期対応は極めて重要である．前者は強力な Na チャネル遮断作用を有する薬物（I 群抗不整脈薬，とくに Ia 及び Ic 群抗不整脈薬）の投与後に起きやすく伝導抑制作用による QRS 波の幅の拡大とともに 0.2 秒前後の非常に幅広い QRS の頻拍を呈する．この VT は一旦停止しても直ちに再発し停止しにくい（反復性 VT）．多くは重症の陳旧性心筋梗塞や拡張型心筋症などの器質的心疾患を有し，持続性 VT の既往を有する患者に生じる．

(1)　予測と診断
1)　自覚症状
　動悸や胸部不快感，冷汗，全身倦怠感，めまい，頭から血が引く，目の前が暗くなる，意識消失（失神），何の前触れもなく突然出現することも多い．

---

*トルセイド・デ・ポアンツ（torsades de pointes：TdP）は，心室頻拍（100/分）の 1 種であり，特異的な心電図波形を示す危険な不整脈のひとつである．心電図の QRS 波の極性が 1 拍ごとに刻々と変化し，基線を中心にリボン状に捻れていくように見える特殊な形態の VT で，ほとんど QT 時間の延長を伴うが，明らかな QT 時間延長がなくて発生することもある．多くは数秒から十数秒で自然停止するが，長時間持続して心室細動に移行し，突然死する可能性もある．発症時には一刻も早く救命処置が必要である．K チャネル遮断作用を有する薬物（Ia 群あるいは III 群抗不整脈薬など）によって起こることが多い．

2) 他覚症状

血圧低下に伴い顔面蒼白，発汗，動脈拍動消失が認められ，脳虚血を来たすと意識消失，眼球上転，呼吸停止なども伴う．VTが持続し，脳虚血時間が長くなると尿失禁や大便失禁，さらには痙攣を来たすこともある．また，意識消失時に転倒し，外傷や打撲，出血などを呈していることがあり，頭部や顔面部分にも認められることがある．

3) 臨床検査値の異常

① 心電図所見

心室頻拍ではQRS波形の単一の単形性とQRS波形が変化する多形性のTdPがある．VTが認められなくてもQRS幅の増大（25％以上）やQT間隔の過度な延長（0.50秒以上）はVT発現の予知になる．とくに後者ではTdP発現の危険性が高い（図2.7）．

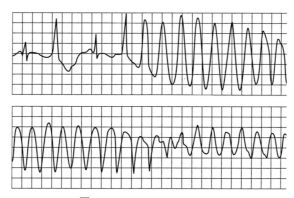

図 2.7　torsades de pointes
QRS波形は多形性で，基線を軸としてねじれ回転するように周期的に変化する．QT時間延長を伴う．

(2) 重要な臨床検査

1) 心電図所見

心臓の動きを電気的に見たものが，心電図である．P, Q, R, S, T波からできている．Pは，電気信号の心房内伝達で心房が収縮する．QRSは電気信号の心室内伝達で心室が収縮する．Tは心室の収縮が終了したサイン．心房も心室も収縮電気活動の後，拡張電気信号が起こる．心室の収縮電気信号がQRS，拡張電気信号がT，心房の収縮期電気信号がPだが，拡張電気信号はQRSと重なり見えない（図2.8）．

基準値はQRS幅：≤ 100 msec，QT時間：Q波からT波の終わりまでの間隔（QTc：実測QT時間／$\sqrt{RR}$，350～440 msec）

2) 血清カリウム値

基準値：3.6～5.0 mEq/L

3) 血清マグネシウム値

基準値：1.5～2 mEq/L

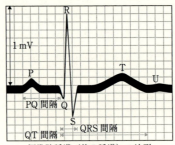

図 2.8 心電図の計測法[1]

(3) 原因薬 (表 2.10, 表 2.11)
1) 心室性不整脈の原因薬

表 2.10 心室性不整脈の原因薬

ピルシカイニド塩酸塩水和物	ジソピラミドリン酸塩
ベプリジル塩酸塩水和物	ジゴキシン
シベンゾリンコハク酸塩	ドネペジル塩酸塩
アミオダロン塩酸塩	アプリンジン塩酸塩
シロスタゾール	ジソピラミド
プロポフォール	スルピリド
フレカイニド酢酸塩	ファモチジン
クラリスロマイシン	ロピバカイン塩酸塩水和物
フロセミド	ソタロール塩酸塩

2) QT 延長を引き起こす薬剤

β遮断薬 (II) を除く抗不整脈薬,利尿薬,向精神薬 (フェノチアジン系,三環系,四環系抗うつ薬),ハロペリドール,スルピリド,スルトプリド,プロブコール (高脂血症治療薬)

(4) 症例

Case 4-1　三環系抗うつ薬中毒によるトルセイド・デ・ポワンツ (torsades de pointes)

24 歳の男性が深夜,アナフラニールを大量服薬して意識レベルの低下のため救急隊により搬送となった.救急部で精神科医が診察を行い,意識障害のため入院となった.救急部でのトライエージ®検査は三環系が陽性であった.心電図上 QT 延長を認めたが精神科病棟では心電図モニターされていなかった.第 1 病日 10 時頃,精神科病棟にて痙攣発作あり,直ちにセルシンを静注するも痙攣は治まらなかった.そこで,心電図モニターを装着したところ,心室性不整脈が多発していた.また心室性不整脈は torsades de pointes になると痙攣発作を引き起こしていることが判明した.ICU に入室後も torsades de pointes が発生していた.

(5) 治療と対策
1) 薬物を中止する.

表 2.11 抗不整脈薬の分類（Vaughan Williams 分類）

分類		主な作用機序		市販薬
Ⅰ	a	膜安定化作用（Na^+ チャネル抑制）	活動電位持続時間延長	Na^+ チャネルとの結合，解離 intermediate	キニジン プロカインアミド ジソピラミド
				slow	シベンゾリン ヒルメノール
	b		活動電位持続時間短縮	intermediate	アプリンジン
				last	リドカイン ジフェニルヒダントイン メキシレチン
	c		活動時間持続時間不変	intermediate	プロパフェノン
				slow	フレカイニド ピルジカイニド
Ⅱ		交感神経 β 受容体遮断作用			プロプラノロール など
Ⅲ		活動電位持続時間延長作用（K^+ チャネル抑制）			アミオダロン
Ⅳ		Ca^{2+} 拮抗作用			ベラパミル ジルチアゼム ベプリジル

(Harrison DC, Antiarrhythmic drug classlflcation, new science and practical application. *Am J Cardiol*. 56, 185187. 1985 を改変)

2) 硫酸マグネシウム 2 g を数分で静注する．さらに状態により硫酸マグネシウムを 2〜20 mg/分で持続静注する．
3) 血清カリウム値が 3.5 mEq/L 以下の場合には TdP を生じやすいので，血清カリウム値を 4.5〜5 mEq/L に保つように塩化カリウムをゆっくりと点滴投与する．
4) 心臓ペーシングで心拍数を上昇させて QT 間隔を短縮させる．
5) 徐脈がある場合にはイソプロテレノールを点滴投与する．
6) 心室細動に移行している場合，電気的除細動を行う（自動体外式除細動器（AED））．
7) 代謝性アシドーシスには炭酸水素ナトリウムを投与する．

2.4.3 うっ血性心不全（congestive heart failure）

心不全とは，全身に必要な循環血漿量を心臓が駆出できない状態をいう．心臓弁膜症，心筋梗塞，心筋症などのような原因で心機能障害が起こると，肺にうっ血が生じ，呼吸困難，浮腫，全身倦怠感などの自覚症状や，急激な体重増加，頻脈，乏尿などを呈する．原因薬としては，抗不整脈薬，β 遮断薬，副腎皮質ステロイド，解熱鎮痛薬（NSAIDs），アントラサイクリン系抗がん剤などがあげられる（表 2.12）．

表 2.12　うっ血性心不全の原因薬

ピオグリタゾン塩酸塩	プレガバリン
トラスツズマブ（遺伝子組換え）	パクリタキセル
イトラコナゾール	エピルビシン塩酸塩
ソラフェニブトシル酸塩	ベバシズマブ（遺伝子組換え）
イマチニブメシル酸塩	ダルベポエチンアルファ（遺伝子組換え）
ダビガトランエテキシラートメタンスルホン酸塩	ドキソルビシン塩酸塩
	フロセミド
シロスタゾール	ドセタキセル水和物

2.5　薬剤性呼吸器障害

キーワード

間質性肺炎，乾性咳，びまん性陰影，低酸素血症，捻髪音，ベルクロ（Velcro）ラ音，肺線維症，血液ガス，NSAIDs による喘息発作，胸膜炎，胸水貯留，肺水腫，急性肺損傷・急性呼吸窮迫症候群（急性呼吸促拍症候群）

2.5.1　呼吸器とその機能

　肺の重量は約 1000 g である．左右に分かれるが，右が大きい．肺葉という中袋に分かれる．右は上葉，中葉，下葉の 3 つの肺葉に分かれ，左は上葉，下葉の 2 つに分かれる．心臓は左が少し大きいため，肺は左葉がわずかに小さく，2 つの臓器はうまくはめこまれる．酸素を補給し，二酸化炭素を排出する酸素交換の機能を持つ．内部は細分化され，最小単位の肺胞には毛細血管がからみつき，空気と血液を接触させて，酸素と二酸化炭素を交換する（図 2.9）．

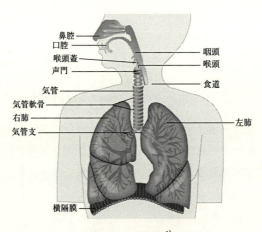

図 2.9　呼吸器[1]

2.5.2 間質性肺炎（interstitial pneumonia：IP）・肺線維症（pulmonary fibrosis）

　間質性肺炎は，肺胞壁や末梢支持組織である間質の炎症疾患である．呼吸困難，発熱，および乾性咳を主訴とし，胸部X線上，両側肺にびまん性の陰影を呈する．肺線維症は間質性肺炎の線維化が進み，不可逆性の変化が生じた状態をいう．

(1) 予後と診断
　医薬品の服用後，1～2週程度で，患者が予想外の発熱，息切れ・呼吸困難，乾性咳などを訴えた場合は，ただちに，血液検査を行い，CRP，LDH，KL-6*，SP-D*等のマーカーを検索すると同時に，胸部X線写真，胸部CT，動脈血ガス分析などを早急に進める．

1) 初発症状
　労作性呼吸困難，発熱，乾性咳嗽（空咳）

2) 患者の訴え
　「階段を登ったり，少し無理をしたりすると息切れがする・息苦しくなる」，「空咳が出る」，「発熱する」

3) 臨床検査値の異常
　聴診：ラッセル音：捻髪音（fine crackles）：細かい断続音（パチパチとはじけるような音）
　Velcroラ音：マジックテープをはがすときの音
　胸部レントゲン異常陰影（スリガラス様）
　（図2.10は，ゲフィチニブ投与20日目の間質性肺炎患者の胸部XP）
　血液ガス：低酸素血症，$A\text{-}aDO_2$* ・ PaO_2 ・ DLCO の異常（表2.13）

4) 起因医薬品の同定
　薬剤リンパ球刺激試験（drug lymphocyte stimulation test：DLST）や白血球遊走阻止試験（leukocyte migration inhibition test：LMIT）などを用いるが，同定が困難であるが多い．

(2) 重要な臨床検査
　1) 胸部レントゲン写真
　2) 聴診
　3) 血液ガス（表2.13）

---

* 間質性肺炎の血清マーカーとして，KL-6（シアル化糖蛋白），SP-D（肺サーファクタントプロテイン）が知られているが，KL-6が最も感度，特異度が高い．$A\text{-}aDO_2$（肺胞気・動脈血酸素分圧較差）は PAO_2（肺胞器酸素分圧）と PaO_2（動脈血酸素分圧）の差をいい，基準値は5～15 mmHgで，20 mmHgを超えると肺胞でのガス交換障害を示す．

表 2.13 動脈血液ガス

臨床検査		基準値
pH		7.35〜7.45
PaO_2	酸素分圧	＞75 Torr
$PaCO_2$	炭酸ガス分圧	35〜45 Torr
SaO_2	酸素飽和度	94〜99%
base excess（BE）	過剰塩基	−2.2〜+1.2 mEq/L
HCO_3^-	重炭酸イオン	23〜28 mEq/L

(3) リスクファクター

1) 非特異的な危険因子

年齢60歳以上，既存の肺病変（特に間質性肺炎，肺線維症）の存在，肺手術後，呼吸機能の低下，高濃度酸素投与，肺への放射線照射，抗悪性腫瘍薬の多剤併用療法，腎障害の存在．

2) 薬剤別危険因子

アミオダロン：1日量400 mg以上，70歳以上，肺疾患の既往，腎障害で発生が増し，放射線療法や高濃度酸素吸入

ブスルファン：総量と肺障害の発生，500 mg

ニトロソウレア：放射線：投与量反応関係が認められる

メトトレキサート（MTX）：糖尿病，低アルブミン血症，リウマチの肺胸膜病変合併，抗リウマチ薬の投与歴，高齢

(4) 原因薬（表2.14, 表2.15）

1996年慢性肝炎患者に対して投与された小柴胡湯による間質性肺炎が報告されたことを受けて緊急安全性情報（ドクターレター）が発出された．また，1992年にC型肝炎に対しインターフェロンの保険適応が認められた後に，インターフェロンと小柴胡湯の併用により間質性肺炎による死亡例が多発し，1994年両者の併用療法は禁忌となった．

表2.14 重篤な間質性肺炎の原因薬

薬効分類	医薬品名（一般名）
分子標的薬	ゲフィチニブ リツキシマブ イマチニブメシル酸塩
抗がん剤	メトトレキサート パクリタキセル ドセタキセル水和物 ゲムシタビン塩酸塩 テガフール・ギメラシル・オテラシルカリウム ブレオマイシン塩酸塩，硫酸塩 ペプロマイシン硫酸塩 ブスルファン，シクロホスファミド マイトマイシンC
抗不整脈薬	アミオダロン塩酸塩
G-CSF	フィルグラスチム，レノグラスチム，ナルトグラスチム
インターフェロン	インターフェロンα
漢方薬	小柴胡湯，柴朴湯，柴苓湯，柴胡桂枝乾姜湯，辛夷清肺湯，清肺湯，大柴胡湯，半夏瀉心湯
ニューキノロン系抗菌剤	エノキサシン，オフロキサシン，シプロフロキサシン塩酸塩，スパルフロキサシン，トスフロキサシントシル酸塩，ノルフロキサシン，フレロキサシン，レボフロキサシン
抗リウマチ薬	D-ペニシラミン，金チオリンゴ酸ナトリウム，オーラノフィン
非ステロイド性消炎鎮痛剤	ジクロフェナクナトリウム，フェンブフェン ロキソプロフェンナトリウム
総合感冒薬	アセトアミノフェン，サリチルアミド，メチレンジサリチル酸プロメタジン配合
消炎酵素剤	セラペプターゼ
抗生物質	
免疫抑制剤	

表2.15 最近副作用報告の多い間質性肺炎の原因薬

メトトレキサート	ベバシズマブ（遺伝子組換え）
ゲフィチニブ	エタネルセプト（遺伝子組換え）
ゲムシタビン塩酸塩	ペグインターフェロンアルファ-2a（遺伝子組換え）
ドセタキセル水和物	
エルロチニブ塩酸塩	リバビリン
フルオロウラシル	シクロホスファミド水和物
アミオダロン塩酸塩	イマチニブメシル酸塩
テガフール・ギメラシル・オテラシルカリウム	レボホリナートカルシウム
イリノテカン塩酸塩水和物	インフリキシマブ（遺伝子組換え）
オキサリプラチン	プレドニゾロン
パクリタキセル	ペメトレキセドナトリウム水和物
エベロリムス	ロキソプロフェンナトリウム水和物

(5) 症例

Case 5-1 小柴胡湯による肺障害

脳挫傷で入院加療中の69歳，男性，慢性C型肝炎の診断に小柴胡湯（7.5 g/日）の服薬を開始．本剤投与3週間後に発熱，呼吸状態不穏，著明な低酸素血症（PaO 2 37.3torr）を呈し，胸部X線で両側びまん性スリガラス陰影を認め，間質性肺炎と診断された．小柴胡湯の投与を中止し，抗生物質，ステロイドパルス療法*（3回），γグロブリン製剤の投与を行うが，肝機能障害も著明となり，発症4週後に呼吸不全にて死亡．

(6) 治療と対策

1) 原因薬剤を中止する．
2) 重症例にはパルス療法を含めたステロイド剤を投与する．

処方例：
① メチルプレドニゾロン1 g/日3日間（点滴静注）
② 以後プレドニゾロン1 mg/kg体重/日

症状が安定したら20％ずつ2〜4週ごとに漸減する．

2.5.3 その他の薬剤性呼吸器障害

(1) 非ステロイド性抗炎症薬による喘息発作 (asthmatic attack due to NSAIDs)

成人気管支喘息の中には，アラキドン酸シクロオキシゲナーゼ（COX）阻害作用をもつ，NSAIDsを投与されると，喘息発作を主体とする激しい過敏反応が誘発される患者群が存在する．一般にアスピリン喘息と呼称されるが，アスピリンの他にほとんど全てのNSAIDsで過敏反応が誘発される．アスピリン喘息患者には，アラキドン酸代謝経路上あるいはアラキドン酸代謝産物

---

*ステロイドパルス療法：たとえば，メチルプレドニゾロン1000 mg，div，1回/日を3日間，1〜2週間隔で1〜3回行い，経口のステロイドに切り替え徐々に減量）

が関わる生体反応に何らかの異常があり，それがNSAIDsによるCOX阻害（おそらくCOX-1阻害）で顕在化し，過敏反応として現れてくるものと考えられる（表2.16）.

表2.16　最近副作用報告の多い喘息の原因薬

サルメテロールキシナホ酸塩・フルチカゾンプロピオン酸エステル	ザナミビル水和物
ロキソプロフェンナトリウム水和物	新鮮凍結人血漿
インフルエンザHAワクチン	組換え沈降2価ヒトパピローマウイルス様粒子ワクチン（イラクサギンウワバ細胞由来）
ジクロフェナクナトリウム	バルサルタン
人赤血球濃厚液	サルメテロールキシナホ酸塩
フルチカゾンプロピオン酸エステル	タクロリムス水和物
人血小板濃厚液	ヒドロコルチゾンコハク酸エステルナトリウム
総合感冒剤（一般薬）	ブデソニド・ホルモテロールフマル酸塩水和物
オマリズマブ（遺伝子組換え）	ブデソニド
ケトプロフェン	

(2) 肺水腫 (pulmonary edema)

肺水腫とは，肺で血液の液体成分が血管の外へ滲み出した状態をいう．肺に液体成分がたまるため肺から酸素を取り込むことができにくく呼吸が苦しい．薬剤性肺水腫には，心原性肺水腫を来す薬剤として心臓の機能障害を起こす薬剤，毛細血管漏出症候群に伴うものとして免疫抑制剤，抗がん剤などある．

(3) 胸膜炎 (pleurisy)，胸水貯留 (pleural effusion)

胸膜腔とは，肺の外側を覆う（臓側）胸膜及び胸壁・横隔膜の内側を覆う（壁側）胸膜に囲まれた空間をいう．正常では2枚の胸膜はぴったり合わさっていて区別できない．胸膜腔内にはごくわずかの胸水があり，潤滑油のように肺がスムーズに呼吸する働きをしている．胸膜炎は胸膜の炎症をいう．原因薬剤は約30種類が報告されており，心血管系薬，抗不整脈薬，血管収縮薬，化学療法剤（抗がん剤），甲状腺機能亢進治療薬およびgranulocyte-colony stimulating factor (G-CSF)，interleukin-2 (IL-2) などの生物学的製剤，など多種類にわたっている（図2.10）.

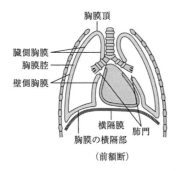
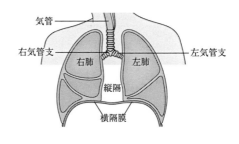

図2.10　胸膜腔[1)]

(4) 急性肺損傷，急性呼吸窮迫症候群（acute lung injury：ALI）（急性呼吸促拍症候群（acute respiratory distress syndrome：ARDS））（表2.17）

敗血症（血液中に細菌などが入って増殖する状態）や肺炎などの経過中や，誤嚥（食べ物などを飲み込む時に誤って気道に入ってしまうこと）や多発外傷（身体の複数の箇所に損傷を受けた状態）などの後に，急に息切れや呼吸困難が出現し，胸部のX線写真で左右の肺に影（浸潤影）がみられる病態をいう．動脈血液中の酸素分圧（PaO_2）が低下し（低酸素血症），その程度に応じて，ALIまたはARDSと呼ばれる．起因薬剤として抗がん剤，抗リウマチ薬，血液製剤がある．この場合の低酸素血症に対しては，酸素吸入のみでは改善は不十分で，人工呼吸器の装着を余儀なくされ，また治療が有効でない事も多く，死亡率が約40％と予後が悪い．間質性肺炎がある場合はゲムシタビン，イリノテカン，アムルビシンは禁忌，パクリタキセル，ドセタキセル，ビノルビシン，ゲフィチニブは慎重投与となる．

表2.17　最近副作用報告の多いARDSの原因薬

プレドニゾロン	シタラビン
人赤血球濃厚液	ベバシズマブ（遺伝子組換え）
ドセタキセル水和物	ゲムシタビン塩酸塩
メトトレキサート	オキサリプラチン
パクリタキセル	人血小板濃厚液
シクロスポリン	レノグラスチム（遺伝子組換え）
シスプラチン	レボホリナートカルシウム
フルオロウラシル	タクロリムス水和物
エトポシド	フィルグラスチム（遺伝子組換え）
新鮮凍結人血漿	

Column　マジックテープの発明

1940年代，スイスである男が家に向かって森を歩いていた．

家についた彼は，ウールのズボンにオナモミの実がくっついていることに気づいた．どうやってついているかを調べてみると，モミの実はカギのようになっていて，ズボンの繊維に引っかかっていた．

彼はその後，それと同じ原理でマジックテープを発明した．それを服地のベルベットとカギ（鉤）をあらわすフランス語からベルクロ（velcro）と名づけた．これを引きはがす時の音に似ていることから，ベルクロラ音と呼ばれる．日本では耳元で髪の毛を捻（ひね）った時に出る音に似ている事から，「捻髪音（ねんぱつおん）」と呼ばれる．

2.6 薬剤性消化器障害

キーワード

偽膜性大腸炎，消化性潰瘍，重度の下痢，急性膵炎，麻痺性イレウス，*C.difficile*，AAPMC

2.6.1 消化器とその機能

消化器系は，口から食物を取り入れ消化吸収したのち，糞便は肛門から排泄される．入り口の口と出口である肛門が繋がって管状（中空性器官）となっており，消化管と呼ぶ．各消化管は異なる消化，吸収，排泄の役割をはたす．食物を消化するために必要な消化液は，唾液腺（唾液），胃腺（胃液），腸腺（腸液）などの消化腺（実質性器官）や肝臓（胆汁），膵臓（膵液）から導管を通って，消化管の中に排出され，食物と混ざって化学的消化が行われる（図2.11参照）．

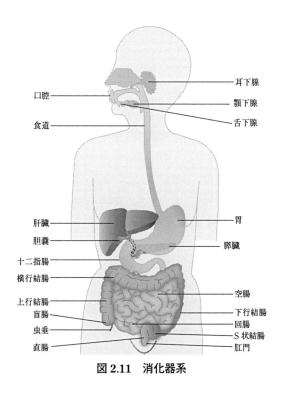

図 2.11 消化器系

2.6.2 偽膜性大腸炎（pseudomembranous colitis）

偽膜性大腸炎は，内視鏡検査により偽膜が証明される大腸炎の呼称であり，そのほとんどは*Clostridium difficile*（*C. difficile*と略記）の毒素産生株が原因である．

現在，最も一般的にみられる偽膜性大腸炎は抗菌薬投与後に起こる腸炎で，病変部は大腸で，

抗菌薬投与後偽膜性大腸炎（AAPMC）と呼ばれる．AAPMC の頻度は，抗菌薬投与を受けた外来患者では 0.001〜0.003％と少なく，入院患者では 0.1〜1.0％．抗菌薬投与に伴う下痢は抗菌薬関連下痢症（AAD）と呼ばれ，その 10〜30％が *C. difficile* 感染症である．

抗菌薬服用 1〜2 週後に下痢（ときに血性），発熱，腹痛などの激しい大腸炎症状を示す．

C. difficile が毒性を示すためには，毒素 A（toxin A）と毒素 B（toxin B）が必要である．toxin A は好中球遊走因子であり，サイトカインの遊離を起こし，水分の過分泌や腸管の出血壊死を起こしうる．toxin B は細胞毒で細胞骨格の破壊をもたらす．通常の感染では，toxin A に対する免疫反応が生じて toxin A の作用が急激に低下する．しかし，この免疫反応が低いものでは感染が終結せず，増悪傾向をきたす．

(1) 予後と診断
1) 症状
下痢，発熱，腹痛，血便

2) 患者の訴え
「1日2〜3回（いつもより回数が多い）のやわらかい便」，「頻ぱんに水のような下痢が起こる」，「粘性のある便」，「お腹が張る」，「腹痛」，「発熱」，「吐き気」など

3) 臨床検査値の異常
白血球増多，血沈亢進，大腸内視鏡で白色の盛り上がった小円形の膜（偽膜）が確認される．

(2) 原因薬
リンコマイシンやクリンダマイシンが注目されたが，現在ではほとんど全ての抗菌薬が原因医薬品となりうる．広域ペニシリン，第二，第三世代セファロスポリンをはじめとする広域抗菌薬や複数の抗菌薬を使用している場合に *C.difficile* 症のリスクが高くなる．一方，その発症のリスクはテトラサイクリン系，マクロライド系，ニューキノロン系では中等度，アミノグリコシド系，メトロニダゾール，バンコマイシンでは低いとされている．

抗生物質以外には抗がん剤，抗ウイルス薬，金製剤．

(3) 症例
Case 6-1　フロモキセフナトリウムによる偽膜性大腸炎

81歳，女性．右化膿性膝関節炎のため，フロモキセフナトリウム投与 1 週間後に水様粘液下痢便が認められ，以後約 1 週間下痢は段々頻回になった．S字結腸ファイバースコープ検査により偽膜が確認された．塩酸バンコマイシンの投与開始により症状は次第に改善し，3 週間程で回復した．

(4) 治療と対策
1) 治療の原則
抗菌薬の投与を中止する．または，*C. difficile* 症を生じにくい抗菌薬へ変更する．脱水症状が認められる場合は適宜，輸液を実施する．毒素の排出を遅延させ，腸管粘膜傷害の促進と病態の

悪化を招く恐れがある止痢剤や，コデイン，モルヒネといった腸管運動抑制剤は使用しない．*C. difficile* の除菌治療としてバンコマイシンの投与を行う．またはメトロニダゾールの投与が有効である．いずれの医薬品も経口投与が原則である．

2) 軽症の場合

原因である抗菌薬投与を中止するか，偽膜性大腸炎を引き起こしにくいとされるアミノグリコシド系，マクロライド系，ニューキノロン系などの抗菌薬への変更する．

中等症の場合：メトロニダゾール 250 mg を 1 日 4 回あるいは 500 mg を 1 日 3 回，10～14 日間連日内服させる．メトロニダゾール内服が無効な場合や服用不能な場合には，バンコマイシン 125 mg を 1 日 4 回 10～14 日間内服させる．

3) 重症の場合

バンコマイシン 250～500 mg を 1 日 4 回 10～14 日間内服させる．さらに状態が悪化して経口投与が困難な場合は，メトロニダゾール 500 mg の 1 日 3～4 回の静脈内投与とバンコマイシン 500 mg の 1 日 4 回の経鼻胃管からの投与を併用する．

2.6.3　その他の薬剤性消化器障害

(1)　消化性潰瘍（peptic ulcer）

NSAIDs は，わが国において主に胃潰瘍を惹起することが知られている．一般に胃内容が排出される食後 60～90 分後に上腹部を中心とした疼痛をきたす．上部消化管出血を合併した場合は，吐血，黒色便が出現する．出血による自覚症状としては労作時の息切れ，めまい，立ちくらみなどがある．その機序は，プロスタグランジン合成酵素であるシクロオキシゲナーゼ（COX）の抑制によるプロスタグランジン（PG）産生の低下，酸依存性の障害，好中球の関与などが知られている．予防薬を併用しないと 4～43％の発生頻度となる．高齢者，消化性潰瘍の既往，抗凝固薬・抗血小板薬の併用などの危険因子がある場合は，予防的に抗潰瘍薬が使われることがある．頻度が高い原因薬としては，ロキソプロフェンナトリウム，アスピリン，ジクロフェナクナトリウム，ベバシズマブ，ロルノキシカム，ドネペジル塩酸塩，プレドニゾロン，プレガバリン，メロキシカム，ベタメタゾン，リツキシマブなどがあげられる．

(2)　重度の下痢（severe diarrhea）

医薬品によって腸の粘膜が炎症を起こす，粘膜に傷がつく，腸管の動きが激しくなる，腸内細菌のバランスが崩れるなどが原因となって引き起こされる．下痢は，異常に水分の多い便や，形のない便が頻度を増して排出される状態をいう．持続時間が 2 週間以内なら急性，2～4 週間では持続性，4 週間を超える場合は慢性と定義される．原因薬として代表的なものは，抗がん剤（イリノテカン，シタラビン，メトトレキサート，フルオロウラシルなど），抗菌薬（ペニシリン系，セフェム系など），免疫抑制剤，一部の消化器用薬（プロトンポンプ阻害薬，ミソプロストール），痛風発作予防薬（コルヒチン）等がある．

抗がん剤では，コリン作動性による下痢と腸管粘膜障害に基づく下痢がある．前者は投与後早期に起こるが，後者は数日以降に起こる．投与中や直後に発症する早発型の代表としてイリノテ

カンなどのトポイソメラーゼ阻害剤がある．またプラチナ系では投与開始後7～14日目に，フルオロウラシル系は注射薬で1か月以内，経口薬では2か月以上経過してからの発症が多い．ゲフィチニブでは，76％の患者で最初の治療サイクルで下痢が発症している．

抗菌薬による下痢は，大部分が腸内細菌叢の変化や菌交代現象により，数日以内に発症することが多い．コルヒチンでは，乳糖分解酵素の活性低下により小腸の機能が低下し，可逆的な吸収不全の状態となり，下痢をはじめとする腹部症状が長期にわたる．ミソプロストールでは投与後1週間以内に70％以上が下痢を発症し，そのうち40％は経過とともに自然軽快する．

(3) 急性膵炎（acute pancreatitis）

多くの薬剤性膵炎の発症機序として，患者側のアレルギー反応が想定され，投与後1～6週で，30日以内に発症することが多い．原因薬としてはアザチオプリン，メルカプトプリン，メサラジン，メトロニダゾールなどがある．代謝産物の蓄積と個体側の感受性が関与し，発症まで数週間から数か月と期間が長いものとしては，バルプロ酸ナトリウムがあげられる．その他，コデイン，アセトアミノフェン，エリスロマイシンなどは投与後短期に発症することがある．上腹部の激痛発作で発症し，悪心，嘔吐を伴う．血中あるいは尿中の膵酵素を測定し，早期に診断する必要がある．一般にアミラーゼを測定するが，膵特異性の高いリパーゼや膵型アミラーゼの測定が望ましい．最近，報告が多い原因薬として，シタグリプチンリン酸塩水和物，L-アスパラギナーゼ，プレドニゾロン，リバビリン，タクロリムス水和物などがある．

(4) 麻痺性イレウス（paralytic ileus）

麻痺性イレウスは機能的イレウスに属し，主に腹腔内・後腹膜の炎症や電解質異常によって，腸管運動が抑制されて起こる．臨床症状は腹部膨満，嘔気，嘔吐，腹痛などである．誘発しやすい医薬品を使用していてこのような症状が出現した場合は，まず腹部単純X線検査を実施し，腹部ガス像の状態をチェックする．原因薬を以下に示す．

1) 抗精神病薬，頻尿・尿失禁治療薬，鎮痙薬などのムスカリン受容体遮断作用薬

抗コリン作用により腸管の平滑筋の収縮運動が抑制し，腸管の緊張が低下するため，腸内容物がうっ滞することにより麻痺性イレウスが発症する．このほか，口渇，鼻閉，排尿障害，かすみ目，緑内障増悪などの副作用も気をつけねばならない．

2) オピオイド受容体，μ受容体に作用する医薬品

あへんアルカロイドの消化管運動抑制作用にはオピオイド受容体，腸間膜神経叢に存在するμ受容体が作用点となり，胃内容物の排出時間が延長し，胃前庭部および十二指腸通過が遅れる．また結腸の駆出性蠕動波が減少，消失して攣縮を引き起こす．その結果，内容物の通過の遅れ，便の固化が進み，便秘が起こるとされる．

3) 抗がん剤，免疫抑制剤

ビンカアルカロイド系抗がん剤であるビンクリスチン，ビンデシン，ビンブラスチンは，便秘，麻痺性イレウスを起こしやすい．神経細胞の微小管の障害を引き起こすため，自律神経機能異常を介して腸管の運動抑制を起こす．マクロライド系抗生物質のエリスロマイシンは，結腸から空腸にかけて腸管収縮・蠕動運動の異常を起こし，嘔吐を来すことが知られている．マクロライド

構造を持つタクロリムスによる麻痺性イレウスも同様の機序が疑われる．

4) α-グルコシダーゼ阻害薬

　食物中の炭水化物の消化と吸収を遅らせるため，腸内容が消化吸収遅延から増加，停滞し，イレウス様症状となる．

2.7 薬剤性骨格筋・骨障害

キーワード

横紋筋融解症，ミオグロビン尿，クレアチンキナーゼ，腎障害，骨粗鬆症，脆弱性骨折，ビスホスホネート，顎骨壊死

2.7.1 骨および骨格筋とその機能

(1) 骨とその機能

　ヒト成人には約 200 の骨があり，総重量は体重のおよそ 5 分の 1 となる．長骨，短骨，扁平骨，不規則骨，含気骨の 5 つに分類される．それぞれ結合し骨格を作っている．形成された骨格の特定の部分には腔と呼ばれる空間があり，重要な器官がおさめられている．例えば，肋骨等で囲まれた胸の空間は「胸腔」とよばれ，心臓や肺などがおさまっている．このように骨には重要な臓器を囲って保護する働き「保護作用」がある．また，背骨や足の骨は身体のさまざまな器官を支える働き「支持作用」もある．骨は能動的な筋肉によって関節を曲げ伸ばして，受動的に「運動作用」を担っている．

　骨は，骨膜，骨質，骨髄で構成されている．骨膜は骨の関節面以外を包む線維性結合織の膜で，骨を保護し，養い，成長や再生に関与している．骨質は緻密質と海綿質からなる．骨髄は，長骨内部の管状の髄腔と海綿質内の小腔を満たしていいる．骨髄には造血組織を含む赤色骨髄と，造血機能が失われ脂肪化した黄色骨髄がある．成人では赤色骨髄は胸骨，肋骨，椎骨，腸骨に存在し，血球を産生する造血組織が含まれており，造血機能（造血作用）がある．

　そのほかの働きとして，カルシウムを貯蔵する田原期がある．成人の体内には 1000〜1200 g のカルシウムがあるが，その 99％ が骨に貯蔵されている．

(2) 骨格筋とその機能

　身体の運動は筋の働きによって行われる．関節運動や消化運動，循環運動も筋組織の働きによるものである．筋組織は筋細胞が集まって構成されている．筋細胞は細長い線維状で，筋線維とも呼ばれる．筋組織は構成する筋線維の形態的な違いから 2 つに区別される．筋線維の中に縞模様の横紋がある横紋筋と細長い紡錘状の筋線維で横紋をもたない平滑筋とに区別される．横紋筋は骨と骨をつなぎ関節運動を行う筋で，骨格筋と呼ばれる．太さ約 100 μm，長さが十数 cm の円柱状で，多数の核をもつ 1 つの大きな細胞である．心筋は横紋のある筋線維を持つ筋組織で，心臓の壁を構成している．心筋の細胞は太さ約 10 μm で，横枝を出して介在板を挟んで縦につ

ながり，心臓壁全体に広がっている．平滑筋は太さ約 5 μm，長さが約 20～100 μm の細長い紡錘状の筋組織で，消化管，尿管，膀胱，子宮などの内腔を持つ内臓の壁や血管壁を構成しており，内臓筋とも呼ばれる．

筋の収縮・弛緩の働きは，中枢神経からの指令が末梢神経によって伝達される．その際，骨格筋は体性神経の支配を受け，意識的に自分の思うとおりに収縮弛緩をすることができるため，「随意筋」と呼ばれる．一方，心筋や平滑筋の収縮は自律神経によって支配され，意志の影響を受けないため「不随意筋」と呼ばれる．

2.7.2 骨粗鬆症（osteoporosis）

骨粗鬆症とは，骨強度の低下により骨が脆くなり骨折の危険性が高まった病態である．骨強度は主に骨密度と骨質の両者を反映し，骨質は骨の微細構造，代謝回転に加え，基質蛋白，石灰化度，微小骨折などの影響を受ける．

(1) 予測と診断
1) 骨粗鬆症の危険因子

基礎疾患として糖尿病，重症肝疾患，胃切除，関節リウマチ，両側卵巣摘除，閉経などの既往
・過去に背骨，大腿骨の付け根（股関節），骨盤，手首，肩などに骨折を生じたことがある
・経口ステロイド薬を毎日，3か月以上使用している．あるいは3か月以上使用予定である．
・経口ステロイド薬を使用していて，背中や腰の痛み，大腿骨の付け根の痛みがある．下肢のしびれや，下肢に力が入りづらいことがある

2) 骨折のリスク因子

高齢，低骨密度，小さな体格，ステロイド薬使用，両親の大腿骨頸部骨折の既往，骨粗鬆症性骨折の既往，喫煙，過剰なアルコール摂取，関節リウマチ

3) 患者の訴え

「身長が 2 cm 以上低下した」，「背中が丸くなった」

4) 臨床検査値の異常

血清カルシウム値，リン値は正常範囲内である．血清アルカリホスファターゼは正常または軽度高値（基準値の 1.5 倍程度以内）である．

骨形成マーカーとして，血清骨型アルカリホスファターゼ（bonealkaline phosphatase：BAP）や血清オステオカルシン（osteocalcin：OC）が経口ステロイド薬の投与後比較的早期より低下する．OC は BAP よりも経口ステロイド薬に対し鋭敏であり，BAP が反応しないステロイド薬の用量であっても低下する（ただし，OC は骨粗鬆症に対する保険適応はない）．骨吸収マーカーとして，血清ならびに尿中のⅠ型コラーゲン架橋 N-テロペプチド（NTX）などが，経口ステロイド薬の投与一定期間の後，上昇する．ただし，骨吸収マーカーの上昇はみられない場合もある．骨密度測定を行う（図 2.12）．

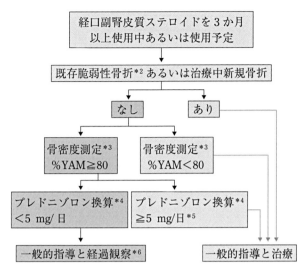

図 2.12 副腎皮質ステロイド骨粗鬆症の管理と治療ガイドライン[*1]

[*1] 本ガイドラインは 18 歳以上を対象とする．
[*2] 脆弱性骨折の定義は原発性骨粗鬆症と同一である．
[*3] 骨密度測定は原発性骨粗鬆症（2000 年改訂版）に準ずる．
[*4] 1 日平均投与量．
[*5] 1 日 10 mg 以上の使用例では骨密度値が高くても骨折の危険性がある（骨折閾値% YAM90）．
[*6] 高齢者では骨折の危険性が高くなる．

(Nawata H, et al : Guidelines on the management and treatment of glucocorticoid-induced osteoporosis of the Japanese Society for Bone and Mineral Research (2004). *J Bone Miner Metab* 23：105-109, 2005 より改変)

(2) 原因薬

　副腎皮質ステロイド薬（以下経口ステロイド薬），抗てんかん薬，メトトレキサート，ヘパリン製剤，ワルファリン，性腺刺激ホルモン（GnRH）作動薬，タモキシフェン，アロマターゼ阻害薬，リチウム製剤

(3) 治療と対策

　経口ステロイド薬を 3 か月以上使用中または使用予定で，脆弱性骨折*の既往例，YAM（young adult mean，若年成人平均値）80％未満の症例，プレドニゾロン換算 5 mg/ 日以上の使用例，のいずれかの場合は治療を開始する．
　第一選択薬はビスホスホネート製剤．

---

*脆弱性骨折とは，非外傷骨折であり，脊椎椎体，大腿骨頚部，上腕骨近位，橈骨遠位などが好発部位．

2.7.3 顎骨壊死（ビスホスホネート薬剤系による）(bisphosphonate-related osteonecrosis of the jaws：BRONJ)

　ビスホスホネート（BP）製剤は，骨粗鬆症治療の第一選択薬であり，その他にもがん患者や骨量が減少する疾患に対する有効な治療法として使用されてきたが，抜歯などの侵襲的歯科治療を受けた後に，顎骨壊死が発生し，BP製剤とBRONJとの関連性が示唆されている．特に顎骨にのみ発生する理由として，1）歯が顎骨から上皮を破って植立しているため，口腔内の感染源は上皮と歯の間隙から顎骨に直接到達しやすい．2）口腔内には感染源として，800種類以上，10^{11}～10^{12}個/cm^{3}の口腔内細菌が存在する．3）抜歯など侵襲性歯科治療により，顎骨は直接口腔内に露出して感染を受けやすいなどがあげられる．

(1) 予測と診断
1) 診断基準
以下の3項目を満たした場合，BRONJと診断される．
・現在あるいは過去にBP製剤による治療歴がある．
・顎骨への放射線照射歴がない．
・口腔，顎，顔面両期に骨の露出や骨壊死が8週間以上持続している．

2) 臨床症状
　骨露出，骨壊死，疼痛，腫脹，オトガイ部の知覚異常（Vincent症状），排膿，潰瘍，口腔内瘻孔や皮膚瘻孔，歯の動揺，深い歯周ポケット，X線写真では無変化なものから骨溶解像や骨硬化像がみられるものまでである．

3) 患者の訴え
　「口の中の痛み，特に抜歯後の痛みがなかなか治まらない」，「歯ぐきに白色あるいは灰色の硬いものが出てきた」，「あごが腫れてきた」，「下くちびるがしびれた感じがする」，「歯がぐらついてきて，自然に抜けた」

(2) 原因薬
　BP系薬剤，抗がん剤，がん治療に用いるホルモン剤，副腎皮質ステロイド薬など．
　BP系薬剤には，注射薬と経口薬がある．注射薬は①悪性腫瘍（がん）の骨への転移，②悪性腫瘍による高カルシウム血症，内服薬は③骨粗鬆症に対する治療に用いる．窒素を含むBPの方が含まないBP（エチドロン酸二ナトリウム）より，また，注射薬の方が内服薬より，発症リスクが高い．本邦では，注射薬のパミドロン酸二ナトリウム，ゾレドロン酸水和物，インカドロン酸二ナトリウム，アレンドロン酸ナトリウム水和物，経口薬のエチドロン酸二ナトリウム，アレンドロン酸ナトリウム水和物，リセドロン酸ナトリウム水和物が販売されている．

(3) 治療と対策（表2.18）

表2.18 ステージに基づいた治療法

ステージ	状　態	治　療
0	骨露出／骨壊死は認めない．オトガイ部の知覚異常（Vincent症状），口腔内瘻孔，深い歯周ポケット 単純X線写真で軽度の骨溶解を認める．	抗菌性洗口剤の使用 瘻孔や歯周ポケットに対する洗浄 局所的な抗菌薬の塗布・注入
1	骨露出／骨壊死を認めるが，無症状．単純X線写真で骨溶解を認める．	抗菌性洗口剤の使用 瘻孔や歯周ポケットに対する洗浄 局所的な抗菌薬の塗布・注入
2	骨露出／骨壊死を認める．痛み，膿排出などの炎症症状を伴う．単純X線写真で骨溶解を認める．	病巣の細菌培養検査，抗菌薬感受性テスト，抗菌性洗口剤と抗菌薬の併用， 難治例：併用抗菌薬療法，長期抗菌薬療法，連続 静注抗菌薬療法
3	ステージ2に加えて，皮膚瘻孔や遊離腐骨を認める．単純X線写真で進展性骨溶解を認める．	新たに正常骨を露出させない最小限の壊死骨掻爬，骨露出／壊死骨内の歯の抜歯，栄養補助剤や点滴による栄養維持，壊死骨が広範囲に及ぶ場合：辺縁切除や区域切除

BRONJの治療指針は1）骨壊死の進行を抑える，2）疼痛や知覚異常の緩和や感染制御により，患者のQOL（生活の質）を維持する，3）患者教育および経過観察を行い，口腔管理を徹底する．

2.7.4 横紋筋融解症（rhabdomyolysis）

横紋筋と呼ばれる筋肉には骨格筋と心筋があるが，横紋筋融解症は骨格筋だけを対象とした病名である．骨格筋の融解，壊死により筋細胞成分が血液中に流出するという病態である．その際，流出した大量のミオグロビンにより尿細管に負荷がかかる結果，急性腎不全を併発することが多い．また，まれではあるが呼吸筋が障害され，呼吸困難になる場合もある．

(1) 原因による分類
1) **外傷性：**
   - 激しい運動（労作性）
     ストリキニーネ中毒（強直性痙攣），てんかん発作
   - 挫傷：震災，交通事故
     crush syndrome
2) **非外傷性：** 電解質異常，感染症，薬剤性
   - コンパートメント症候群（compartment syndrome）
     向精神薬中毒 − 長期間昏睡，臥床，筋膜が循環障害 − 臀部の虚血

(2) 予測と診断

1) 症状

3大主徴として，筋肉痛，筋力低下，ミオグロビン尿がみられる．

① 自覚症状

四肢の脱力，しびれ，手足・肩・腰・全身の筋肉が痛んだり，こわばったりする．全身がだるいなどの倦怠感がある．尿の色が赤く（コーラ，ワインのような色）なる（赤色尿）．尿が出ない，尿量が減るなどの症状も現れる．

② 他覚症状

筋力低下・筋肉の圧痛・把握痛・ミオグロビン尿

③ 着色尿

2) 臨床検査値の異常

検査所見としては，筋肉からの逸脱酵素である血清クレアチンキナーゼCK（CPK）の上昇が筋の崩壊の程度を反映する．また，LDH，AST（GOT），ALT（GPT）アルドラーゼなどの筋原性酵素の急激な上昇が見られる．

血中ミオグロビン濃度が増加し，ミオグロビン尿症を呈するため，同時に急性腎不全等の重篤な腎障害を併発する．

3) 患者への説明

「手足・肩・腰・その他の筋肉が痛む」，「手足がしびれる」，「手足に力がはいらない」，「こわばる」，「全身がだるい」，「尿の色が赤褐色になる」の訴えがあった場合は，受診をすすめる．

4) 重要な臨床検査

ミオグロビン（myoglobin：Mb）は骨格筋，心筋中に見いだされるヘム蛋白であり，酸素の貯蔵体である．153アミノ酸残基よりなる分子量17,500の単量体（ヘモグロビンの約1/4）で，ヘモグロビン（Hb）と同様に酸素と可逆的に結合するが，Hbよりも酸素親和性が高く，効率よく血中の酸素を筋肉組織内に運搬，貯蔵する．筋毒性，虚血などの様々な病因により，筋細胞の崩壊，細胞膜の透過性亢進のため容易に細胞外へ逸脱して血中に遊出し，腎・肝での処理能力を越えてさらに尿中に排泄される．尿は着色尿（赤褐色～暗赤色，コーラ尿と表現される）を呈する．尿中ミオグロビン20 ng/mLで診断される（表2.19）．

表2.19 ミオグロビン濃度の基準値

臨床検査	基準値
血中ミオグロビン濃度	♂ 28～72/ ♀ 25～58 ng/mL
尿中ミオグロビン濃度	＜ 10 ng/mL

表 2.20 主な臨床検査と基準値

臨床検査		基準値
CK (CPK)	クレアチンキナーゼ（クレアチンホスホキナーゼ） 筋肉の収縮弛緩に必要なエネルギー補給の役割を持つ． isozyme：MM（骨格筋）：BB（脳）：MB（心筋）	♂ 57〜197 IU/L/ ♀ 32〜180 IU/L
S-Cr	血清クレアチニン	♂ 0.65〜1.09/ ♀ 0.46〜0.82 mg/dL
BUN	血中尿素窒素	9〜21 mg/dL
AST	aspartate aminotransferase	11〜33 IU/L
ALT	alanine aminotransferase	6〜43 IU/L
LDH	乳酸脱水素酵素	120〜245 IU/L
アルドラーゼ	解糖系酵素（筋肉に多く含まれる）	1.7〜5.7 IU/L

(3) 原因薬（表 2.21）

表 2.21 横紋筋融解症を引き起こす薬剤

薬効分類	医薬品名
ニューキノロン系抗菌剤	フレロキサシン トシル酸トスフロキサシン スパルフロキサシン ノルフロキサシン
脳下垂体後葉ホルモン	バソプレシン
HMG-CoA 還元酵素阻害薬	プラバスタチンナトリウム シンバスタチン シンバスタチン／イトラコナゾールとの併用 アトルバスタチンカルシウム フルバスタチンナトリウム， ピタバスタチンカルシウム， ロスバスタチンカルシウム
フィブラート系	ベザフィブラート クロフィブラート シンフィブラート
抗精神病薬	（ブチロフェノン系） ハロペリドール ブロムペリドール
キサンチン系薬剤	テオフィリン アミノフィリン コリンテオフィリン プロキシフィリン ジプロフィリン

表 2.21 （つづき）

薬効分類	医薬品名
切迫流産早産治療	塩酸リトドリン
骨格筋弛緩薬	塩化スキサメトニウム
胃腸疾患治療薬	塩酸ピペタナート・カンゾウ抽出物・メタケイ酸アルミン酸マグネシウム
解毒・肝疾患用薬	グリチルリチン酸・dl-メチオニン，グリチロン錠
抗ウイルス・DNA ポリメラーゼ阻害剤	ホスカルネットナトリウム水和物
漢方製剤	芍薬甘草湯，芍薬甘草附子湯，小柴胡湯
低カリウム血症をきたす医薬品	利尿剤，緩下剤，グリチルリチン製剤（甘草を含む漢方薬），抗真菌剤であるアムホテリシンB，酢酸フルドロコルチゾンなどの副腎皮質ホルモン

(4) 症例

Case 7-1　高脂血症治療薬による横紋筋融解症

患者は慢性腎不全のため人工透析を施行しており，また急性心筋梗塞に対し冠状動脈バイパス術を施行されていた．高脂血症の治療のためにプラバスタチンナトリウムの投与を開始したところ，投与約3か月後に軽度の全筋力低下が発現し，さらにCK，AST，AST，LDHの明らかな上昇を認めた．その後CKが7862 IU/Lと高値を示したため，本剤の投与を中止したところ，検査値異常および筋力低下の改善を認めた．

Case 7-2　ニューキノロン系抗生物質による横紋筋融解症

間質性肺炎の疑いで入院し，塩酸ミノサイクリンを投与していたが，フレロキサシンに変更し，その3日後に退院した．同日は下痢，食思不振が認められたが，翌朝呼吸困難のため来院した．検査では急性腎不全（ミオグロビン尿）が認められ，血圧70台，代謝性アシドーシスも認められた．投与後4日目の検査値はAST 4532 (IU/L)，ALT 2222 (IU/L)，LDH 5258 (IU/L)，BUN 46 (mg/dL)，クレアチニン2.7 (mg/dL)，ミオグロビン215 (μg/mL)．

カテコールアミン，ウリナスタチン等の投与を行ったが反応せず，急性腎不全および多臓器不全により死亡した．

(5) 治療と対策

1) 可能性のある原因医薬品を同定し，速やかに中止する．

2) 初期において，腎機能が障害されていない場合

輸液を積極的に行い，1時間尿量を100 mL以上に保つ．

3) 急性腎不全が進行した場合

血液透析を行う．血漿交換を行い原因医薬品，血中ミオグロビンの除去を行う．

Column 着色尿の鑑別

1) 着色尿とその原因

尿の異常着色の原因として，大きく分けて尿の濃度変化によるものと尿中への異常物質の混入によるものとの2つに分けられる．尿の色調に異常がある場合は，その異常が一時的なものか継続的なものかを観察することが重要である．一時的な着色尿は，薬剤や色素による外因的要素によることが多く，逆に24時間以上続く着色尿の場合は器質的疾患の存在が疑われる．外因的要素が疑われるときは，異常尿出現前の摂取食物や飲料，内服薬等が重要となってくる．主な尿の色調異常には右表のようなものがあげられる．

着色尿とその原因

色調	原因
水様透明	多尿
濃い茶褐色	脱水
赤色	血尿
	ミオグロビン尿
	ヘモグロビン尿
赤ブドウ酒色	ポルフィリン尿
褐色	メトヘモグロビン尿
	アルカプトン尿
	メラニン尿
黄褐色	ビリルビン尿
	ウロビリン尿
乳白色	乳び尿

2) 病的な着色尿

血尿：泌尿器科的疾患（腎がん・膀胱がん・外傷・結石・腎尿路感染症・多発嚢胞腎など）．成人・高齢者で肉眼的血尿を見たら腎・尿路系の悪性腫瘍をまず考える必要がある．

ミオグロミン尿

ビリルビン尿：（肝内胆汁うっ滞・肝外胆汁うっ滞）．直接型ビリルビン（抱合型ビリルビン）が尿中に排泄されることで，尿が黄褐色ないし赤褐色を呈す．このビリルビン尿は別名黄疸尿とも呼ばれ，血清ビリルビン値が2～3 mg/dL以上（正常値1 mg/dL以下）に増加すると皮膚や眼瞼結膜が黄染してくると同時に，尿も黄褐色を呈してくる．

3) 薬剤摂取による着色尿

医薬品の中には，尿の色調に変化をきたすものがある．使用薬剤そのものの色や濃い色を持つ代謝物が尿中に排泄されるために起こる一時的なもので，通常は使用を止めた時点で正常に戻る．主な「尿に着色を生じる薬剤」について下表にまとめた．

尿に着色を生じる薬剤

薬効分類	一般名	原体の色	尿の変化	発現機序
アントラキノン系薬剤	エピルビシン ダウノルビシン	微帯黄赤色～帯褐赤色	黄褐色～赤色（アルカリ尿）	原薬に濃い色がついているため着色

尿に着色を生じる薬剤（つづき）

薬効分類	一般名	原体の色	尿の変化	発現機序
ビタミンB剤	リボフラビン	黄色〜橙黄色結晶	黄色	大量のリボフラビンは尿の黄変を引き起こす.
解毒剤	ヒドロキソコバラミン	暗赤色の結晶	暗赤色〜濃紫色	代謝物であるシアノコバラミンの赤色に起因する.
	デフェロキサミン	白色〜微黄色粉末	赤褐色	3価の鉄イオンに特異的に結合し，安定な化合物フェリオキサミンB（赤褐色）を形成．ほとんど代謝されずに尿中排泄.
第三世代セフェム	セフジニル	白色〜淡黄色粉末	赤色	鉄イオンとキレートを形成することで呈色.
生薬	山梔子イリドイド配糖体（ゲニポシド）		青色・緑色	ゲニポシドが腸内細菌で加水分解されてゲニピンとなりこのゲニピンが体内に吸収された後，蛋白質やアミノ酸と配合.
	ダイオウ	褐色	赤色・帯赤黄色	有効成分のセンノサイドAに関連し，アントラキノン配糖体に起因する.

2.8 薬剤性神経・精神障害

キーワード

悪性症候群，ドパミンD_2，セロトニン症候群，薬剤惹起性うつ病，白質脳症

2.8.1 神経・精神とその機能

(1) 神経とその機能

　ヒトの身体は，皮膚・感覚・平衡聴覚器などの感覚器で受け入れた外界からの刺激情報を，脳などの中枢で受け取り，さらに反応して興奮を引き起こす．神経系はその興奮を命令として身体各部の筋や分泌腺などの効果器に伝える器官である．外界，体内などの末梢からの刺激を受け，その刺激に対して興奮を起こす中心部を中枢神経といい，脳や脊髄がある．また，末梢からの刺激を中枢神経に伝達し，中枢神経で起きた興奮を末梢に伝達する神経を末梢神経といい，脳神経や，脊髄神経がある．伝達先の筋や分泌腺には，随意的器官と不随意的器官があり，それぞれに指令を送る神経を体性神経，自律神経という．自律神経には交感神経と副交感神経が有り，前者は興奮時に働き，後者はリラックスした時に働く（表2.22）．

表 2.22 神経系の分類

神経系	中枢神経系 （脳と脊髄）		
	末梢神経系 （脳神経と脊髄神経）	体性神経系	感覚神経
			運動神経
		自律神経系	交感神経系
			副交感神経系

1) 神経組織の仕組み

　神経系を作る神経組織は，興奮伝達に働く神経細胞とそれを支える支持細胞からできている．神経細胞はニューロンと呼ばれ，それを構成する細胞体と多数の樹状突起と1本の軸索からできている．興奮伝達は樹状突起から細胞体，軸索の方向へ伝わる．軸索の終末は次のニューロンなどとの間にシナプスという接触部分を作って，樹状突起や細胞体へ興奮を伝達する．中枢神経の支持細胞はグリア細胞（神経膠細胞），末梢神経の支持細胞はシュワン細胞と呼ばれる．

2) 情報伝達の経路

　細胞が活動すると電位変化が起き，その電位差を活動電位（インパルス）と呼ばれる．神経細胞（ニューロン）は刺激によって活動電位が発生し，興奮を起こす．活動電位発生に必要な最小の刺激を閾値という．

　神経は細胞の一部で起こった活動電位，つまり興奮を末梢に次々に伝えていく．一部に起こった興奮が，同一細胞内の隣接する部位を刺激し，新たな興奮（活動電位）を引き起こし，これを繰り返すことで，全体に伝えていく．このような現象を興奮伝達またはインパルス伝導という．

　一方，ニューロンの軸索が他のニューロンや筋細胞に接合している接合部（シナプス）では，伝達物質によって情報が伝達される．伝達物質には，グルタミン酸，GABA（γ-アミノ酪酸），アセチルコリン，カテコールアミン（ノルアドレナリン，ドパミン），アデノシンなどがある．興奮（活動電位）が神経終末に到達すると，末梢部のカルシウムチャネルが開き，カルシウムイオンが流入する．このカルシウムイオンに刺激されてシナプス小胞が開き，神経伝達物質がシナプス間隙に放出され，次に接続する次の神経細胞のシナプス後膜または筋の受容体に結合することで受容した細胞が脱分極を起こし，活動電位を発生させる．シナプスによる興奮の伝達は，一方向性で，逆流することはない．

3) 中枢神経

　中枢神経である脳と脊髄には，その内部は脳脊髄液で満たされている．また，それぞれ，頭蓋骨と脊柱という骨格で囲まれた頭蓋腔内と脊柱管内に収まっている．脳と脊髄を包む膜を髄膜といい，硬膜・クモ膜，軟膜の三層構造となっている．

　脳は平均重量が約1300gで，終脳（左右大脳半球），間脳，中脳，橋，延髄，小脳に区分される．脊髄へと続く位置にある中脳，橋，延髄は脳幹といわれ，小脳や大脳半球の連結部として働く．脳幹には多くの脳神経の核があり，動眼，滑車，三叉，迷走神経他，生命維持に必要な脳神経が集合している．終脳の表層は神経細胞の集合である灰白質でできた大脳皮質で，深部は神経線維の集まりである白質でできた大脳髄質となっている．左右半球をつなぐ脳梁も神経線維の集

まりである白質でできている.

大脳皮質は,体性感覚や運動情報の処理に関わっている.骨格筋の随意運動である体性運動と,皮膚感覚(触覚,温覚,痛覚)や筋の深部感覚である体性感覚に関与する部位は特定部位に局在する.運動野と感覚野以外の大脳皮質を連合野と呼び,高次の精神活動に働く(表2.23).

4) 末梢神経

末梢神経は,中枢神経と諸器官を結ぶ.そのうち,体幹や手足の皮膚や骨格筋に分布しているものは,脊髄と直接つながっているように見えるので脊髄神経と呼ばれる.一方,眼や耳などの感覚器,顔の皮膚,咀嚼などの筋肉などに分布している神経は脊髄を介さず脳と直接つながっているので脳神経と呼ばれる.脳底部に出入りしている脳神経は全部で12対あり,前方から第Ⅰ脳神経,第Ⅱ神経というように番号で呼ばれる.感覚情報を伝達する感覚性線維,筋運動を支配する運動性線維,平滑筋や分泌腺に関与する副交感性線維を含むものがある.

表2.23 脳神経の分類

脳神経			神経線維
第Ⅰ	嗅神経		感覚性
第Ⅱ	視神経		感覚性
第Ⅲ	動眼神経		運動性
第Ⅳ	滑車神経		運動性
第Ⅴ	三叉神経		混合性
	第1枝	眼神経	感覚性
	第2枝	上顎神経	感覚性
	第3枝	下顎神経	混合性
第Ⅵ	外転神経		運動性
第Ⅶ	顔面神経		混合性,一部副交感性
第Ⅷ	内耳神経	前庭神経・蝸牛神経	感覚性
第Ⅸ	舌咽神経		混合性,一部副交感性
第Ⅹ	迷走神経		混合性,大部分副交感性
第Ⅺ	副神経		運動性
第Ⅻ	舌下神経		運動性

2.8.2 悪性症候群(syndrome malin, neuroleptic malignant syndrome)

1960年,1965年にフランスのDeLayらがハロペリドールによる悪性症候群を初めて報告したため,日本の添付文書にはフランス語で記載される.発現頻度は0.07～2.2%,90%は30日以内に発症し,死亡率は10%以下である.一般的に抗精神病薬の投与中,または抗パーキンソン病薬の中止,投与量の変更に伴い,認められる高熱(解熱薬に反応しない),意識障害,筋剛直,振戦などの錐体外路症状及び発汗,頻脈,流涎などの自律神経症状,混迷などを含む意識障害,骨格筋の傷害を伴う血清CK値の上昇,ミオグロビン尿などの症状を主徴とする症候群で,早期に適切な治療を行わないと,重篤な転帰をたどる.

(1) 発現機序

悪性症候群を惹起する可能性のある薬の多くは，共通してドパミン受容体遮断作用を有すること，ドパミン作動薬の中断が時に悪性症候群を惹起すること，ブロモクリプチンなどのドパミン作動薬が悪性症候群に有効であることから，黒質線条体や視床下部での急激で強力なドパミン受容体遮断，あるいはドパミン神経系と他のモノアミン神経系との協調の障害といった，ドパミン神経系仮説が支持されている．また，ドパミン/セロトニン神経系不均衡仮説も提唱されている．これは，抗精神病薬によるドパミン受容体遮断によりセロトニン神経系の機能亢進が2次的に生じ，高熱，および錐体外路症状などの症状が出現するというものである．他に，ノルアドレナリン（ノルエピネフリン），コリン系などの神経伝達系の関与も推測されている．

(2) 予測と診断
1) 診断基準（表2.24）

表2.24　Caroffらの悪性症候群診断基準

以下5項目全てを満たせば確定診断
1. 発症の7日以内に抗精神病投与を受けている事（デポ剤の場合2〜4週間以内）
2. 38.0℃以上の発熱
3. 筋強剛
4. 次の中から5徴候
1）精神状態の変化
2）頻脈
3）高血圧あるいは低血圧
4）頻呼吸あるいは低酸素症
5）発汗あるいは流涎
6）振戦
7）尿失禁
8）CK上昇あるいはミオグロビン尿
9）白血球増多
10）代謝性アシドーシス
5. 他の薬剤の影響，他の全身性疾患や神経精神疾患を除外できる

2) 症状

急性の発熱や意識障害，錐体外路症状（筋強剛，振戦，ジストニア，構音障害，嚥下障害，流涎など），自律神経症状（発汗，頻脈・動悸，血圧の変動，尿閉など），他にミオクローヌス，呼吸不全などを認める．重症例では，骨格筋組織の融解を併発，進行し血中および尿中ミオグロビンが高値となり，腎障害をきたし急性腎不全に至ることもある．また代謝性アシドーシスやDICにいたることもある．体温は通常38℃を越えるが，微熱で推移する場合もある．筋強剛は程度の軽重も含めてほとんどの症例に認められる．意識障害は認められないものもあれば，せん妄や昏睡を呈するものもある．前駆症状としては，知覚鈍麻，発作性頻脈，呼吸促迫，高血圧，構語障害，発汗，唾液分泌，嚥下困難などがある．

3) 臨床検査値の異常

血清 CK の上昇，ミオグロビン尿，白血球増多，血中 CRP，LDH，ミオグロビン，アルドラーゼの上昇，血中ミオグロビンの上昇，代謝性アシドーシスがみられる．

4) リスクファクター

・全身状態が悪い．
・抗精神病薬の増量
・抗パーキンソン病薬の急な中止，減量．

5) 患者の訴え

「他の原因がなく，37.5℃以上の高熱が出る」，「汗をかく」，「ぼやっとする」，「手足が震える」，「身体のこわばり」，「話しづらい」，「よだれが出る」，「飲み込みにくい」，「脈が速くなる」，「呼吸数が増える」，「血圧が上昇する」

(3) 原因薬

1) ドパミン D_2 受容体阻害作用を有する薬剤（ドパミンアンタゴニスト）の長期連用（表 2.25）

表 2.25 悪性症候群の原因薬

薬効分類	医薬品名
ブチロフェノン系抗精神病薬	ハロペリドール デカン酸ハロペリドール
フェノチアジン系抗精神病薬	レボメプロマジン クロルプロマジン プロクロルペラジン
ベンザミド系抗精神病薬	スルピリド
麻酔薬	ドロペリドール
躁病治療薬	炭酸リチウム
抗うつ薬	アミトリプチリン アモキサピン
精神安定剤	エチゾラム
脳代謝賦活剤	チアプリド塩酸塩
最近報告の多い向精神薬	リスペリドン カベルゴリン 塩酸パロキセチン水和物 オランザピン 塩酸ペロスピロン水和物 塩酸ドネペジル フマル酸クエチアピン マレイン酸フルボキサミン

2) ドパミン D_2 受容体刺激作用のある薬剤（ドパミンアゴニスト）の中止や減量

塩酸アマンタジン，ドロキシドパ，メシル酸ペルゴリド，レボドパ，ブロモクリプチン，抗コリン薬，塩酸タリペキソール

- 抗パーキンソン病薬の連用により，ドパミン受容体の感受性が低下して，急な中断により受容体が遮断された場合と同じ状態となるため，発症する可能性があるといわれている．
- 中止が明らかでない場合，吸収や代謝の変化によりドパミン刺激が低下したかもしれない．
- 投与により発現した幻覚が妄想などの副作用を軽減するために投与量を減量，中止したら発現．

(4) 治療と対策
1) 抗精神病薬治療中の場合は投与中止する．
2) 抗パーキンソン病薬中止や減量による場合は，一旦前の投与量で再投与する．
3) 身体の冷却，水分補給等の全身管理を行う．
4) ダントロレンナトリウム*（60 mg/1回静注，100〜150 mg/日経口）等の治療薬を使用することもある．
   （*筋小胞体からのカルシウム遊離機構を抑制する末梢性筋弛緩薬）
5) 自己判断で減量，中止をしない！

2.8.3　セロトニン症候群 （serotonin syndrome）

セロトニン神経系への機能亢進作用を有する薬剤（セロトニン作動薬）によって起こる神経・筋症状，自律神経症状，精神症状の変化をいい，その他（感染，代謝疾患，物質乱用やその離脱）が否定される状態．

(1) 予測と診断
1) 診断基準（表2.26）

表2.26　セロトニン症候群の診断基準（Sternbach）

A：セロトニン作動薬の追加投与や投薬の増加と一致して次の症状の少なくとも3つを認める 　　1) 精神症状の変化（錯乱，軽躁状態），2) 興奮，3) ミオクローヌス，4) 反射亢進，5) 発汗，6) 悪寒，7) 振戦，8) 下痢，9) 協調運動障害，10) 発熱
B：他の疾患（たとえば感染，代謝疾患，物質乱用やその離脱）が否定されること
C：上に挙げた臨床症状の出現前に抗精神病薬が投与されたり，その用量が増量されていないこと

2) 臨床症状
- 神経・筋症状（腱反射の亢進，ミオクローヌス，筋強剛）
- 自律神経症状（発熱，頻脈，発汗，振戦，下痢，皮膚の紅潮）
- 精神症状の変化（不安，焦燥，錯乱，軽躁）

3) 鑑別診断
悪性症候群，甲状腺クリーゼ，脳炎，中枢性抗コリン薬中毒，抗うつ薬の離脱症候群との鑑別が必要である．特に悪性症候群とは，かなり臨床症状が重複している．セロトニン症候群に特徴

的なのは不安・焦燥・興奮などの精神症状で，頻脈，発汗，血圧変動などの自律神経症状は共通にみられる．またミオクローヌスと反射亢進はセロトニン症候群で頻度が高い．

表 2.27 悪性症候群との比較

	セロトニン症候群	悪性症候群
原因薬物	セロトニン作動薬 ドパミン作動薬(?)	ドパミン拮抗薬 ドパミン作動薬の中断
症状の発現	数分から数時間以内	数日から数週間
症状の改善	24 時間以内	平均 9 日
発熱 (38℃以上)	46%	90% 以上
意識状態の変化	54%	90% 以上
自律神経症状	50〜90%	90% 以上
筋強剛	49%	90% 以上
白血球増加	13%	90% 以上
CK 値上昇	18%	90% 以上
GOT/GPT 値上昇	9%	75% 以上
代謝性アシドーシス	9%	しばしば
腱反射亢進	55%	まれ
ミオクローヌス	57%	まれ
治療効果		
ドパミン作動薬	症状悪化	症状改善
セロトニン拮抗薬	症状改善	効果なし

(2) 原因薬

　フルボキサミン，パロキセチン，セルトラリンなどの SSRI，クロミプラミン，イミプラミン，アミトリプチリンなどの三環系抗うつ薬，炭酸リチウム，タンドスピロンクエン酸塩，ペチジン，ペンタゾシン，トラマドール，デキストロメトルファン，サプリメントとして使用されるセントジョーンズ・ワートや違法性麻薬の MDMA も原因となりうる．抗うつ薬とセレギニンとの併用はセロトニン症候群を発症する恐れがあるため，禁忌となる．

(3) 治療方法

　治療の基本は，原因薬剤の中止と補液や体温冷却などの保存的な治療である．一般に予後がよく，70% の症例は発症 24 時間以内に改善するといわれる．重症例には非特異的 5-HT 受容体遮断薬のシプロヘプタジンが 1 日 24 mg まで使用されている．また，ミオクローヌスや不安・焦燥に対しては，クロナゼパム，ジアゼパムなどのベンゾジアゼピン類が有効という報告がある．

(4) 症例

Case 8-1　デキストロメトルファンによるセロトニン症候群

　34 歳，女性．150 cm，100 kg．23 歳の時に統合失調症と診断され，精神科よりリスペリドン，アミトリプチリン，レボメプロマジン，ピペリデンが処方されていた．最近の感冒症状に対し，複数の診療科から 1 日合計 180 mg のデキストロメトルファンが処方された．4 日後，自宅で意

識不明状態で発見され，救急外来に受診下．到着時，E1V1M1 の深昏睡状態で，直ちに気管挿管，静脈路が確保された．入室 30 分後に意識レベルが改善下が，錯乱状態だった．2 時間後より急速に回復し，翌日抜管誌，内服の薬剤をすべて中止した．8 日後に軽快退院した．

2.8.4　薬剤惹起性うつ病（drug induced depression）

インターフェロン製剤，副腎皮質ステロイド薬，レセルピン，β 遮断薬，カルシウム拮抗薬といった降圧薬や，抗ヒスタミン薬，経口避妊薬などの服用により惹起される抑うつ状態をいう．

(1)　予測と診断
1)　患者の訴え
「眠れなくなった」，「物事に興味がなくなった」，「不安やイライラが出た」，「いろんなことが面倒になった」，「食欲がなくなった」，「気分が落ち込んだ」

(2)　原因薬（表 2.28）

表 2.28　最近報告の多い原因薬

分類	医薬品名	特徴・注意
インターフェロン製剤（IFN）	ペグインターフェロンアルファ-2a（遺伝子組換え） ペグインターフェロンアルファ-2b（遺伝子組換え） インターフェロンアルファ-2b（遺伝子組換え） インターフェロンアルファ（BALL-1） インターフェロンアルファコン-1（遺伝子組換え）	精神症状の出現とともに IFN を中止，または減量することが推奨．希死念慮，幻覚妄想，せん妄などの意識障害，躁状態では中止すべき． 軽症の抑うつ状態に対しては，パロキセチン塩酸塩水和物，フルボキサミンマレイン酸塩，塩酸セルトラリンなどの SSRI やミルナシプラン塩酸塩の SNRI など新しい抗うつ薬を使用しながら IFN を継続することが推奨．
副腎皮質ステロイド薬	プレドニゾロン 塩酸テトラヒドロゾリン・プレドニゾロン	ステロイド薬を投与する際に，抑うつ状態が生じる危険性を念頭に置く．どの程度の投与量で生じるのかは個人差があるが，40 mg/日を超えると起こしやすいので要注意である．また，女性に投与するときも要注意．
三環系抗うつ薬	クロミプラミン塩酸塩 イミプラミン塩酸塩	
抗インフルエンザウイルス薬	オセルタミビルリン酸塩	
免疫抑制剤	シクロスポリン	
ジキタリス製剤	ジゴキシン	
抗てんかん薬	カルバマゼピン	

表 2.28 （つづき）

分類	医薬品名	特徴・注意
アンジオテンシンⅡ受容体拮抗薬（ARB）	バルサルタン	
抗肝炎ウイルス薬	ラミブジン	
Ca 拮抗薬	アムロジピンベシル酸塩	
HMG-CoA 還元酵素阻害薬	アトルバスタチンカルシウム水和物	

2.8.5 白質脳症 (leukoencephalopathy)

　脳・脊髄には，神経細胞が多数存在して肉眼的に灰白色に見えるところから「灰白質」と呼ばれている部分と，神経細胞から出る神経線維からなり，肉眼的に白色にみえるところから「白質」と呼ばれている部分とがある．この「白質」は，神経線維が髄鞘で包まれている（有髄神経線維）ので，白色に見えるといわれている．大脳では，大脳皮質・視床・基底核などが「灰白質」であり，放線冠・脳梁・内包などが「白質（大脳白質）」に当たる．小脳では，小脳皮質，歯状核などが「灰白質」であり，小脳白質は小脳の内部に位置している．大脳白質が主に障害されるのが「白質脳症」であり，初発症状としては，「歩行時のふらつき」が最も多く，次いで「口のもつれ」，「物忘れ」が起こる．進行すると，様々な程度の意識障害が起こり，昏睡状態になる．

　5-FU とその誘導体であるカルモフール，テガフールによる白質脳症は，3剤の共通の代謝産物である α-fluoro β-alanine（FBAL）が第3脳室壁の脳弓柱に選択的に沈着・蓄積し，アストロサイトの脂質代謝を障害して空胞を形成し，それによる慢性神経毒性によって髄鞘が障害されて起こると推定されている．また，この障害は可逆的で，原因医薬品を中止することにより改善する．カルモフールは現在，販売されていない．

(1) 可逆性後白質脳症（RPL）

　Hinchey らが，1996 年に「頭痛，意識障害，痙攣，視力障害」を主徴とし，画像上，後頭葉白質を中心に病変がみられ，症状が著明に軽快する～消失する（可逆性 reversible）15 例を RPL（reversible posterior leukoencephalopathy）として報告した．共通する病態として高血圧性脳症，あるいは免疫抑制剤（シクロスポリン，タクロリムス）などの投与が挙げられている．

(2) 予測と診断
　1) 脳波検査，頭部 CT 検査，頭部 MRI 検査
　2) 症状

(3) 原因薬
　抗悪性腫瘍剤，特に 5-フルオロウラシル（5-FU）とその誘導体であるテガフールによって起

こることが多い．メトトレキサート，可逆性後白質脳症に関連したシクロスポリン，タクロリムス，インターフェロンアルファがあり，また，シスプラチン 18)，シタラビン（髄注），抗 HIV 薬であるサキナビルによっても発症する．

(4) 治療と対策

症状を早期に発見し，可能な限り早期に原因医薬品の投与を中止することが最も重要である．

副腎皮質ステロイド薬，濃グリセリン，マンニトール，脳循環改善剤，脳代謝賦活剤および各種ビタミン剤が用いられるが，治療効果は少なく自然回復を待つ．とくに四肢の拘縮予防，褥創予防が重要である．

2.8.6 医薬品による不随意運動

1) パーキンソニズム

パーキンソン症候群ともいわれ，パーキンソン病でみられる症状あるいはそれらを呈する疾患の総称．無動，固縮，振戦，突進現象，姿勢反射障害，仮面様願望などの症状を呈する．原因薬（止）として，ブチロフェノン系，フェノチアジン系，ベンザミド誘導体などの抗精神病薬，カルシウム拮抗薬があげられる．

2) アカシジア

静座（止）不能症のこと．じっとしていられず，いつも動きたくなる．動くと安心する．原因薬としては抗精神病薬，抗うつ薬，カルシウム拮抗薬などがある．

3) ジスキネジア（遅発性ジスキネジアなど）

大脳基底核の障害で出現すると考えられる，おかしな動きの総称．

4) 振戦

ほぼ規則的に，伸展屈曲などを繰り返すような動きをいう．

5) バリズム

近位筋優位な運動で，大きな速い動きを示し，手や足を放り出すような動き．多くの場合，視床下核の病変により，対側の半身に症状が現れる．

6) ジストニア

持続的に筋肉が収縮する運動であり，ある特定の肢位を維持し続けるようになる．

7) チック

落ち着きがなくみえるような動きで，顔や手足を素早く動かしている．しばらく止める事ができるが，いらいらしてきて動くと安心する．

8）ミオクローヌス*

一番素早いピクッとする動きで，時間的にも出現する部位も不規則である．

9）びっくり反射

大きな音を聞いた時にびっくりするような動きである．

10）痙攣

発生源を問わず，発作的に起こる手足や身体の筋肉の不随意な収縮を示す．筋収縮は全身にでるものから，一部に止まるものまで様々で，発現の原因部位は脳，脊髄，末梢神経，筋肉などがある．

11）てんかん

種々の原因により脳の神経細胞に異常な興奮が起こり，発作的あるいは周期的に発作を繰り返す．顔面，手足や身体の筋肉が強直したり，ガクガクと震える痙攣から，突然意識を失ったり，音や光に誘発されるものまである．

2.9 薬剤性造血器障害

キーワード

造血幹細胞，骨髄，無顆粒球症，貧血，汎血球減少症，巨赤芽球性貧血，再生不良性貧血，溶血性貧血

2.9.1 造血器とその機能

(1) 造血と幹細胞

血球の形成過程は造血（hematopoiesis）と呼ばれ，赤色骨髄で起こる．生後，最初の数年間は赤色骨髄は全身の骨にあるが，20歳をすぎると造血機能のない黄色骨髄に置き換わる．成人では骨盤，脊椎骨，胸骨，肋骨などの骨髄（bone marrow）で主として造られる．しかし，出生前の胎生期には，卵黄嚢，肝臓，脾臓で造られる時期もある．

末梢血中の血球数は長期間一定の数が保たれるが，すべての血球が一定の寿命しかないので，血球の損失を補うため，骨髄では血球の活発な分裂が行われ成熟が進む（図2.13）．

骨髄系細胞，リンパ球系細胞，すべての血球細胞が共通の造血幹細胞（多機能性幹細胞：hematopoietic stem cell）から分化する．造血幹細胞は以下の特徴を持っている（図2.14）．

---

*ミオクローヌス発作（myoclonic seizure）：皮質性，皮質下性，脊髄性などの様々な病態基板に関連して出現する．両側対称性，同期性に出現する衝撃的な短い持続の筋収縮を主徴とし，全身性または顔面や四肢，体幹などの一部の筋群に出現する場合がある．覚せい時のみでなく，入眠期あるいは眠気を伴うときにも出現する．発作は誘因なく出現するが，光刺激などの視覚的な刺激やタッピングなどの運動，強大な音刺激などで誘発される場合がある．

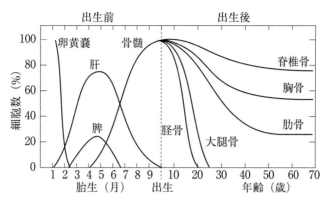

図2.13 血液細胞の産生（造血）

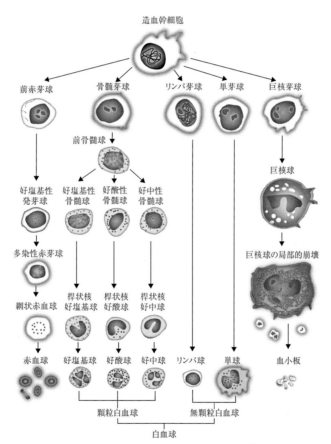

図2.14 骨髄における血球の分化[1)]

1) 成熟を伴わない分裂（自己複製能）
2) 未分化で様々な血球に分化できる（多能性）性質を持つ．

・CFU：コロニー形成単位（colony-forming unit）
　造血幹細胞は骨髄細胞の培養後形成されるコロニー数を算定して測定することができる．

(2) 血液の成分とその働き

　血液は，液体成分である血漿と有形の細胞成分から成り立っている．全血に抗凝固薬を添加して静置し，遠心分離した時に得られる薄黄色の血漿は，約90％が水分でそのほか，電解質，血漿蛋白，糖質，脂質などが含まれている．栄養分，代謝産物の運搬，水分や電解質の分配のほか，二酸化炭素の運搬の一部の役割も担っている．血球成分は大きく，赤血球，白血球，血小板にわかれる．赤血球は，直径7 μm の中心部がくぼんだ円盤状の細胞で，その寿命は約120日である．2つの機能性蛋白を持っており，その1つが重量の1/3を占めるヘモグロビン（血色素）で，α_2個とβ_2個の4つのサブユニットで構成されている．ヘムはポルフィリン環に鉄分子が入った色素で，この鉄分子が酸素と結合し，酸素運搬の役割を担っている．もう1つの機能性蛋白が炭酸脱水素酵素で，赤血球内に拡散した二酸化炭素を水素イオンと重炭酸イオンに加水分解する．重炭酸イオンは塩素イオンと交換され，赤血球外へでて，静脈血により肺へ到達すると，二酸化炭素に戻り，拡散によって肺胞へ移動し，最終的に体外へ排出する．すなわち，赤血球は二酸化炭素の運搬の役割も持っている．

　白血球は，単球（マクロファージ），顆粒球（好中球，好塩基球，好酸球），リンパ球からなる．単球は白血球の中でも最も大きく，異物を貪食し，抗原提示をして免疫反応が作動するように促す働きがある．好中球は最近などの異物を処理することから食細胞ともよばれる．好塩基球は肥満細胞となって組織に移動し，局所でのアレルギー反応と関係している．好酸球は寄生虫などの排除，アレルギー反応と関与している．リンパ球は，ヒトの免疫システムに関与する．侵入物のタイプを選ばずに作動する自然免疫と獲得免疫（適応免疫）がある．獲得免疫には，細胞性免疫と液性免疫があり，それぞれT細胞とB細胞が対応して役割を担っている．

　血小板は2～3 μm の円盤状の核をもたない細胞で，外傷などにより血管が損傷して出血が起こると，損傷部分に血小板が集まり，粘着する．血管内皮下のフォンビルブランド因子（von Willebrand factor：vWF）と結合すると，血小板が活性化する．血小板から偽足が出現し，血小板同士の結合が強固となり，こうして出来た血栓を一次血栓という．止血し損傷血管の修復が進むと血栓を溶かして除去するシステムが働く．血液中のプラスミノーゲンが血栓形成などの刺激により，プラスミノーゲンアクチベーターによりプラスミンとなり，血栓を溶解する．これを線維素溶解現象という．

2.9.2　造血器障害の分類

　薬剤性造血器障害は血球と凝固の異常に大別される．
　血球異常は，造血幹細胞から成熟血球にいたる分化・増殖過程が，薬剤自体またはその代謝産物によって直接障害される場合と，成熟血球が薬剤自体またはその代謝産物によって惹起される免疫学的機序によって破壊される場合に分けることができる．いずれの場合も，結果は成熟血球の減少とそれに伴う症状（貧血，感染，出血）として認識される．また，血球異常には，血球の

量的異常だけではなく，薬剤による質的異常（＝機能障害）という病態が含まれる．
　一方，医薬品による凝固障害の病態は，凝固因子と抗凝固因子のアンバランスに伴う血栓形成とそれに伴う臓器症状，線溶亢進あるいは血栓形成後の凝固因子消費に伴う出血に分けることできる．このように，薬剤性の血液疾患は，貧血，感染症，出血，血栓症として認識されることがほとんどであるが，医薬品が血球・凝固異常を起こす機序は多岐に渡る．

2.9.3　重要な臨床検査

(1)　全血球計算（表2.29）

表 2.29

臨床検査	基準値
白血球（WBC）	4500〜8500 /μL
赤血球（RBC）	400万〜550万 /μL
血小板（Plt）	15万〜35万 /μL
ヘマトクリット（Hct）	40〜50%
ヘモグロビン（Hb）	13.5〜16.5 g/dL

(2)　血液像（白血球分画）（表2.30）

表 2.30

血液像	百分率（%）
好中球（桿状核球）	3〜10
好中球（分葉核球）	40〜70
リンパ球	20〜45
単球	3〜7
好酸球	0（＋）〜5
好塩基球	0〜2

顆粒球：好中球，好酸球，好塩基球の総称．

2.9.4　無顆粒球症（agranulocytosis）

　無顆粒球症とは，他に原因がなく，疑わしい医薬品が最近投与され，その医薬品の中止により顆粒球数の回復がみられるものを指す．臨床検査上は，顆粒球数が，ほぼ0あるいは500/μL以下で，基本的に赤血球数および血小板数の減少はない．

(1) 分類
1) **免疫学的機序（アレルギー性）**
   医薬品が好中球の細胞膜に結合してハプテンとして働き抗好中球抗体の産生を引き起こす．過去に感作されていれば1時間～1日以内，通常1週間から10日以内に発症．
   原因薬：プロピルチオウラシルなどの抗甲状腺薬，アミノピリン，金製剤．
2) **直接骨髄造血細胞に対する毒性（中毒性）**
   医薬品あるいはその代謝物が顆粒球系前駆細胞を直接的に障害する．発症までに数週間．
   原因薬：クロルプロマジン，プロカインアミド，β-ラクタム系抗生物質

(2) 予測と診断
1) **臨床症状**
   典型的な症状は発熱および咽頭痛の感染症状であり，被疑薬を直ちに中止して感染症に対して適切な治療を開始しないと致死的となり得る．正確な発生頻度は不明であるが，1.6～2.5例/100万人/年との報告がある．薬剤性の場合，再生不良性貧血の初発症状となる場合があるため，骨髄検査が必要である．
2) **患者の訴え**
   「突然の高熱」，「さむけ」，「のどの痛み」

(3) 原因薬
頻度の高い薬剤として，チアマゾール，ランソプラゾール，チクロピジン塩酸塩（2.4％），ファモチジン，スルファメトキサゾール・トリメトプリム，クロピドグレル硫酸塩，アロプリノール，サラゾスルファピリジン，プロピルチオウラシル，フェニトイン，セフトリアキソンナトリウム水和物，リトドリン塩酸塩，ラベプラゾールナトリウム，レバミピド，リバビリンなどがあげられる．また，警告に記載のある医薬品としては，テルビナフィン塩酸塩，ベスナリノン，ペニシラミンなどがある．

(4) 治療と対策
原因薬を中止する．発熱している場合は血液培養も含めた細菌学的検査を行う．広域スペクトラムの抗生物質投与，輸血，G-CSF，M-CSF の投与を行う．

2.9.5 薬剤性貧血（anemia）

血液中の赤血球数やヘモグロビン濃度が減少し，体内が低酸素状態となる．赤血球系の障害は，骨髄に対する障害（赤芽球癆，鉄芽球性貧血，巨赤芽球性貧血）と末梢血中の赤血球に対する障害（メトヘモグロビン血症，溶血性貧血）に大別される．

(1) 貧血の分類 (表 2.31)

表 2.31

(1) 鉄欠乏性貧血 (iron deficiency anemia)
(2) 巨赤芽球性貧血 (megaloblastic anemia)
　1) ビタミン B_{12} 欠乏「悪性貧血」pernicious anemia
　2) 葉酸欠乏
　3) その他の特殊な原因
(3) 骨髄低形成による貧血
　1) 赤血球産生の低下
　　① エリスロポエチンの低下（腎性貧血）
　　② 造血幹細胞の異常
　　　「再生不良性貧血」(骨髄低形成と汎血球減少症)
　　　・先天性「Fanconi 貧血」
　　　・後天性（特発性，薬剤性）
　　　「赤芽球癆」(赤血球系細胞だけの低形成)
　　　・急性（ウイルス感染，薬剤性）
　　　・慢性
　2) 赤血球破壊の亢進
　　　溶血性貧血
　　　・先天性
　　　　赤血球酵素異常症「G6PD 欠損症」
　　　・後天性
　　　　遺伝性球状赤血球症
　　　　自己免疫性溶血性貧血
　　　　薬剤による溶血性貧血
　　　　　免疫性
　　　　　　ペニシリン型
　　　　　　α-メチルドパ型
　　　　　　スチボフェン型
　　　　　非免疫性（中毒性）
　3) 出血
　4) 脾臓の貯留

(2) 予測と診断

1) 臨床症状
顔面蒼白，眼瞼結膜貧血様，眼球結膜の黄疸などの症状がみられる．

2) 患者の訴え
「顔色が悪い」，「疲れやすい」，「だるい」，「頭が重い」，「動悸」，「息切れ」

3) 臨床検査
ヘモグロビンが成人男性で 13 g/dL 未満，成人女性で 12 g/dL 未満の状態を貧血という．

2.9.6　巨赤芽球性貧血（megaloblastic anemia）

造血細胞における DNA 代謝障害によって発症し，骨髄に巨赤芽球(megaloblast)が出現することが形態学的特徴とする貧血．巨赤芽球の多くは，骨髄内で崩壊する（無効造血）．

(1)　分類
1)　ビタミン B_{12} 欠乏
　　・悪性貧血（pernicious anemia）
2)　葉酸欠乏

(2)　臨床症状
全身倦怠感を伴う貧血．動悸，息切れ，立ちくらみ，頭痛，頭重感，顔面蒼白などを呈する．

(3)　臨床検査
大球性貧血（平均赤血球容積（MCV）が高く，MCHC が正常）．白血球減少，血小板減少．汎血球減少症（pancytopenia）．

(4)　原因薬
抗がん剤などの核酸代謝阻害剤以外に葉酸代謝（フェニトイン，ST 合剤，メトトレキサート），ビタミン B_{12} 代謝（レボドパ）を阻害する医薬品で起きる．胃酸の産生を阻害する H2 ブロッカーの長期投与によってもビタミン B_{12} の吸収が阻害され発症する．スルファメトキサゾール・トリメトプリムは，核酸合成過程で葉酸に拮抗的に作用する．本邦の症例で血清葉酸値の低下が認められた．その他，抗てんかん薬（フェニトイン，カルバマゼピン，フェノバルビタール，プリミドン），サラゾスルファピリジン，メトトレキサート，リバビリンが原因となる．

(5)　症例
Case 9-1　カルバマゼピンによる巨赤芽球性貧血
7歳男児．生後3か月より強直性痙攣が頻回に認められ，脳波検査でも棘波を認めた．フェノバルビタール，バルプロ酸ナトリウムが用いられたが効果が十分でなく，カルバマゼピン併用となった．併用開始1年2か月後に顔色不良が出現して入院し，RBC $124 \times 10^4/\mu L$，Hb 4.3 g/dL，MCV 99 fl，血中ビタミン B_{12} は正常範囲，葉酸 1.7 ng/mL と低下していた．骨髄での巨赤芽球の出現とあわせてカルバマゼピン投与に伴う葉酸欠乏性巨赤芽球性貧血と診断された．カルバマゼピン中止と葉酸の経口投与により貧血は回復した．

(6)　治療と対策
原因薬を中止する．血清中ビタミン B_{12} と葉酸値を測定し，低値であれば，その補給を行う．原因薬を中止後約1か月で正常化する．

2.9.7 赤芽球癆 (pure red cell aplasia：PRCA)

造血幹細胞不全に基づく難治性貧血正球性正色素性貧血を来す疾患の1つであり，網赤血球の著減と骨髄赤芽球の著減を特徴とする．原則として，好中球や血小板の産生は障害されないが，赤血球産生のみが障害される．急性（薬剤性，ウイルス感染）と慢性（先天性，後天性）のものがある．薬剤によるものは，治療開始3～4日後に網赤血球の減少が現れる．血漿鉄消失時間の延長がみられる．わが国では，後発性赤芽球癆は難病に指定されている．

(1) 予測と診断
貧血による全身症状がみられる．血液学的検査では正球性正色素性貧血と網赤血球の著減（一般的に1％未満）を認める．骨髄検査では赤芽球の著減がみられる（一般的に5％未満）．

(2) 原因薬
約50種類の医薬品が報告されているが，発生機序が不明なものがほとんどである．
フェニトイン，アザチオプリン，イソニアジド，エリスロポエチンが有名である．他に，テオフィリン，エトトイン，塩酸チクロピジン，オーラノフィン，カルバマゼピン，バルプロ酸ナトリウム，フェニトイン／フェノバルビタール，フロセミド，メチルドパ，アミオダロンなどがあげられる．最近，頻度が高くなった薬剤には，ジドブジン，ミコフェノール酸，フルダラビン，クラドリビンなどがある．

(3) 症例
Case 9-2　テオフィリンによる赤芽球癆
10歳未満の男児が，気管支喘息の治療に，テオフィリンを約4年間服用後，全身倦怠感を訴え，Hbが4.7 g/dLに低下した．鉄剤1.5か月服用後，8.0 g/dLまで回復した（2001年8月医薬品・医療用具等安全性情報）．

(4) 治療と対策
原因薬剤を中止する．貧血が高度の場合は，赤血球輸血を行う．通常1～3週間で網赤血球数と貧血の改善傾向がみられる．1か月過ぎても改善しない場合は，免疫抑制剤（副腎皮質ステロイド剤，シクロスポリン，シクロホスファミド）の投与を行う．

2.9.8 溶血性貧血 (hemolytic anemia)

溶血性貧血とは，赤血球の破壊亢進により発症する貧血をいう．通常の赤血球寿命は120日であるが，20～15日まで短縮されても骨髄の赤血球造血亢進によって代償されるため貧血が起こらない場合がある．これ以上の速度で破壊が生ずると貧血をきたす．

(1) 予測と診断
1) 診断基準（表 2.32）

表 2.32 溶血性貧血の診断基準

1. 臨床所見として，通常，貧血と黄疸を認め，しばしば脾腫を触知する．ヘモグロビン尿や胆石を伴うことがある．
2. 以下の検査所見がみられる．
   1) ヘモグロビン濃度低下
   2) 網赤血球増加
   3) 血清間接ビリルビン値上昇
   4) 尿中・便中ウロビリン体増加
   5) 血清ハプトグロビン値低下
   6) 骨髄赤芽球増加
3. 貧血と黄疸を伴うが，溶血を主因としない他の疾患（巨赤芽球性貧血，骨髄異形成症候群，赤白血病，先天性赤血球異形成貧血（congenital dyserythropoietic anemia），肝胆道疾患，体質性黄疸など）を除外する．
4. 1と2によって溶血性貧血を疑い，3によって他の疾患を除外し，診断の確実性を増す．しかし，溶血性貧血の診断だけでは不十分であり，特異性の高い検査によって病型を確定する．

(厚生労働省，特発性造血障害に関する調査研究班（平成16年度改訂））

2) 臨床検査

溶血がある場合は，網赤血球数の著しい増加が特徴である．乳酸脱水素酵素の高値，ハプトグロビンの減少がみられる．免疫学的機序の場合は，直接クームステストが陽性になる．メトヘモグロビン血症では，赤血球にハインツ小体を認める．

(2) 原因薬

薬剤性溶血性貧血は非免疫性（中毒性）と免疫性がある．

1) 非免疫性溶血機序

赤血球が直接障害される薬剤としてフェナセチン，アセトアニリド，アセチルフェニルヒドラジン，鉛などがある．グルコース-6-リン酸脱水素酵素（G6PD）欠乏症，グルタチオン代謝関連酵素異常症，不安定性ヘモグロビン症など，ヘモグロビン還元代謝系に先天的な異常を有する患者では，メトヘモグロビンを還元しヘモグロビンにする能力に異常があるため，酸化ストレスの高い医薬品を使用した場合，メトヘモグロビン血症をきたし，溶血する．解熱薬，サルファ剤（スルファメトキサゾール・トリメトプリム），抗マラリア薬（キニジン）を投与すると急性溶血発作を起こす．

2) 免疫性溶血機序

1970年代にはα-メチルドパによるものが最も頻度が高かったが，現在でセファロスポリン系抗生物質が多い．セフトリアキソンやペニシリン系ではピペラシリンやそのβラクタム阻害薬との合剤であるタゾバクタムの頻度も高い．また，プロトンポンプ阻害薬，蛭田民H2受容体拮抗薬の頻度も比較的高い．

機序は大きく3つに分かれる．

① ハプテン型

赤血球膜のタンパク質と共有結合した薬剤に対して抗体（主にIgG抗体）が産生される．ペニシリン，セファロスポリン，テトラサイクリンが原因となる．

② 自己免疫型（α-メチルドパ型）

最も頻度が高い．医薬品により赤血球に対する自己抗体（IgG）が産生され，溶血を起こす．発生機序は明らかではない．直接クームス・間接クームステストが陽性となる．

α-メチルドパ，メフェナム酸，イブプロフェン，フルダラビン，レボフロキサシン，フルオロキノロンが原因となる．

③ 免疫複合体型

共有結合以外の作用で赤血球膜にゆるく結合した薬剤に対して抗体が産生される機構や赤血球の表面に就職した結果，免疫グロブリン，補体，その他の血漿蛋白が非特異的に吸着し溶血に至る機構で，直接クームステストは陽性となる．テイコプラニン，オメプラゾール，セファロスポリン，イソニアジド，キニジン，プロベネシド，八味地黄丸が原因となる．

(3) 治療と対策

原因薬剤を中止する．重症で腎障害を伴う場合は，ハプトグロビンの投与や血液透析，輸血を行う．自己抗体型溶血ではまれにステロイドや免疫抑制剤が必要となる．

2.9.9　再生不良性貧血（aplastic anemia）

再生不良性貧血は，骨髄が低形成を示し，末梢血では汎血球減少症*（pancytopenia）（貧血，血小板減少，顆粒球減少）を特徴とする疾患で，わが国では難病に指定されている．先天性（Fanconi貧血と呼び，様々な奇形を合併することが多い）と後天性にわけられる．後天性には，特発性（原因不明）と二次性（薬剤，薬物，放射線被曝などによる）に分類される．罹患率は8.2（/100万人年）で，男女とも10～20歳代と70～80歳代にピークがある．そのうち，薬剤性のものは5%以下といわれる．

(1) 予測と診断

1) 診断基準

骨髄低形成と汎血球減少を来す他の疾患を除外してはじめて診断が確定する．診断基準は表2.33の通りである．

---

* 汎血球減少症とは，ヘモグロビン：男 12.0 g/dL 未満，女 11.0 g/dL 未満，白血球：4,000/μL 未満，血小板：10万/μL 未満を指す．

表 2.33 再生不良性貧血の診断基準（平成 22 年度改訂）

1. 臨床所見として，貧血，出血傾向，ときに発熱を認める．
2. 以下の 3 項目のうち，少なくとも二つを満たす．
   ① ヘモグロビン濃度；10.0 g/dL 未満　② 好中球；1,500/μL 未満　③ 血小板；10 万/μL 未満
3. 汎血球減少の原因となる他の疾患を認めない．汎血球減少をきたすことの多い他の疾患には，白血病，骨髄異形成症候群，骨髄線維症，発作性夜間ヘモグロビン尿症，巨赤芽球性貧血，癌の骨髄転移，悪性リンパ腫，多発性骨髄腫，脾機能亢進症（肝硬変，門脈圧亢進症など），全身性エリテマトーデス，血球貪食症候群，感染症などが含まれる．
4. 以下の検査所見が加われば診断の確実性が増す．
   1) 網赤血球増加がない．
   2) 骨髄穿刺所見（クロット標本を含む）で，有核細胞は原則として減少するが，減少がない場合も巨核球の減少とリンパ球比率の上昇がある．造血細胞の異形成は顕著でない．
   3) 骨髄生検所見で造血細胞の減少がある．
   4) 血清鉄値の上昇と不飽和鉄結合能の低下がある．
   5) 胸腰椎体の MRI で造血組織の減少と脂肪組織の増加を示す所見がある．
5. 診断に際しては，1 と 2 によって再生不良性貧血を疑い，3 によって他の疾患を除外し，4 によって診断をさらに確実なものとする．再生不良性貧血の診断は基本的に他疾患の除外によるが，一部に骨髄異形成症候群の不応性貧血と鑑別が困難な場合がある．

2) **臨床症状**
   ・貧血症状（顔色不良，息切れ，動悸，めまい，易疲労感，頭痛）
   ・出血傾向（皮膚や粘膜の点状出血，鼻出血，歯肉出血，紫斑など）
     重症になると血尿，性器・眼底・脳・消化管などに出血がみられる．
   ・顆粒球減少に伴う感染による発熱

3) **臨床検査**
   ① 末梢血所見
     血液検査で汎血球減少を認める．
   ② 骨髄穿刺・生検所見
     有核細胞数の減少，特に幼若顆粒球・赤芽球・巨核球の顕著な減少，リンパ球比率の増加が特徴的である．血球の形態には，異形成を認めない．
     骨髄生検で細胞密度を評価することが望ましい．
   ③ 血液生化学検査
     血清鉄，鉄飽和率，血中エリスロポエチン値，トロンボポエチン値，顆粒球コロニー刺激因子（G-CSF）値が増加する．

4) **患者の訴え**
   「あおあざができやすい」，「歯ぐきや鼻の粘膜からの出血」，「発熱」，「のどの痛み」，「皮膚や粘膜があおじろくみえる」，「疲労感」，「動悸」，「息切れ」，「気分が悪くなりくらっとする」，「血尿」

(2) 原因薬

抗悪性腫瘍薬（ブスルファン，シクロホスファミド，メルファラン，フルオロウラシル，メルカプトプリン，メトトレキサート），クロラムフェニコール，フェニルブタゾン，金製剤，トルブタミド，アスピリンなどがあげられる．

最近，報告が多いのは，チアマゾール，アロプリノール，アザチオプリン，ファモチジン，エタネルセプト，シクロスポリン，メトトレキサート，ブシラミン，チクロピジン塩酸塩，クロピドグレル硫酸塩，メサラジン，フロセミド，スルファメトキサゾール・トリメトプリム，カルバマゼピン，バルプロ酸ナトリウム，リュープロレリン酢酸塩があげられる．

(3) 症例

Case 9-3　アロプリノールによる再生不良性貧血

30歳代，男性．10年前に急性糸球体腎炎に罹患，1月から慢性腎不全に移行，7月からフロセミド（160 mg/日），8月からはアロプリノール（200 mg/日）を投与されていた．

入院前日までは元気であったが，入院当日鼻出血と歯肉出血に気付き近医を受診，血液疾患を疑われ紹介入院となった．入院時の身体所見では，肝脾腫やリンパ節の腫大はみられなかった．検査ではヘモグロビン 9.2 g/dL，白血球数 2,300/μL，（好中球 32％，リンパ球 64％），血小板 30,000/μL．1週間後の検査では，ヘモグロビン 5.8 g/dL，白血球 1,400/μL，血小板 15,000/μL と汎血球減少はさらに進行した．同時期におこなった腸骨骨髄の塗抹標本は著明な低形成であり，骨髄球系や赤芽球系細胞比率の減少，相対的にリンパ球比率の増加がみられた．

再生不良性貧血と診断し，直ちにアロプリノールの投与を中止した．

入院1か月後から網状赤血球数の増加がみられ，骨髄生検では低形成ではあるが，骨髄球系細胞や赤芽球系細胞は前回と比較して増加していた．

この間，ヘモグロビン値を 7 g/dL 以上に保つように定期的な輸血を行った．入院3か月後には，白血球数 6,100/μL（好中球 50％，リンパ球 39％），血小板 63,000/μL に達し，骨髄検査でも造血細胞の回復が確認され退院となった．

(4) 治療と対策

最も重要なことは，疑わしい医薬品の服用を直ちに中止することであり，それと同時に強力な支持療法を血球減少の程度に応じ開始する．貧血に対する白血球除去赤血球の輸血は，ヘモグロビン値を 7 g/dL 以上に保つことが1つの目安である．血小板数が 5,000 以下/μL，または鼻出血などの粘膜出血がある場合は，血小板輸血の適応がある．重症感染症の合併がみられた場合には，適切な抗生物質，抗真菌薬を投与するとともに，好中球数が 500/μL 以下であれば，顆粒球コロニー刺激因子（G-CSF）の投与も考慮する．

医薬品の投与中止後4週間たっても造血の回復傾向がみられない場合には，他の原因による再生不良性貧血と同様に，1）免疫抑制療法，2）蛋白同化ステロイド療法，3）造血幹細胞移植を考慮する．

2.9.10 血小板減少症（thrombocytopenia）

薬剤による副作用としての血小板減少症には3つの機序が考えられる．
1) 本来の薬理作用として血小板産生を抑制する．
2) 主として免疫学的な血小板破壊によるもので，原因薬の多くは抗がん剤である．抗癌剤は用量依存性に造血幹細胞や造血前駆細胞の分化や増殖を障害し，血球減少を起こす．
3) 血小板が貪食，あるいは全身性に消費されるもので，代表的なものには，ヘパリンによるヘパリン起因性血小板減少症，塩酸チクロピジンによる血栓性微小血管障害症による血小板減少症がある．

通常，血小板数10万/mm^{3}以下を血小板減少症というが，多くの場合，出血傾向は5万/mm^{3}以下で認められる．

(1) 予測と診断
1) 臨床症状

症状は出血傾向（四肢の紫斑，点状出血，口腔内粘膜出血，鼻出血，歯肉出血，眼球結膜下出血，血尿）が主体である．

2) 臨床検査

血小板の減少（10万/mm^{3}以下），赤血球数，ヘモグロビンの減少が出血の程度に応じて認められることがある．

(2) 原因薬

アブシキシマブは投与後数時間で発症することがある．金製剤，ペニシラミン，バルプロ酸ナトリウムは投与後120〜180日後に発症する．最近，頻度が高い医薬品は，オキサリプラチン，レナリドミド水和物，フルオロウラシル，シスプラチン，イリノテカン塩酸塩，デキサメタゾン，レボホリナートカルシウム，カルバマゼピン，リネゾリド，カルボプラチン，スニチニブリンゴ酸塩，ファモチジン，チクロピジン塩酸塩などがある．

(3) ヘパリン起因性血小板減少症（heparin induced thrombocytopenia：HIT）

ヘパリンを抗凝固薬として使用している場合に，突然血小板が減少し，さらに血栓塞栓症状が発症する．ヘパリンによる軽度の血小板凝集作用の結果，血小板減少が引き起こされるType I型と，一過性に出現するヘパリン依存性自己抗体が血小板を活性化するために血小板減少を引き起こすType II型がある．後者は重篤な合併症を引き起こすことがある．過去100日以内にヘパリンを使用している場合，再使用後24時間以内に血小板減少，血栓塞栓症状が現れる．肺塞栓では呼吸困難，心筋梗塞では胸痛，胸内苦悶感，四肢の血栓症では腫脹，疼痛，循環障害，脳梗塞では意識障害，運動・知覚障害，頭痛，嘔気，嘔吐が出現する．ヘパリン使用前に血小板を測定し，その後も定期的に血小板の測定を行い比較する．治療としては，ヘパリン製剤を直ちに中止し，それに変わる抗血栓塞栓療法を開始する．トロンビン抑制剤の投与を行う．また，血小板輸血は禁忌である．

2.10 薬剤性皮膚・粘膜障害

キーワード

スティーブンス・ジョンソン症候群（SJS），中毒表皮壊死症（TEN），薬剤性過敏症症候群（DIHS）

2.10.1 皮膚・粘膜とその機能

皮膚の一番外側にある表皮は，内側から順に基底層，有棘層，顆粒層，角質層の4つの層から成り立つ．

ケラチノサイトは，表皮の大部分を占め，角化という特殊な分化を示す細胞で，表皮角化細胞，表皮細胞，角化細胞ともいう．何層にも重なった構造を示すが，表皮の一番下にある規定細胞が分裂を繰り返すことによって作られている．基底層で作られた細胞は，最初は核をもった細胞であるが，有棘細胞（有棘層），顆粒細胞（顆粒層）と次々に形を変えながら，約4週間で核のない平らな角層細胞になり，一番上の角層に押し上げられていく．そしてこの角層に，さらに2週間とどまって皮膚を保護するために働き，やがて役目が終わると垢やふけとなってはがれていく．これをターンオーバーという（図2.15）．

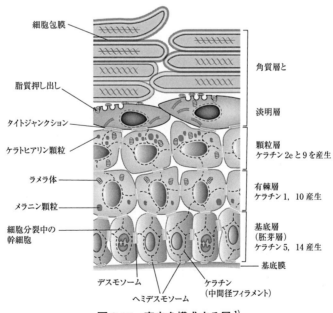

図2.15　表皮を構成する層[1)]

2.10.2 スティーブンス・ジョンソン症候群（Stevens-Johnson syndrome：SJS），中毒性表皮壊死症（toxic epidermal necrolysis：TEN）

スティーブンス・ジョンソン症候群（SJS），その重症型である中毒性表皮壊死症（TEN）は，突然の高熱に続いて全身の皮膚・粘膜にびらんと水疱を生ずる急性の全身性皮膚粘膜疾患である．何らかの薬剤投与を契機に発症することが多いため，重症薬疹として位置づけられている．SJS の疾患名は，1922年に Stevens, Johnson が全身倦怠とともに口内炎，眼の痛みと膿性分泌・舌炎を生じ，引き続いて全身に多型滲出性紅斑様の皮疹を初めて記載したことに由来する．皮膚粘膜眼症候群ともよばれる．

一方，TEN は，1956年 Lyell が高熱とともに全身の水疱形成およびびらんをきたし，ニコルスキー現象陽性，口内炎を併発する症例を報告したことから，ライエル症候群（Lyell syndrome）ともよばれる．

SJS と TEN は一連の病態と考えられ，TEN の症例の多くが SJS の進展型と考えられる．皮膚剥離が体表の10％未満の場合は SJS として診断され，10％以上の場合は TEN と診断される．我が国では，いずれの疾患も難病に指定されている．

(1) 定義

SJS は，高熱や全身倦怠感などの症状を伴って，口唇・口腔，眼，外陰部などを含む全身に紅斑・びらん・水疱が多発し，表皮の壊死性障害を認める疾患である．薬剤性が多いが，マイコプラズマ感染や一部のウイルス感染に伴い発症することもある．

(2) 疫学

SJS と TEN を含めた重症多形滲出性紅斑は，年間人口100万人当たり1～10人程度発症すると推定されている．厚生労働省研究班の調査によれば性差はなく，SJS と TEN の人口100万人当たりの年間の発症頻度は，それぞれ3.1人，1.3人で，死亡率はそれぞれ3％，19％である．TEN は多臓器不全，敗血症，肺炎などを高率に併発するため，より重篤となる．発症年齢は小児～高齢者まで幅広い年齢層に及ぶ．

(3) 病因・病態

薬剤やウイルス感染，マイコプラズマ感染などが契機となり，免疫学的な変化が生じ，主として皮膚と粘膜（眼，口腔，陰部など）に重篤な壊死性の病変がもたらされると推定されているが，統一された見解はない．薬剤としては消炎鎮痛薬，抗菌薬，抗痙攣薬，高尿酸血症治療薬などの関与が推測されている．基本的な病態はある一定の Human leukocyte antigen（HLA）ハプロタイプを有する人において，リンパ球（$CD8^+$ エフェクターT細胞）の過度の活性化が起こり，表皮を傷害することにより生じるといわれている．現在，表皮傷害の機序に関しては，Fas-FasL 相互作用によるアポトーシス，perforin や granzyme B による細胞傷害，グラニュライシンの関与，制御性T細胞の機能低下などがあげられている．制御性T細胞の機能低下をもたらす要因とし

てはマイコプラズマ感染やウイルス感染などが推測されている．

1) 遺伝型とカルバマゼピン誘発性 SJS および TEN の関連性

　日本人を対象としたレトロスペクティブなゲノムワイド関連解析において，カルバマゼピンによる SJS，TEN および過敏症症候群等の重症薬疹発症例のうち，$HLA\text{-}A^*3101$ 保有者は 58％ (45/77) であり，重症薬疹を発症しなかった集団の $HLA\text{-}A^*3101$ 保有者は 13％ (54/420) であったとの報告がある．漢民族（Han-Chinese）を祖先にもつ患者を対象とした研究では，カルバマゼピンによる SJS と TEN 発症例のうち，ほぼ全例が $HLA\text{-}B^*1502$ 保有者であったとの報告がある．一方，日本人を対象とした研究において重症薬疹発症例と $HLA\text{-}B^*1502$ 保有との明らかな関連性は示唆されていない．なお，$HLA\text{-}B^*1502$ アレルの頻度は漢民族では 0.019〜0.124，日本人では 0.001 との報告がある．

　$HLA\text{-}B^*1502$ の保有率はフィリピン，タイ，香港，マレーシアでは 15％以上，台湾では約 10％，日本と韓国では 1％未満である．また，日本人における SJS および TEN と $HLA\text{-}B^*1502$ 保有の関連性については不明である．

(4) 予測と診断
1) 診断基準（表 2.34）

表 2.34

- 概念
　発熱を伴う口唇，眼結膜，外陰部などの皮膚粘膜移行部における重症の粘膜疹および皮膚の紅斑で，しばしば水疱，表皮剥離などの表皮の壊死性障害を認める．原因の多くは医薬品である．
- 主要所見（必須）
　① 皮膚粘膜移行部の重篤な粘膜病変（出血性あるいは充血性）がみられること．
　② しばしば認められるびらんもしくは水疱は，体表面積の 10％未満であること．
　③ 発熱．
- 副所見
　① 皮疹は非典型的ターゲット状多形紅斑である．
　② 皮膜上皮障害と偽膜形成のどちらかあるいは両方を伴う両眼性の非特異的結膜炎．
　③ 病理組織学的に，表皮の壊死性変化を認める．
　　　ただし，中毒性表皮壊死症（Toxic epidermal necrolysis：TEN）への移行があり得るため，初期に評価をした場合は，極期に再評価を行う．
主要項目の 3 項目をすべてみたす場合，SJS と診断する．また，びらんもしくは水疱が体表面積の 10％以上の場合は TEN と診断する．
---

2) 臨床症状

　① 全身症状：高熱が出現し，全身倦怠感，食欲低下などが認められる．
　② 皮膚病変：全身に大小さまざまな滲出性（浮腫性）紅斑，水疱を有する紅斑〜紫紅色斑が多発散在する．非典型的ターゲット（標的状）紅斑の中心に水疱形成がみられる．水疱は容易に破れてびらんとなる．
　③ 粘膜病変：口唇・口腔粘膜，鼻粘膜に発赤，水疱が出現し，水疱は容易に破れてびらんとなり，血性痂皮を付着するようになる．これらは有痛性で，咽頭痛も伴うため摂食不良をきたす．

眼では眼球結膜の充血，偽膜形成，眼表面上皮（角膜上皮，結膜上皮）のびらん（上皮欠損）などが認められる．外陰部や尿道にびらんが生じて排尿時痛を引き起こすこともある．また，肛門周囲にびらんが生じて出血をきたすこともある．時に上気道粘膜や消化管粘膜を侵し，呼吸器症状や消化器症状を併発する．

TENの場合，ニコルスキー現象（一見正常にみえる皮膚に軽度の圧力をかけると表皮が剥離し，びらんを生じる現象）がみられる．

3) 患者の訴え

「高熱（38℃以上）」，「眼の充血」，「眼やに（眼分泌物）」，「まぶたの腫れ」，「眼が開けづらい」，「くちびるや陰部のただれ」，「排尿・排便時の痛み」，「のどの痛み」，「皮膚の広い範囲が赤くなる」

4) 好発時期

投与から発症までの時期は，早くて3日以内，多くは15～21日までに発症．大半は投与開始後1～3週間で発症．

(5) 原因薬

原因薬として，抗生物質，解熱消炎鎮痛薬，抗てんかん薬，痛風治療薬，サルファ剤，消化性潰瘍薬，催眠鎮静薬・抗不安薬，精神神経用薬，緑内障治療薬，筋弛緩薬，高血圧治療薬などがあげられる．最近，報告の多い薬剤として，ラモトリギン，アロプリノール，ロキソプロフェン，総合感冒薬（一般薬），アセトアミノフェン，クラリストマイシン，フェニトイン，レボフロキサシン，ゾニサミド，ランソプラゾール，L-カルボシステイン，ジクロフェナクナトリウム，セレコキシブ，ファモチジン，バルプロ酸ナトリウム，アモキシシリン，スルファメトキサゾール・トリメトプリムなどがある．

警告に記載のあるものとしては，ネビラピン，リツキシマブなどがある．

(6) 症例

Case 10-1 風邪薬によるSJS

35歳，女性（薬剤師）．某年12月16日，出産後，風邪のため，OTCの風邪薬を2回服用．17日，眼，口，腟がただれていた．眼も痛かったため，産婦人科，眼科に受診中に吐血，意識不明で入院．18日，立てなくなり，食事もとれない状態．危篤状態が続く．炎症を起こしているため，眼球とまぶたがくっついてしまうため，失明の恐れがあり，無理やり開けて点眼薬を投与．皮膚は火傷の状態．翌年3月退院するが4週間後に肺炎で入院．その後，皮膚障害は改善したが，視力障害，呼吸器障害が残る．

(7) 治療と対策

SJSとTENの治療は基本的には同じである．まず感染の有無を明らかにした上で被疑薬の中止を行う．治療の原則は，①補液・栄養管理による全身管理，②進行する炎症反応の抑制，③皮膚・粘膜からの感染予防，④厳重な眼科的管理である．入院設備のある病院で皮膚科専門医及び眼科専門医による治療が推奨される．

急性期に効果を期待できる薬物治療として，早期の副腎皮質ステロイド薬の全身療法が第一選択となる．急激に進展する場合はステロイドパルス療法も考慮する．症例に応じてヒト免疫グロブリン製剤大量静注療法や血漿交換療法などのその他の治療法を併用する．これらの治療効果の判定には，紅斑・表皮剥離・粘膜疹の進展の停止，びらん面からの浸出液の減少，解熱傾向，末梢血白血球異常の改善，肝機能障害などの臓器障害の改善などを指標とする．皮疹が軽度でも眼症状がみられる場合には，できるだけ早期に眼科受診を行い，眼科的重症度を確認する．外陰部に発疹がある場合には婦人科受診も必要である．

1) ステロイド全身投与

急性期にはプレドニゾロン換算で，中等症は 0.5〜1 mg/kg/日，重症例は 1〜2 mg/kg/日，最重症例はメチルプレドニゾロン 1 g/日（3日間）から開始し，症状に応じて適宜漸減する．1日投与量が総計 60 mg を超える場合は，ステロイドパルス療法を選択する．

2) 高用量ヒト免疫グロブリン静注（IVIG）療法

ヒト免疫グロブリン製剤 400 mg/kg/日を5日間連続投与する．IgA 欠損症や重篤な脳・心血管障害・肝・腎機能障害，血小板減少を有する患者，血栓・塞栓症の危険性が高い患者では施行しない．血漿交換療法の直前には施行しない．有効な場合，投与終了前から回復傾向がみられる．

治療の副作用としては血液粘稠度の上昇に伴う血栓症・塞栓症，腎障害，肝障害，無菌性髄膜炎，アナフィラキシーショック，肺水腫，血小板減少，白血球減少などがあるので注意する．保険適応のある製剤（2015.1 現在）：献血グロベニン-I 静注用®

3) 血漿交換療法

血漿交換療法には単純血漿交換法（PE）と二重膜ろ過血漿交換法（DFPP）の2種類がある．いずれも週2〜3回，連日または隔日で施行する．通常，2回施行後に効果がみられるが，進行が止まったものの回復傾向が十分でない場合は，さらに追加して合計2週間施行することもある．

4) 急性期の眼病変に対する治療

眼表面の炎症，瞼球癒着を抑えて眼表面上皮を温存し，眼表面の二次感染を防止する．

① 眼表面の消炎

眼局所にもステロイドを投与する．ベタメタゾンあるいはデキサメタゾンの点眼（1日4回程度）が有効であり，炎症が高度な場合はベタメタゾン眼軟膏を併用．

② 感染症予防

初診時に結膜嚢培養あるいは分泌物の塗沫及び培養検査を行い，予防的に抗菌点眼薬を投与する．薬剤感受性を考慮して抗菌薬を変更する．

③ 偽膜除去

清潔な綿棒に絡めとるなどの方法で，生じた偽膜を丁寧に除去する．

④ 癒着解除

点眼麻酔下に硝子棒を用いて機械的に瞼球癒着を剥離する．

⑤ 眼圧チェック

ステロイドを大量に使用する可能性があるため，手指法で眼圧を適宜チェックする．

5) 皮膚および粘膜の治療

疼痛を伴う炎症の強い滲出性紅斑や水疱・びらん部はシャワーや微温湯で洗浄後アズレン含有

軟膏などの油性基剤軟膏を伸ばしたガーゼ等で被覆する．びらん部に二次感染がみられる場合には，抗菌薬含有軟膏などを使用する．これらの処置は熱傷処置に準じて可能な限り無菌的に行う．口唇や外陰部は疼痛の軽減だけでなく癒着や感染を予防する目的で，アズレン含有軟膏などの油性基剤軟膏を外用またはそれを伸ばしたガーゼ等で被覆する．

(8) 最近の副作用情報
1) 2015年2月発出の安全性速報：ラミクタール錠® による重篤な皮膚障害

2014年9月から12月の4か月の間に，ラミクタール錠®（ラモトリギン）との因果関係が否定できない重篤な皮膚障害が発現，死亡に至った症例が4例報告された．そのため，用法・用量を超えないこと，バルプロ酸ナトリウム併用時の投与開始2週間までは確日投与にすること（成人のみ），皮膚障害の早期発見，治療に努める事などの注意喚起が行われた．ラモトリギンは，抗てんかん薬，双極性障害の維持療法の治療薬として認可されている．

2.10.3 薬剤性過敏症症候群（drug-induced hypersensitivity syndrome：DIHS）

限られた医薬品を投与後，通常2週間以上経過してから発熱を伴って全身に紅斑丘疹や多形紅斑がみられ，進行すると紅皮症となる重症の薬疹で，高熱（38℃以上）を伴う．発生頻度は1000人～1万人に1人と推定される．通常粘膜疹は伴わないか軽度であるが，ときに口腔粘膜のびらんを認める．全身のリンパ節腫脹，肝機能障害をはじめとする臓器障害，末梢白血球異常（白血球増多，好酸球増多，異型リンパ球の出現）がみられる．医薬品の中止後も2週間以上症状は遷延し，経過中にヒトヘルペスウイルス-6（HHV-6）の再活性化を生じる．

原因薬は比較的限られており，カルバマゼピン，フェニトイン，フェノバルビタール，ゾニサミド，アロプリノール，サラゾスルファピリジン，ジアフェニルスルホン，メキシレチン，ミノサイクリンなどがある．

2.11 薬剤性感覚器障害

キーワード

聴覚障害，平衡感覚障害，視覚障害，嗅覚障害，味覚障害，亜鉛欠乏

2.11.1 感覚器とその機能

感覚器は，生体に対する外界からの多様な刺激を受容する器官の総称である．いわゆる五感とは，視覚，聴覚，味覚，嗅覚および触覚を指すが，そのうち，視覚は光刺激，聴覚と触覚は音や圧迫などの物理的な刺激，嗅覚と味覚は，それぞれ匂い成分，味成分が水に溶けて感覚器に達する必要があるため，化学感覚と呼ばれる．また，身体の内外にそのほかにも様々な感覚がある．感覚は，主に受容器のある部位に応じて3つに分けられる．特殊感覚は感覚器が身体の一部だけにあり，脳神経が関与するもので，視覚，聴覚，嗅覚，味覚，平衡感覚，加速感覚がある．体性感覚は皮膚感覚（触覚）と深部感覚（深部痛覚，振動覚）に分けられる．また内臓感覚には，痛覚，空腹感，満腹感，口渇感，嘔気，便意，尿意などがある．

(1) 聴覚器

耳は，鼓膜の手前までの外耳（耳介，外耳孔，外耳道），耳小骨の入っている中耳（鼓室）および骨迷路と膜迷路がある内耳からなり，聴覚と平衡感覚を司る．耳介は集音器，外耳道は伝音器で，音波を鼓膜，耳小骨へ伝える．鼓膜での振動は，内耳にある耳小骨（ツチ骨，キヌタ骨，アブミ骨）で増幅し，内耳の前庭窓に達する．内耳は聴覚に関与する蝸牛と平衡感覚に重要な前庭からなる．蝸牛はらせん状の管で，上部の前庭階と下部の鼓室階，その中間の蝸牛管のある内側階よりなり，前庭膜（ライスネル膜）および基底膜（ラセン膜）によって分けられている．前庭階と鼓室階は外リンパ液，内側階は内リンパ液が満たされている．内リンパ液はカリウムイオン濃度が高く，細胞内液に近い．蝸牛管基底膜上に聴覚受容器であるコルチ器官がある．この中に蓋膜がおおっている有毛細胞があり，これが内耳神経につながっている．鼓膜から伝わった音波は外リンパを振動させ，基底膜を動かし，この上になるコルチ器官を振動させる．この振動が蝸牛神経を刺激し音となって伝わる．

平衡感覚に関与する前庭には有毛細胞があり，三半規管に前庭神経が連絡している．三半規管は頭部や新大の回転運動など立体的な平衡感覚を司っている（図2.16）．

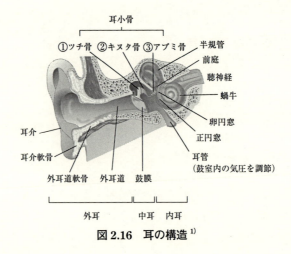

図2.16　耳の構造[1]

(2) 視覚器

　視覚器は眼球，脳に存在する視覚中枢およびこれらを連結する視神経（第Ⅱ脳神経）からなる．眼球は，直径約25 mmの球形で，眼球膜は外膜，中膜，内膜からなる3層構造になり，その内部に水晶体，硝子体，眼房水を入っている．外膜は，前方1/6は無色透明な角膜，後方5/6は白眼の部分の強膜となっている．中膜は前方の毛様体と虹彩，後方の脈絡膜（ブドウ膜）からなる．脈絡膜は毛様体と虹彩に連なっており，毛様体は毛様体筋（瞳孔括約筋，散大筋）の収縮弛緩により水晶体の弾性を変化させて焦点調節を行っている．毛様体上皮細胞は，眼内の栄養運搬および眼圧調節に深くかかわる眼房水を分泌している．

　虹彩は瞳孔を取り囲んだ平たい円盤状の膜で，光量の調節を行う．多くの血管や色素が存在し，交感神経と副交感神経の二重支配を受けている．薬物による障害により，混濁や色素沈着が起こる．防水の流出路が閉塞すれば眼圧上昇の要因となる．内膜は色素上皮と網膜からなる（図2.17）．

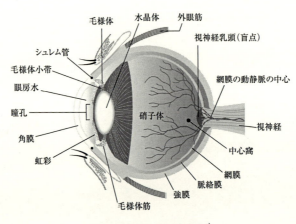

図2.17　眼の内部構造[1]

(3) 嗅覚器

　嗅覚器官は鼻腔上部の嗅粘膜，嗅上皮にある．匂い成分は，ボーマン腺（嗅腺）から分泌された粘液に溶け込み，嗅細胞が受容器となって感知される．嗅覚は嗅神経，嗅球，嗅索を経て，大脳の嗅覚中枢，扁桃体などに伝えられる．

　嗅細胞はヒトで約4000万個，イヌで約10億個あるといわれる．嗅細胞の先端にある10～30本の線毛が匂い成分に触れることにより，嗅覚が生ずる．嗅細胞は外界にさらされている神経細胞で2，3週間の寿命しかない．また，嗅覚は順応しやすく，長時間同じ匂いを嗅いでいると，次第に匂いを感じなくなる．高齢になるほど，その感覚は鈍くなる．匂い成分（物質）は3～20の炭素分子を含む比較的小さな物質であり，空気中に浮遊して嗅覚受容器に達するため，揮発性である場合が多い（図2.18）．

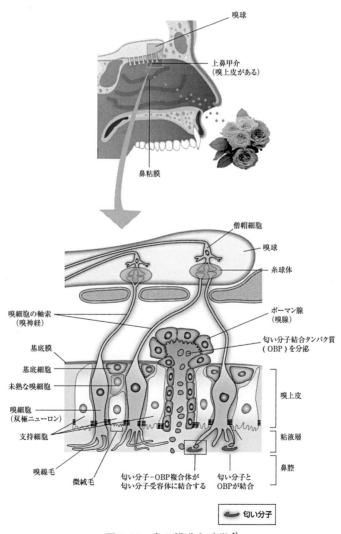

図 2.18　鼻の構造と嗅覚[1]

(4) 味覚器

味覚器官は口腔や咽頭の粘膜上皮内にあり，つぼみの形をしていて味蕾とよばれる．味蕾は味細胞，支持細胞，基底細胞からなり，味細胞は味蕾内に進入してきた神経線維とシナプスを形成する．おもに舌の味蕾により味覚が感じられ，舌の味蕾は，表面の舌乳頭という突出した上皮の側面にある．舌乳頭は，糸状乳頭，茸状乳頭，葉状乳頭，有郭乳頭に分類され，糸状乳頭には味蕾はないが，葉状乳頭はその側壁に多くの味蕾を含む．また有郭乳頭は舌根との境の前にある大型の円形台状乳頭で，上皮層に多くの味蕾がある．味覚を伝える神経線維は，顔面神経（第Ⅶ脳神経），舌咽神経（第Ⅸ脳神経），迷走神経（第Ⅹ脳神経）が含まれる（図2.19）．

(5) 皮膚感覚器

皮膚は表面から表皮，真皮，皮下組織で構成され，全身を包んで身体を保護する．その表面積は1.5～1.8 m^{2}あり，火傷などの損傷面積が1/3を超えると命にかかわるといわれる．

表皮は重層扁平上皮で，角質層，淡明層，顆粒層，有棘層，基底層の5層からなる．真皮は密生した線維性結合組織からなり，表皮に栄養を与える毛細血管や感覚神経が分布している．真皮の深層は膠原線維束が網目状になっているため，皮膚は伸縮することができる．また，感覚神経とつながっているため，触覚，圧覚，痛覚，振動覚，温度覚などを受容する感覚受容器がある．皮下組織は疎性結合組織からなり，多数の脂肪細胞がある．この脂肪細胞を皮下脂肪という．

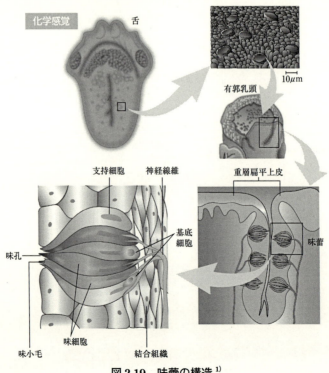

図2.19　味蕾の構造[1)]

2.11.2 聴覚器障害

　一般に第Ⅷ脳障害とよばれる聴覚器障害は，神経というより内耳の障害である．蝸牛の障害による耳鳴り，難聴などの聴覚障害と，内耳前庭有毛細胞や三半規管などの障害によるめまい，歩行障害などの平衡感覚障害がある．

(1) 原因薬

　17世紀末にキニーネによる難聴が，また1944年にストレプトマイシンによる聴覚障害が報告されている．アミノグリコシド系抗生物質による聴覚障害は，薬物の濃度依存性に発現する．コルチ器官入り口の外有毛細胞から障害されるため，聴覚症状は8000 Hz以上の高音域の感音難聴からはじまり，次第に低音域にも波及する．前庭では半規管や耳石器の感覚細胞が障害を受け，めまいを発現する．

1) 内耳神経障害による耳鳴り，難聴などの聴覚障害

　アミノグリコシド系抗生物質では数％〜10数％，白金製剤では10％程度，サリチル酸は1％程度，ループ系利尿剤では0.7％に難聴が出現する．白金錯体では投与量の増加に伴い障害の頻度が高くなり，1日投与量では80 mg/m^{2}以上，総投与量では300 mg/m^{2}を超えるとその傾向は顕著となる（表2.35）．

表2.35　聴覚障害の原因薬

内耳前庭系機能障害	アミノグリコシド（ストレプトマイシン，ゲンタマイシン，フラジオマイシン*）
第Ⅷ脳神経障害	アミノグリコシド（ストレプトマイシン，ゲンタマイシン，フラジオマイシン）
	クロロキン，クロルヘキシジン，キニーネ，サリチル酸塩
内リンパ液のNa$^+$, K$^+$の濃度変化	イブプロフェン，ナプロキセン，ジクロフェナクナトリウム
内リンパ液のイオン組成の変化	ループ系利尿薬（フロセミド，エタクリン酸，ブメタニド）
内耳前庭有毛細胞障害	シスプラチン，ブレオマイシン，ビンクリスチン

＊フラジオマイシン点耳薬

2) 内耳前庭有毛細胞や三半規管などの障害によるめまい，歩行障害などの平衡感覚障害

表3.36　平衡感覚障害の原因薬

蝸牛コルチ器官の有毛細胞障害	アミノグリコシド（カナマイシン，ミノサイクリン，ネオマイシン，ジヒドロストレプトマイシン，リボスタマイシン）ポリミキシンB，エリスロマイシン

(2) 予測と診断

薬剤投与後,耳鳴り,難聴,めまいを訴えた場合は,薬剤性の難聴を疑う.鼓膜所見が正常で純音聴力検査で,高温障害型や高温域からの進行型の難聴が見られる.

(3) 治療と処置

アミノグリコシド系抗生物質や白金製剤による難聴は非可逆的で回復は難しい.サリチル酸やループ系利尿剤の場合は,投与中止により多くは正常域まで回復する.治療は原因薬の投与中止が原則である.

2.11.3 視覚障害(drug-induced visual disorders)

抗結核薬の塩酸エタンブトールにより,視力減退,色覚異常,中心暗点を主訴とする中毒性の視神経症が1~3%に発現する.亜鉛をキレートするため,亜鉛の欠乏が色覚異常に関与しているという説もある.イソニアジド,カルボプラチン,シスプラチン,クロラムフェニコールも視神経障害の原因となる.

(1) 原因薬(表2.37)

表2.37 視覚障害の原因薬

角膜障害	フェノチアジン系抗精神病薬(クロルプロマジン,チオリダジンなど),クロロキン,キニーネ,メバクリン,アミオダロン,副腎皮質ステロイド(デキサメタゾン,プレドニゾロン),インドメタシン,フルオロウラシル,トルブタミド,クロルプロパミド
水晶体障害	フェノチアジン系抗精神病薬(クロルプロマジン,チオリダジンなど),副腎皮質ステロイド(デキサメタゾン,プレドニゾロン)
網膜障害	フェノチアジン系抗精神病薬(クロルプロマジン,チオリダジンなど),クロロキン
視神経障害	副腎皮質ステロイド(デキサメタゾン,プレドニゾロン),キノホルム,ジスルフィラム,ジキタリス,クロラムフェニコール,イブプロフェン,ジクロフェナクナトリウム,塩酸エタンブトール,イソニアジド
色覚異常	シルデナフィル

(2) 予測と診断

1) 症状

視力低下,視野障害,色覚異常などがみられる.

2.11.4 嗅覚器障害(olfactory device failure)

フルオロウラシル系抗悪性腫瘍薬では,嗅細胞のターンオーバー障害による嗅覚障害がある.発症頻度は1.6~2.6%,1年半以上の長期投与により,高度嗅覚減退から脱失を認めることが多

い．嗅覚脱失の場合，多くは味覚障害も合併する．キレート能の高い薬剤は嗅覚障害も惹起することがある．

原因薬として表2.38に示したものがある．

表2.38 嗅覚器障害の原因薬

嗅覚障害（嗅覚脱失）	抗悪性腫瘍薬（テガフール，フルオロウラシル，ドキシフルリジン）
嗅覚異常，嗅覚障害	インターフェロン，抗ウイルス剤，サラゾスルファピリジン，塩酸アミオダロン
鼻腔の刺激，乾燥，鼻漏	ナファゾリン，オキシメタゾリン，ベクロメタゾン，フルニソリド

2.11.5　味覚器障害（taste organ failure）

味覚障害の原因別頻度では，薬剤性の味覚障害が最も多く（21.7％），ついで特発性（15.0％），亜鉛欠乏性（14.5％）とつづく．薬剤性障害の機序としては，唾液分泌が低下して味物質の運搬が阻害される場合がある．主に降圧薬，抗ヒスタミン薬，抗てんかん薬，抗パーキンソン病薬，精神安定剤などがある．つぎに味蕾の機能低下や異常によるもので，副腎皮質ステロイドや金属などの微量元素の関与が示唆され，特に亜鉛との関連性はよく検討されている．薬剤の亜鉛に対するキレート作用により，続発する亜鉛欠乏による味細胞のターンオーバー（通常10日程度）の障害が原因として指摘されている．原因となる薬剤は200種類異以上ある．慢性関節リウマチ治療薬であるペニシラミンによる味覚障害は，25～30％と高頻度に発現する．SH基が味蕾の亜鉛をキレートする．キレート能が高い薬剤として，SH基を持つチアマゾール，チオプロリン，チオカルバミド，グルタチオン，カプトプリル，COOH基とNH$_2$基を持つレオドパ，フロセミドがある．その他として，アスピリン，メフェナム酸，チアジド系利尿剤，ベンゾジアセピン系（ジアゼパム，クロルジアゼポキシド），メトクロプラミド，メチアゾール，テトラサイクリン，ペニシリンがある．

(1)　予測と診断
1）　自覚症状

味覚減退，異味症・錯味症，自発性異常味覚（苦味や渋み）が多く，進行すると味覚消失・無味症にいたることもある．

2）　臨床検査

血液一般検査（貧血の有無），微量元素（亜鉛，銅，鉄），ビタミンB$_{12}$などの検査を行う．また，味覚機能検査により味覚障害の診断や程度を評価することが重要である．

(2)　治療と対策
1）　原因薬の中止または減量をする．
2）　味蕾の再生促進を期待して，亜鉛剤の補給をする．
3）　口腔乾燥の治療・唾液流出の促進，口腔の浸潤を保ち，唾液分泌を促進する．人工唾液や麦

門冬湯などが処方される．
4) 含嗽や義歯の修理など口腔清掃とケアを行う．

第3章　特に注意すべき薬物群の副作用

3.1　抗がん剤

キーワード

用量制限因子（DLF），血管外漏出，アルキル化剤，メスナ，出血性膀胱炎，間質性肺炎，肺線維症，白内障，脱毛，代謝拮抗剤，劇症肝炎，白質脳症，骨髄機能抑制，腎障害，肝障害，心毒性，植物成分，末梢神経障害，下痢，アナフィラキシー様症状

3.1.1　抗がん剤の特徴と頻度の高い副作用

　抗がん剤は，一般に強い細胞障害性を持ち，未分化で増殖の活発な悪性細胞の増殖を抑える働きがある．口腔粘膜，消化管粘膜，造血細胞，毛細胞など増殖が活発な正常細胞も攻撃するため，抗がん剤共通に起こりやすい副作用がある．患者の生活の質を脅かす恐れがあるため，その機序や頻度などを熟知して，治療が行われる前に患者への丁寧な説明と防止対策を講ずる必要がある．

　副作用を予防するために，以下の点に留意すべきである．
① 抗がん剤の種類によって特徴的な副作用を把握する．
② 重篤で致死的な副作用が出たときには使用を中止する．
③ 用量制限毒性（dose limiting toxicity：DLT），用量制限因子（dose limiting factor：DLF）を特に注意する．
④ 緊急時に十分措置できる医療施設及び十分な知識と経験を持つ医師の監督下で行う．
⑤ 事前に患者または家族への説明と同意を行い，予防対策を講ずる．
⑥ 頻回に臨床検査を行い，初発症状が出れば中止・減量や代替薬の提案をする．

(1)　口内炎（oral mucositis, stomatitis）

　抗がん剤が直接 DNA 合成を阻害すること，また細胞の生化学的代謝経路を阻害することにともない発生するフリーラジカルによる口腔粘膜組織の損傷に加え，口腔細菌感染，低栄養，骨髄抑制などの免疫低下による二次的感染により発生する．また，抗がん剤のアレルギー反応によっても生じる場合もある．

1)　予測と診断

　抗がん剤による口内炎の発現頻度は，通常の抗がん剤使用時は 30～40％，造血幹細胞移植時（大量の抗がん剤使用）は 70～90％，抗がん剤と頭頸部への放射線治療併用時は 100％と言われている（表 3.1）．

表 3.1　口内炎の重症度分類

Grade	臨床所見・機能
Grade 0	正常
Grade 1	粘膜の紅斑 / わずかな症状で摂食に影響なし．
Grade 2	斑状潰瘍または偽膜 / 症状があるが，食べやすく加工した食事を摂取し嚥下することはできる．
Grade 3	融合した潰瘍または偽膜：わずかな外傷で出血や症状があり，十分な栄養や水分の経口摂取ができない．
Grade 4	組織の壊死，顕著な自然出血；生命を脅かす / 生命を脅かす症状がある
Grade 5	死亡

NCI-CTCAEv3.0 の分類（口内炎）

2）症状

① 自覚的症状

口腔内の接触痛・出血・冷温水痛，口腔乾燥，口腔粘膜の腫脹，開口障害，咀嚼障害，嚥下障害，味覚障害

② 他覚的症状（所見）

口腔粘膜の発赤，紅斑，びらん，アフタ，潰瘍，偽膜，出血．悪化すると発熱，口腔分泌物過多，口臭

③ 患者の訴え

「口の中の痛み・出血・熱いものや冷たいものがしみる」，「口の乾燥，口の中が赤くなったり腫れる」，「口が動かしにくい」，「ものがのみこみにくい」，「味がかわる」

3）臨床検査値の異常

口内炎の診断に参考となる検査は，炎症反応の指標である CRP，栄養状態の指標である総蛋白，アルブミンなど，骨髄抑制の指標である末梢血液像，起因菌同定のための口腔細菌検査などがある．

4）原因薬

頻度の高い主な抗がん剤は，フッ化ピリミジン系，メトトレキサート，アントラサイクリン系である（表3.2）．

表 3.2　口内炎の頻度の高い薬剤

アルキル化剤		シクロホスファミド（CPA）
		メルファラン（L-PAM）
代謝拮抗剤	フッ化ピリミジン系	フルオロウラシル（5-FU）
		テガフール・ギメラシル・オテラシルカリウム（S-1），テガフール・ウラシル（UFT）
	葉酸	メトトレキサート（MTX）
抗腫瘍性抗生物質	アントラサイクリン系	ダウノルビシン（DNR）
		ドキソルビシン（DXR）
		エピルビシン（EPI）

表3.2 （つづき）

	その他	ブレオマイシン（BLM） ペプロマイシン（PEP）， アクチノマイシンD（ACT-D）
植物アルカロイド	タキサン系	パクリタキセル（PTX） ドセタキセル（DOC，TXT）
	ビンカアルカロイド	ビンクリスチン（VCR）
	その他	エトポシド（VP-16）
白金錯体化合物		シスプラチン（CDDP） カルボプラチン（CBDCA） ネダプラチン（COGP）

5） 予防対策

口内炎は予防が最も重要である．

① 含嗽

主に口腔内の保清，保湿を目的とする．殺菌消毒作用，抗炎症作用・活性中和作用のある含嗽剤を，起床時，毎食前後，就寝時などに1日7～8回行う（表3.3）．

表3.3 主な含嗽剤と使用方法

一般名（商品名）	使用方法
アズレンスルホン酸ナトリウム水和物，重曹（ハチアズレ）	ハチアズレ10 g（5包），グリセリン60 mL 精製水（加水全量500 mL）に溶解し，1回50 mL 含嗽する．
リドカイン塩酸塩，アズレンスルホン酸ナトリウム水和物，重曹	リドカイン塩酸塩50 mL，ハチアズレ5 g，精製水（加水全量500 mL）で適宜含嗽する．
アロプリノール*（アロプリノール500 mg，ポリアクリル酸ナトリウム0.5 g，リドカイン塩酸塩）	100 mLを精製水400 mLに溶かして適宜含嗽する．
スクラルファート*	スクラルファート水和物1回10 mLを2分間以上口腔内に含ませる．
アルギン酸ナトリウム*	アルギン酸ナトリウム内用液（5%）1回30 mL，毎食前含嗽する．

＊ 承認適応外

② 口腔ケア

ブラッシング等の歯ブラシ，デンタルフロス，歯間ブラシなどによる物理的清掃と含嗽剤を用いた化学的清掃

③ 口腔内の冷却（oral cryotherapy）

氷片などを口に含んで，口の粘膜を冷やして毛細血管を収縮させ，抗がん剤が口腔粘膜へ到達するのを抑制する．

④ 保湿（乾燥予防）

保湿剤や市販の口腔内保湿ジェルなどを併用）．

⑤ 禁煙

6) 治療

　治療においても口腔ケアと含嗽は継続する．含嗽剤は口腔内の保清，保湿に加えて，消炎鎮痛，組織修復が主な目的である．口内炎が発生すると疼痛により口腔ケアが困難になる．疼痛が強い場合は，まず局所麻酔薬，消炎鎮痛薬を使用し，激しい疼痛の場合はオピオイドを組み合わせて口腔ケアを継続する．

　軽度から中等度の痛みには，局所麻酔薬（リドカインなど）による含嗽に加え，アセトアミノフェンか，非ステロイド性抗炎症薬（解熱消炎鎮痛薬：NSAIDs）を使用する．中等度以上の痛みで除痛が困難な場合は麻薬系鎮痛薬を使用する．また，粘膜保護する目的で，副交感神経を刺激して唾液の分泌を促す塩酸ピロカルピン錠，人工唾液などを補助的に使用する．栄養状態の改善，食事の工夫としては，薄味，室温程度で冷ましたもの，ミキサー食，軟食，とろみのある食事，流動食，経管栄養剤を与える．酸味のあるもの（果物など）や香辛料などは控える．

(2) 消化管粘膜の障害（悪心 nausea，嘔吐 vomiting）

　悪心・嘔吐は，抗がん剤の副作用の中で，最も頻度が高く，患者にとっても苦痛を感じる自覚症状である．嘔吐は延髄外側網様体背側にある嘔吐中枢が刺激されることによって起こる．中枢系経路として，延髄の最後野や孤束核にニューロキニン1（NK1）受容体が存在しており，抗がん剤投与によって遊離したサブスタンスPがこれと結合して嘔吐を誘発する．アプレピタントが有効である．末梢性経路としては，消化管粘膜の腸クロム親和性細胞からセロトニンの分泌が亢進し，5-HT3受容体と結合し，求心性に嘔吐を誘発する．5-HT3受容体拮抗薬はここに作用する．下痢（diarrhea）については 2.6.3（2）重度の下痢を参照する．

1) 原因薬

　90％以上の高頻度に催吐リスクのある薬剤として，AC療法（ドキソルビシン・シクロホスファミド），EC療法（エピルビシン＋シクロホスファミド），シクロホスファミド，シスプラチン，ダカルバジンがあげられる．

2) 予防対策

　投与前日から消化のより刺激物の少ない食事をとる．睡眠を十分にとる．

3) 制吐薬治療

　特に高度リスクのある薬剤やレジメンに対しては，5-HT3受容体拮抗薬，デキサメタゾン，アプレピタントの組み合わせ療法が行われる．日本がん治療学会が制定した「制吐薬適正使用ガイドライン」を参考にする．効果が見られないときは，メトクロプラミドを追加投与する．

(3) 造血細胞への障害（造血障害，免疫抑制）

　骨髄抑制（bone marrow depression）は，抗がん剤治療を行う上で最も問題となる用量制限因子で，重篤な感染症を併発し致死的になることがある．末梢血中での好中球の寿命は8時間，赤血球は120日，血小板は7日である．発熱性好中球減少症は，好中球数が $500/\mu L$ 未満，あるいは $1000/\mu L$ 未満で48時間以内に $500/\mu L$ 未満に減少すると予測される状態で，腋窩温が37.5℃以上の発熱を生じた状態をいう．この状態では感染症発生率が上昇する．好中球減少は早期に見

られ，10日前後で最低値（nadir）となる．

1) 予測と診断

初期検査として，血算，白血球分画，血液生化学検査を行う．

2) 予防対策

患者に対する感染予防教育を行う．医療スタッフは感染予防策を講ずる．真菌感染予防のため，抗真菌剤の予防的投与やうがいなどを行う．化学療法終了後24～48時間後からG-CSFの予防的投与が勧められる．

3) 治療

真菌感染症に対して，抗真菌剤治療を開始する．

白血球が1000/μL以下，あるいは好中球が500/μL以下となった場合，G-CSFの投与を開始する．

(4) 毛細胞への障害（脱毛）

抗がん剤の副作用の中で脱毛（alopecia）は高頻度に出現する．正常な毛周期派生長期，退縮期，休止期に分かれ，成人の頭髪の約90％が，細胞分裂の活発な成長期にある．特に頭皮の毛嚢は約24時間ごとに再生されるため，影響を受けやすい．毛髪は平均して24時間で0.35 mm伸びるといわれる．脱毛による容姿の変化は患者にとって精神的苦痛であり，治療前に十分な説明をしなければならない．

1) 原因薬

アントラサイクリン系（エピルビシン，ドキソルビシン，イダルビシン），タモサン系薬剤（パクリタキセル，ドセタキセル）は，一定量以上の用量で必発である．イホスファミド，イリノテカン塩酸塩なども頻度が高い．

2) 患者への事前の説明

細胞の増殖が活発である組織，毛根に抗がん剤の影響が現れて，脱毛が起こる．一過性・可逆的であるので再び発毛する．通常，投与2～4週間後に脱毛が始まる．頭髪のみでなく，全身の体毛（眉毛，睫毛，鼻毛，腋毛，陰毛）に脱毛が起こる．脱毛前に髪を短くカットすることを勧める．かつらのレンタル，通信販売などの情報を伝える．

3) 予防対策

予防や治療に有効な方法はない．さらに多剤併用で投与量も多いことから，従来行われている予防処置の効果はあまり期待できない．頭皮冷却法は頭皮の血管を収縮させることにより，毛根に到達する血液量を減少させ，抗がん剤の頭皮への流入を防ぐ目的で行われる．

4) 治療

頭髪・頭皮を清潔に保つ．抜け毛はこまめに処理する．頭皮の保護や容姿を整える目的で，帽子，スカーフ，バンダナの着用，かつらの着用を勧める．

(5) 血管外漏出（extravasation）

抗がん剤投与時，0.1～6.5％の頻度で漏出事故が発生する．抗がん剤の種類により，少量の漏出でも重度の皮膚壊死や潰瘍形成を起こす薬剤（起壊死性抗がん剤）や，漏出すると局所で炎症

（発赤，腫脹）を起こす薬剤（炎症性抗がん剤），多少漏出しても炎症や壊死を起こしにくい薬剤にわかれる．

1) 原因薬

起壊死性抗がん剤には，アントラサイクリン系薬剤，ビンカアルカロイド系薬剤，パクリタキセル，シスプラチン，エトポシド，ダカルバジン．

2) 治療と対策

漏出時はただちに抗がん剤，輸液製剤の投与を中止し，すぐに抜針せず，注射器で漏出部の薬液の吸引除去（3～5 mL）を行う．

抗がん剤の種類，漏出量を確認して，その組織障害性に基づき対処する．
① 副腎皮質ステロイドの局所注射，軟膏の塗布
② 外科的処置の適応を考える．
③ アントラサイクリン系薬剤やパクリタキセルに対しては患部の挙上と安静と1日15分間の冷罨法が推奨される．
④ エトポシドやビンカアルカロイド系薬剤は温罨法が推奨される．
⑤ ヒアルロニダーゼ，チオ硫酸ナトリウム，デクスラゾキソン塩酸塩，ジメチルスルホキシドなど，保険適用外で用いられることがある．

(6) 末梢神経障害（peripheral neuropathy）

末梢神経系には，有害物質の末梢神経実質内への侵入をを制御する血液-神経関門（blood-nerve barrier：BNB）があるが，後根神経節近辺にはないため，薬剤による曝露を受け障害が起こる．末梢神経細胞には微小管が多く存在するため，それに作用するビンカアルカロイド系やタキサン系薬剤は神経障害が多くみられる．

1) 症状

手足の指先のしびれ（ピリピリ感），知覚異常，振動覚の低下がみられ，アキレス腱反射ノ消失，感覚の低下，痛みへと進行する．

2) 患者の訴え

箸が使いにくい，字が書きにくい，ボタンのかけ外しがしにくい，歩きにくい．

3) 原因薬

ビンカアルカロイド系薬剤，白金製剤は治療回数が増えることで障害をきたす．オキサリプラチン（L-OHP）では初期に寒冷に対する激しい反応があるため，投与後5日間は寒冷への曝露を避ける．タキサン系薬剤は治療終了後も長期に持続することがある．

4) 予防と対策

一般に用量依存性に起こるため，症状が重度の場合は薬剤の減量・中止を行う．対症療法として，ビタミンB製剤や疼痛に対して三環系抗うつ薬，オピオイド，セロトニン・ノルアドレナリン再取り込み阻害剤（SNRI）が試みられる．L-OHPによる末梢神経障害は可逆的であることが多いが，長期投与で持続することもあり，デュロキセチン塩酸塩の投与が試みられている．

(7) 腫瘍崩壊症候群

［2.2.4 その他の薬剤性腎・泌尿器障害（1）参照］

(8) 出血性膀胱炎

［2.2.4 その他の薬剤性腎・泌尿器障害（2）参照］

3.1.2　抗がん剤の分類別の特徴

抗がん剤は構造・薬効分類別に特徴的な副作用，DLF となる副作用が異なる．それぞれのグループの副作用の特徴を理解し，予防や治療の対策をたてる必要がある．

(1) アルキル化剤

電子親和性があり核酸蛋白などの生物活性分子にアルキル基を付加する能力をもつ．DNA をアルキル化し共有結合を形成し傷害する．

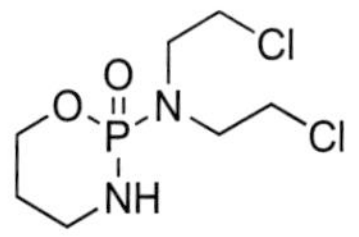

1) ナイトロジェンマスタード類

シクロホスファミド（図 3.1），イホスファミド
プロドラッグで肝臓での代謝によりアルキル化能力を持つ活性代謝物となる．

図 3.1　シクロホスファミド

① **特徴的な副作用**

出血性膀胱炎，骨髄抑制，脱毛，間質性肺炎

② **出血性膀胱炎の治療薬（メスナ）**

イホスファミドの尿中代謝物アクロレインが膀胱障害を誘発するが，アクロレインの二重結合にメスナが付加し，無障害性の付加体を形成．イホスファミドの抗腫瘍活性物質 4-ヒドロキシ体が本剤と縮合して，無障害性の縮合体を形成し，アクロレイン生成を抑制する［2.2.4 その他の薬剤性腎・泌尿器障害（2）参照］．

2) スルホン酸アルキル類：ブスルファン（図 3.2）

低用量で顆粒球系細胞を選択的に傷害—CML の維持療法，高用量で，骨髄移植の前治療に用いる．

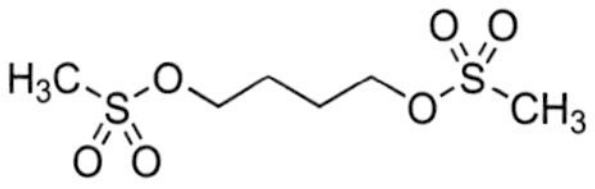

図 3.2　ブスルファン

① **特徴的な副作用**

間質性肺炎・肺線維症，白内障

(2) 代謝拮抗剤

1) ピリミジン代謝拮抗薬

ピリミジンヌクレオチド合成を阻害する．

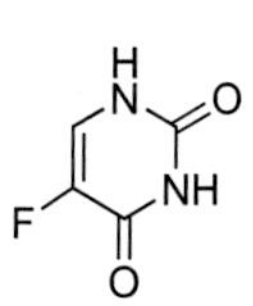

a. フッ化ピリミジン系抗悪性腫瘍剤

フルオロウラシル（図 3.3），テガフール，カルモフール

図 3.3　フルオロウラシル

① 特徴的な副作用
・肝障害
・フルオロウラシルによるCYP2C9を介した代謝阻害によって，ワルファリンカリウムの抗凝固作用が増強する．

② 症例

Case 3-1　フルオロウラシルとワルファリンカリウムの相互作用

男性1例，女性5例（30～70歳代），胃がん，直腸がん，子宮がん，乳がんなどに対し，フルオロウラシル200 mg/日，下肢静脈血栓症，動脈瘤破裂などに対し，ワルファリンカリウムが0.3～5 mg/日投与された．その結果，PT（プロトロンビン時間：10～15 sec）の延長，PT-INR（国際正常化指数：1.0～1.2）の増加，TT（トロンボテスト：70～130％）の低下，血尿，皮下出血など，出血傾向の症状を呈した．

③ 警告

テガフール 　[内]：消化器がん（胃がん，結腸・直腸がん），乳がん	➤劇症肝炎等の重篤な肝障害が起こることがある ➤テガフール・ギメラシル・オテラシルカリウム配合剤との併用により，重篤な血液障害等の副作用が発現するおそれがあるので，併用を行わない
テガフール・ウラシル（UFT） 　頭頸部がん，胃がん，結腸・直腸がん，肝臓がん，肺がん，乳がん，膀胱がん，前立腺がん，子宮頸がんの自覚的・他覚的症状の寛解	

b. シタラビン誘導体

シタラビン（図3.4），ゲムシタビン

① 警告

シタラビン（Ara-C） 　大量療法：急性白血病（急性骨髄性白血病，急性リンパ性白血病）	シタラビン大量療法 強い骨髄機能抑制作用を持つ 感染症あるいは出血傾向が発現又は増悪し，致命的となることがある
塩酸ゲムシタビン 　非小細胞肺がん，膵がん	週1回投与を30分間点滴静注により行う 高度な骨髄抑制のある患者には投与しない（骨髄抑制は用量規制因子） 間質性肺炎又は肺線維症のある患者には投与しない

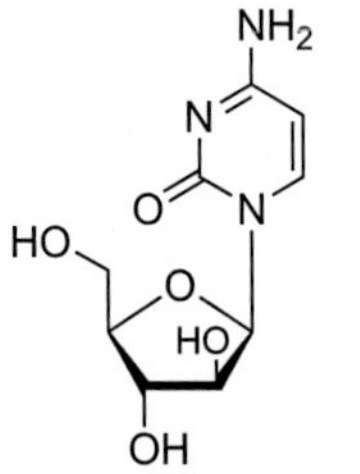

図3.4　シタラビン

2) プリン代謝拮抗剤

プリン生合成を拮抗, DNA, RNA 合成を阻害する.

メルカプトプリン（6MP）（図 3.5）, フルダラビン, クラドリビン

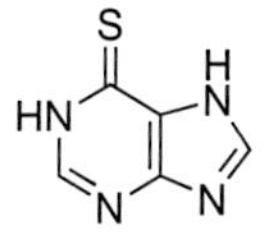

① 特徴的な副作用

骨髄抑制, 肝障害

図 3.5 メルカプトプリン

② 注意すべき相互作用

アロプリノール投与時は, 6MP は 1/3〜1/4 に減量する必要がある.

6MP はキサンチンオキシダーゼを介して 6-チオ尿酸へ代謝（不活性化）される. 一方, アロプリノールは, キサンチンオキシダーゼに対して, ヒポキサンチン及びキサンチンと競合的に拮抗することにより, 尿酸の生合成を抑制し, 血中尿酸値を低下させる. 抗がん剤治療中, 悪性細胞の崩壊が進み尿酸値が上昇する. 高尿酸血症の予防のため, アロプリノールが投与されることがある. そのため, 両者を併用すると, 6MP の代謝が抑えられ, 血中濃度が上昇し作用が増強する恐れがあるため, 併用する場合は, 6MP の容量を 1/3〜1/4 に減量しなければならない. がん化学療法に伴う高尿酸血症治療薬であるフェブキソスタット, トピロキソスタットも同様の理由から, 6MP とは併用禁忌である.

3) 葉酸代謝拮抗剤

葉酸に拮抗し, 細胞内でジヒドロ葉酸還元酵素を抑制, テトラヒドロ葉酸塩の生成を阻害し, チミジル酸とプリン生合成を抑制, DNA, RNA 合成を中断する.

メトトレキサート（MTX）（図 3.6）

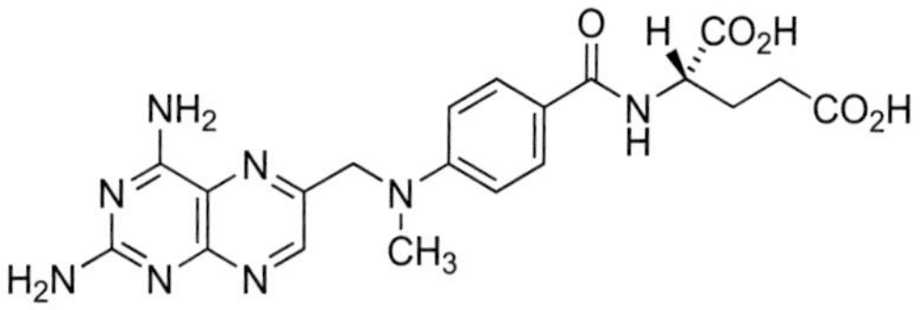

図 3.6 メトトレキサート

① 特徴的な副作用

骨髄抑制, 腎障害

② MTX・ロイコボリン救援療法

骨肉腫や悪性リンパ腫, 急性白血病などに対して, MTX 大量投与（100〜300 mg/kg）により細胞外液の MTX 濃度を高くして受動輸送により, 腫瘍細胞内に取り込ませる方法である. しかし, 正常な増殖性細胞も同様に高濃度の MTX にさらされることとなり, そのままでは, 重篤な副作用が出てしまう. そこで, 次に葉酸誘導体であるロイコボリンを投与して正常細胞を救援する.

MTX は DHFR の働きを阻止し核酸合成を停止させるが, ロイコボリンは MTX が作用する酵素に関与せず, 細胞の葉酸プールに取り込まれ, 活性型葉酸（5, 10-methylene tetrahydrofolate 等）となり, 正常細胞の核酸合成を再開させる. ロイコボリンの細胞内輸送は能動輸送だが, その能力の欠落した骨肉腫細胞では, 救援療法に対して無効であるため, 高い腫瘍選択毒性が期待できる.

・MTX の投与方法

MTX として, 通常, 肉腫に対しては 1 週間に 1 回 100〜300 mg/kg（8〜12 g/m^2）を, 急性白血病や悪性リンパ腫に対しては, 1 週間に 1 回 30〜100 mg/kg（有効なメトトレキサート脳脊髄

液濃度を得るには，メトトレキサートとして1回30 mg/kg以上の静脈内注射が必要）を，約6時間で点滴静脈内注射する．その後，ロイコボリンの投与を行う．MTXの投与間隔は，1～4週間とする．

・ロイコボリン®（ホリナートカルシウム）の投与方法

ロイコボリン®の投与は，MTX投与終了後，通常，3時間後よりロイコボリン®として15 mgを3時間ごとに9回静脈内注射，以後6時間ごとに8回静脈内又は筋肉内注射する．

MTXによると思われる重篤な副作用があらわれた場合には，ロイコボリン®の用量を増加し，投与期間を延長する．なお，年齢，症状により適宜増減する．

・血中濃度モニタリング方法

MTXの細胞毒性の発現は濃度と薬物接触時間の2つの因子によって決まる．骨髄および小腸粘膜上皮細胞にとって，決定的な境界濃度と時間はそれぞれ1×10^{-7} mol/L，42時間である．毒性は濃度と時間の境界を超えた時に生ずるが，特に重症度は境界時間（42時間）を超えた延長時間に相関するといわれる．MTXの血中からの消失は3相で，半減期はそれぞれ45分，2～3時間，8～12時間である．最終相が毒性の発現に関連しており，1×10^{-7} mol/L が48時間を超える場合，ロイコボリン®による救援が必要となる．

そのため，MTX・ロイコボリン®救援療法においては，投与後一定期間は頻回にMTXの血中濃度を測定し，MTX投与開始後24時間の濃度が1×10^{-5} mol/L，48時間の濃度が1×10^{-6} mol/L，72時間の濃度が1×10^{-7} mol/L以上の時，重篤な副作用が発現する危険性が高いので，血中濃度が1×10^{-7} mol/L以下になるまでロイコボリン®の増量投与・ロイコボリン®救援投与の延長等の処置を行うことが必要となる．

・その他の注意

MTX・ロイコボリン®救援療法実施中は，必ず尿のpHをチェックし，常にpH 7.0以上に維持する必要がある．MTXは弱酸性薬物であり，尿が酸性側に傾くと溶解性が低くなり，尿細管にMTXの結晶が析出するとともに，尿細管再吸収が増大し排泄遅延が起こり，重篤な副作用が発現する．また尿中排泄される主要な代謝物である7-ヒドロキシ体はさらに酸性であり，腎毒性の原因となりやすい．通常，500 mLの補液あたり17～34 mEqの炭酸水素ナトリウム（7%メイロン20 mL 1～2管/補液500 mL）をMTX投与前日からロイコボリン®救援投与終了まで継続投与し，尿のアルカリ化を行う．同時に十分な水分の補給（100～150 mL/m2/時間）を行い，MTXの尿への排泄を促すよう考慮し，全尿量のチェックを経時的（6時間ごと）に行う．

アセタゾラミドは利尿及び尿のアルカリ化作用を有するので，アセタゾラミド250～500 mg/日をメトトレキサート投与前日からロイコボリンの救援投与終了まで経口又は静脈内投与する．尿を酸性化する利尿剤（例えば，フロセミド，エタクリン酸，チアジド系利尿剤等）の使用を避ける．

(3) 抗悪性腫瘍性抗生物質

抗生物質の中でDNA，RNA合成を阻害するものをいう．

1) ブレオマイシン系

酸素およびFe^{2+}と相互作用してDNA鎖を切断する．

ブレオマイシン（図3.7），ペプロマイシン

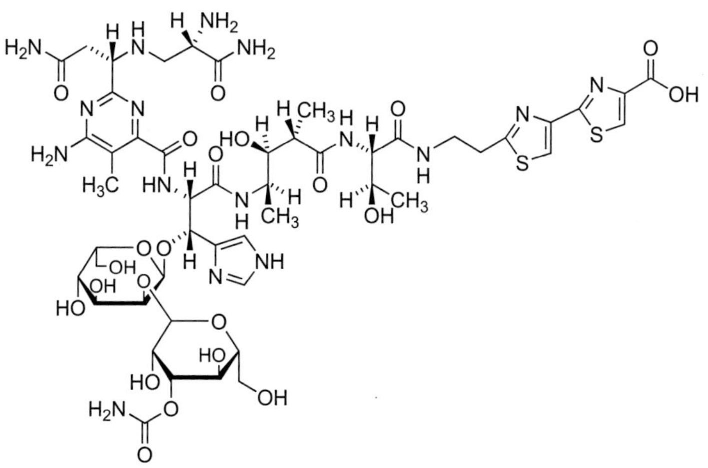

図3.7　ブレオマイシン

① **特徴的な副作用**

間質性肺炎・肺線維症（10％）

② **警告**

塩酸ブレオマイシン（BLM） 　皮膚がん，頭頸部がん（上顎がん，舌がん，口唇がん，咽頭がん，喉頭がん，口腔がん等），肺がん（特に原発性及び転移性扁平上皮がん），食道がん，悪性リンパ腫（細網肉腫，リンパ肉腫，ホジキン病等），子宮頸がん，神経膠腫，甲状腺がん	投与により間質性肺炎・肺線維症等の重篤な肺症状を呈する 特に60歳以上の高齢者及び肺に基礎疾患を持つ患者への注意に十分留意する． 労作性呼吸困難，発熱，せき，捻髪音（ラ音），胸部レントゲン異常陰影，A-aDo2・Pao2・Dlcoの異常などの初期症状が現れた場合には直ちに中止し，適切な処置（たとえばステロイドパルス療法）を行う
硫酸ブレオマイシン	
硫酸ペプロマイシン（PEP）	

聴覚障害が起こる．

2）アントラサイクリン系

DNAおよびRNAポリメラーゼ反応を抑制し，核酸合成を阻害するトポイソメラーゼⅡ阻害作用をもつ．

ダウノルビシン（DNR）（図3.8），ドキソルビシン（DOX），アクラルビシン（ACR），エピルビシン（EPI）

① **特徴的な副作用**

心毒性が強い．使用した累積投与量がある値を過ぎると頻度高く，心筋障害が出てくる．

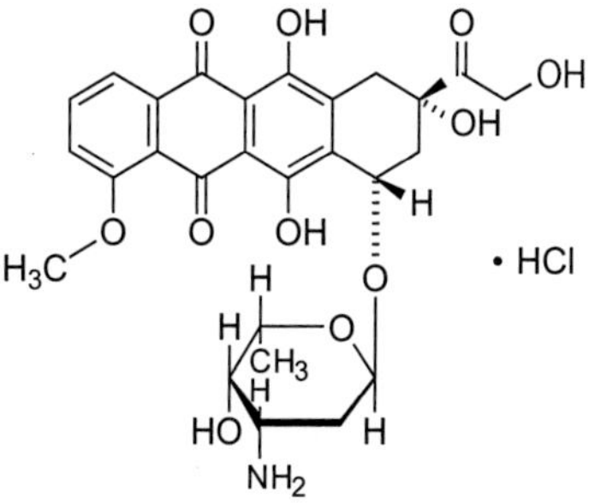

図3.8　ダウノルビシン

② 警告

| 塩酸イダルビシン
　急性骨髄性白血病（慢性骨髄性白血病の急性転化を含む） | 強い骨髄抑制作用を持つ
心筋障害作用を持つ
　他のアントラサイクリン系薬剤等，心毒性を持つ薬剤による前治療が限界量（塩酸ダウノルビシンでは総投与量が25 mg/kg，塩酸エピルビシンでは総投与量がアントラサイクリン系薬剤未治療例で900 mg/m² 等）に達している患者に投与しない. |

（4） 微小管阻害薬

　微小管は細胞分裂の際に紡錘体を形成し，細胞内小器官の配置や物質輸送など，細胞の正常機能の維持に重要な役割を示している．微小管に作用して抗腫瘍作用を示す薬剤は，細胞骨格の微小管の重合を阻害し，M期を停止し，細胞分裂を阻害する．細胞分裂が盛んな細胞や神経細胞などに作用を及ぼす．

1） ビンカアルカロイド系抗悪性腫瘍剤

　硫酸ビンブラスチン（VLB），硫酸ビンクリスチン（VCR）

　硫酸ビンデシン（VDS）は悪性リンパ腫，白血病に適応され，主な副作用は末梢神経障害である．酒石酸ビノレルビン（NVB）は非小細胞肺がんに適応があり，副作用は骨髄抑制である．

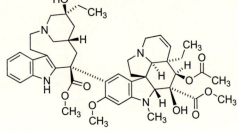

図3.9　ビンブラスチン

2） タキソイド系抗悪性腫瘍剤

　パクリタキセル（図3.10）はイチイ科植物由来で，ドセタキセルは合成薬である．

① 警告

| ドセタキセル水和物
docetaxel hydrate（TXT）
　（1）乳がん，非小細胞肺がん，胃がん，頭頸部がん（2）卵巣がん | 用量規制因子（dose limiting factor：DLF）は好中球減少であり，使用により重篤な骨髄抑制（主に好中球減少），重症感染症等の重篤な副作用及び本剤との因果関係が否定できない死亡例が認められている |
| パクリタキセル水和物
paclitaxel（TXL）
　卵巣がん，非小細胞肺がん，乳がん，胃がん | 骨髄抑制に起因したと考えられる死亡例（敗血症，脳出血）あるいは高度の過敏反応に起因したと考えられる死亡例が認められている． |

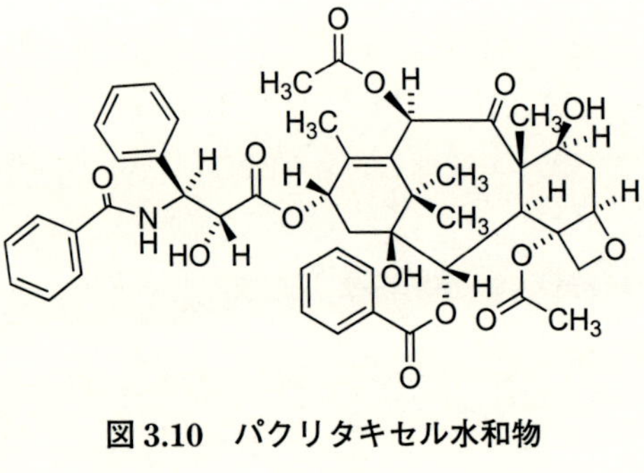

図3.10　パクリタキセル水和物

(5) トポイソメラーゼ阻害型抗悪性腫瘍剤

トポイソメラーゼはDNAに一時的に切れ目を入れてDNA鎖のからまり数を変える酵素である．トポイソメラーゼⅠは環状DNAの一方の鎖に切れ目をいれて，もう一方の鎖を通過させた後，切れ目を閉じる酵素であり，トポイソメラーゼⅡは環状DNAの2本鎖両方を一時的に切断し，その間を別の2本鎖DNAを通過させ，再び切れ目をつなぎ直す酵素である．

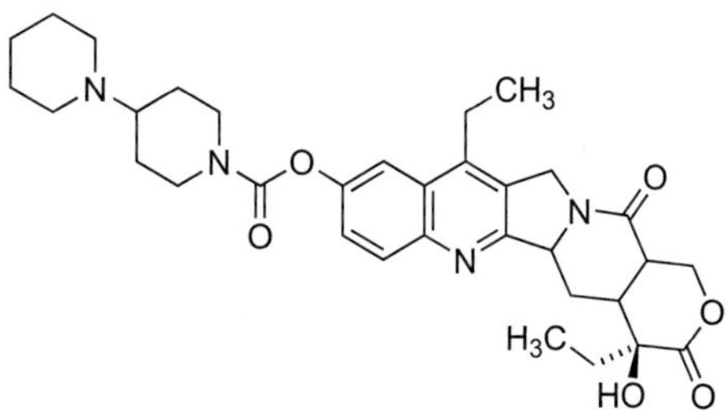

図3.11　イリノテカン

1) トポイソメラーゼⅠ阻害薬

中国原産植物である喜樹から抽出されたビンカアルカロイドであるカンプトテシン誘導体．イリノテカン（図3.11），ノギテカン

① 特徴的な副作用

骨髄抑制，重度の下痢（2.6.3 その他の薬剤性消化器障害（2）参照）

② 警告

塩酸イリノテカン	臨床試験において，骨髄機能抑制あるいは下痢に起因したと考えられる死亡例が認められている．投与に際しては，骨髄機能抑制，高度の下痢等の重篤な副作用が起こることがあり，ときに致命的な経過をたどることがある
小細胞肺がん，非小細胞肺がん，子宮頸がん，卵巣がん，胃がん（手術不能又は再発），結腸・直腸がん（手術不能又は再発），乳がん（手術不能又は再発），有棘細胞がん，悪性リンパ腫（非ホジキンリンパ腫）	
塩酸ノギテカン	骨髄抑制性が強い

(6) 抗悪性腫瘍白金錯化合物

DNA鎖間またはDNA内にクロスリンクを形成し，DNA合成を阻害する．

シスプラチン（CDDP）は代表的な薬剤．腎障害が強く，多量の輸液を必要とする．脱毛，悪心嘔吐，聴覚障害，末梢神経障害，2次白血病が問題となる．

腎毒性を軽減した薬剤として，カルボプラチン（CBDCA），ネダプラチン，オキサリプラチンなどがある．

① 警告

ネダプラチン	強い骨髄抑制作用，腎機能抑制作用等を持つ薬剤であり，臨床試験において28.5％に重篤な血小板減少が，21.1％に重篤な白血球減少が発現している．
頭頸部がん，肺小細胞がん，肺非小細胞がん，食道がん，膀胱がん，精巣（睾丸）腫瘍，卵巣がん，子宮頸がん	

(7) 分子標的治療薬

分子標的療法とは，それぞれの悪性腫瘍に特異的な分子生物学的特徴に対応する分子を標的とした治療法である．

イマチニブ，トレチノイン，ゲフィチニブ（図3.12），エルロチニブ，セツキシマブ，リツキシマブ，イットリウム，イブリツモマブ，トラスツズマブ，三酸化ヒ素，タミバロテン，トシリズマブ，ゲムツズマブオゾガマイシン，ボルテゾミブ，ベバシズマブ，ソラフェニブ，スニチニブ，サリドマイド，ニロチニブ，ダサチニブ，ラパチニブ

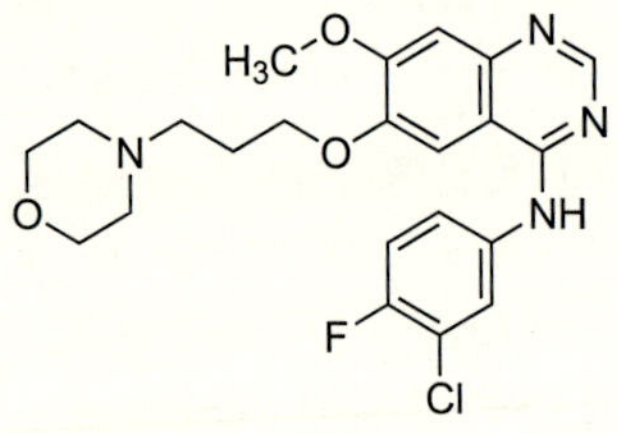

図3.12 ゲフィチニブ

① 警告

トレチノイン 「ビタミンA活性代謝物・APL治療剤」 　急性前骨髄球性白血病	(a) 催奇形性があるので，妊婦又は妊娠している可能性のある婦人には投与しない． (b) レチノイン酸症候群等の副作用が起こることがある
リツキシマブ（遺伝子組換え） 　CD*20陽性の次の疾患：低悪性度またはろ胞性B細胞性非ホジキンリンパ腫，マントル細胞リンパ腫	(a) 投与開始後30分～2時間から現れる infusion reaction のうちアナフィラキシー様症状，重度の肺障害，心障害等の副作用（低酸素血症，肺浸潤，成人呼吸窮迫症候群，心筋梗塞，心室細動，心原性ショック等）により，死亡に至った例 (b) 腫瘍量の急激な減少に伴い，腎不全，高カリウム血症，低カルシウム血症，高尿酸血症，高 Al-P 血症等の腫瘍崩壊症候群（tumor lysis syndrome）が現れ，本症候群に起因した急性腎不全による死亡例及び透析が必要となった患者が報告． (c) 皮膚粘膜眼症候群（Stevens-Johnson 症候群），中毒性皮膚壊死症（Lyell 症候群）等の皮膚粘膜症状が現れ，死亡に至った例が報告
トラスツズマブ（遺伝子組換え） 　HER2**過剰発現が確認された転移性乳がん	(a) 心不全等の重篤な心障害が現れ，死亡に至った例． (b) 投与中又は投与開始後24時間以内に多く現れる Infusion reaction のうち，アナフィラキシー様症状，重度の肺障害等の副作用（気管支痙攣，重度の血圧低下，成人呼吸窮迫症候群等）が発現し死亡に至った例が報告．
ゲフィチニブ 　手術不能又は再発非小細胞肺癌	投与により急性肺障害，間質性肺炎が現れることがある．急性肺障害や間質性肺炎が投与初期に発生し，致死的な転帰をたどる例が多いため，少なくとも投与開始後4週間は入院し副作用発現に関する観察を十分に行う

*CD：cluster of differentiation
**HER2：human epidermal growth factor receptor type 2（ヒト上皮増殖因子受容体2型）

3.2 抗生物質・感染症治療薬に特徴的な副作用

キーワード

ビタミンK，ビタミンB群，菌交代現象，ジスルフィラム様作用，アルデヒドデヒドロゲナーゼ，N-メチルテトラゾールチオメチル側鎖，偽膜性大腸炎，アゾール系抗真菌剤，CYP

3.2.1 ビタミンK（VK）欠乏症

ビタミンKは血液凝固にかかわっている脂溶性ビタミンである．主として食事からの摂取と腸内細菌叢のビタミンK産生菌によって1日摂取量を得ている．そのため，十分な食事が取れない状態で抗生物質の連用による腸内細菌叢の変化により，ビタミン欠乏症となる．ビタミンB群も同様の機序による欠乏症が起こる．

(1) 予測と診断
1) 発現機序

ビタミンK欠乏をきたす原因として，① ビタミンK摂取量の著しい減少，② 腸内細菌層の減少あるいはビタミンK非産生菌への移行，③ 胆汁流出障害や吸収不全症候群によるビタミンK吸収能の低下，④ ビタミンK還元サイクルの障害の4つが考えられる．これらの複数の原因が重なった場合，欠乏症が起こりやすい．

2) 主な症状

ビタミンK欠乏症では，低プロトロンビン血症，出血傾向がみられる．ビタミンB群欠乏症では舌炎，口内炎，食欲不振，神経炎が発現する．

3) 重要な臨床検査（基準値）

プロトロンビン時間（PT）：凝固時間（10〜13 sec），

プロトロンビン活性（70〜140％）

活性化部分トロンボプラスチン時間（APTT*）：25〜40 sec

トロンボテスト：≧70％

ヘパプラスチンテスト：70〜130％

(2) 原因となる抗生物質

ビタミンK還元サイクルは，体内に取り込まれたビタミンKを代謝する役割に加え，ビタミンK依存性凝固因子を活性化する役割がある．構造にN-メチルテトラゾールチオール（NMTT）基を有する抗生物質（セフォチアム，セファマンドール，セフォペラゾン，セフメタゾン，ラタモキセフ）では，このNMTT基がビタミンKサイクルの代謝を抑制するため，ビタミンK依存

---

*活性化部分トロンボプラスチン時間（APTT），血漿に接触因子を活性化させる物質，リン脂質，Ca^{2+}を加え，内因系経路を活性化させてフィブリン（Ⅰa）が析出するまでの時間を測定する．内因系および共通系の因子が欠乏しているとAPTTは延長する．

性凝固因子の合成も阻害されることになる.

広域スペクトル合成ペニシリン系抗生物質（アンピシリン，クロキサシリン），セフェム系抗生物質（セファゾリン，セフテゾール，モキサラクタム，セフメタゾール，セフォペラゾン），テトラサイクリン系抗生物質（テトラサイクリン），クロラムフェニコール系抗生物質（クロラムフェニコール），アミノグリコシド系抗生物質（ゲンタマイシン）

(3) 症例

Case 3-2　セフェム系抗生物質連用による VK 欠乏症

71歳，女性．めまい発作後食欲低下し，2か月間にわたり，高度の食欲不振となり鼻腔栄養摂取を行っていた．尿路感染症治療のため，セフテゾール1日2gを46日間連続点滴投与．投与8日目に左眼球周囲の皮下血腫が出現し，さらに9日目に肉眼的血尿，両上肢の皮下出血斑も加わり，全身的な出血傾向となった．投与9日目の臨床検査では，PTとAPTT延長が認められた．VK1投与により，出血はすみやかに止り，検査値も正常化した．

3.2.2　ジスルフィラム様作用

N-メチルテトラゾールチオメチル側鎖を持つセファロスポリン系抗生物質は，アルデヒドデヒドロゲナーゼを阻害し，嫌酒薬のジスルフィラムとほぼ同様な作用機序を持つ．服用中および服用後1週間程度は飲酒によるジスルフィラム様症状が出現することがあるので，この間の禁酒を指導する必要がある．

(1) ジスルフィラム（ノックビン®）（図3.13）

嫌酒薬（アルコール依存症治療薬）．3～12時間前にジスルフィラムを服用した患者が，アルコールを服用5～15分後に症状が出現する．発赤，発汗，動悸，呼吸困難，過呼吸，頻脈，血圧下降，吐き気，嘔吐．うとうと感が出現するが睡眠により完全に回復する．アルデヒドデヒドロゲナーゼを阻害することによるアセトアルデヒドの蓄積による中毒症状．

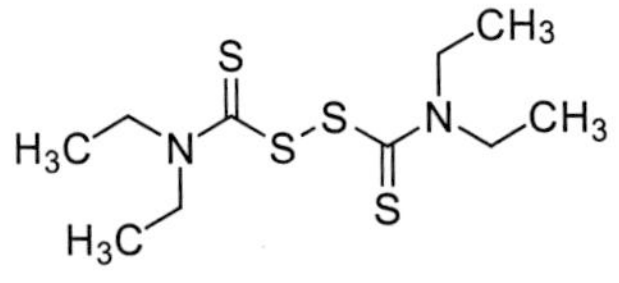

図3.13　ジスルフィラム

(2) ジスルフィラム様作用

アルコールとの相互作用により，心悸亢進，呼吸困難，頭痛，顔面紅潮などが発現する．

(3) ジスルフィラム様作用を示す抗生物質

① N-メチルテトラゾールチオメチル側鎖（図3.14）を持つセファロスポリン系抗生物質

セフォペラゾン（CPZ），セフォテタン（CTT），ラタモキセフ（LMOX），セフブペラゾン（CBPZ），セフメタゾール（CMZ），セファマンドール（CMD），

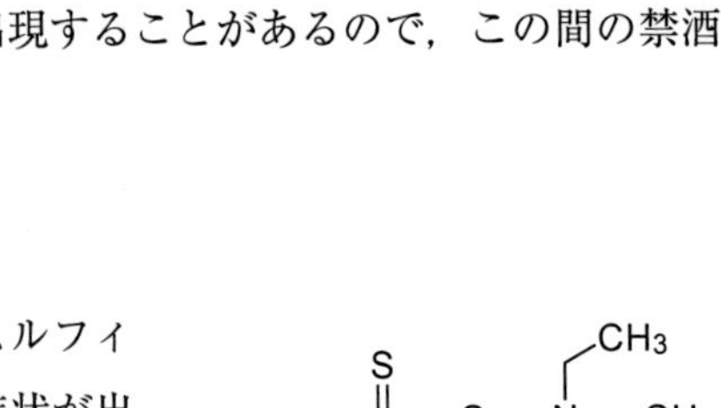

図3.14　N-メチルテトラゾールチオメチル基（点線部分で囲んだ部分）

セフメノキシム（CMX），セフミノクス（CMNX）
② その他
メトロニダゾール

(4) 症例

Case 3-3　セフェム系抗生物質とアルコール併用によるジスルフィラム様作用（1）

30歳，男性．急性胆嚢炎の治療にセフォペラジン1～4 g/日を7日間静脈内注射した．セフォペラジン投与7時間後，退院祝いにビールをコップ1杯飲んだところ，頭痛，嘔吐があったが，中ビン1本を飲んだ．気分不良となり，嘔吐，頭痛が強くなったので入院した．入院後特に投薬せず2～3時間安静にして軽快し，翌日退院した．

Case 3-4　セフェム系抗生物質とアルコール併用によるジスルフィラム様作用（2）

57歳，男性．右目周囲顔面挫創により入院．午前中までセフメタゾン2 g/回の点滴を受け，午後退院した．投与後7～8時間後に，日本酒1合を飲んだところ，動悸，めまいが出現したが，就寝後消失．翌日，日本酒2合を飲んだところ，動悸，頭痛，立ちくらみが出現したが，就寝後消失．その後毎日日本酒1合程度飲んだが動悸，めまいなどが投与中止7日後まで続いた．

3.2.3　アゾール系抗真菌剤の薬物代謝酵素阻害

同一のP450分子種上の基質結合部位を競合する薬物との併用により，代謝酵素が阻害され，併用薬の血中濃度が上昇し，副作用の発現頻度が高くなる．

HMG-CoA還元酵素阻害剤（高脂血症治療薬）では，脂溶性のシンバスタチン（CYP3A4），フルバスタチン（CYP2C9）はCYPで代謝されやすいため，同じ種類のCYPで代謝される薬物との併用で相互作用を受けやすい．一方，水溶性のプラバスタチンは，製造過程ですでに発酵微生物のCYPにより水酸化されているため，生体内でCYPによる代謝をほとんど受けないため，相互作用は起こらない．

P450不活性化による阻害を起こすものは，安定な複合体を形成するため，投与しつづけると蓄積して持続的に阻害する．マクロライド系抗生物質は，代謝物であるニトロソ体マクロライドがP450のヘム鉄と結合して安定なニトロソアルカン複合体を形成してP450を不活性化して阻害する．また，アゾール系（イミダゾール環をもつもの）抗真菌薬はヘム鉄に配位結合して阻害する．

(1) 原因薬と併用薬（表3.4）

表3.4 臨床用量でシトクロム P-450 阻害作用の原因薬

P450 Isoforms	分類	代謝される薬物（血中濃度上昇）
CYP1A2	キノロン系 　エノキサシン 　ピペミド酸 　ノルフルオロキサシン 　シプロフロキサシン	テオフィリン
CYP2C9	サルファ剤 　ST 合剤 　スルファメトキサゾール 　フルオロウラシル	フェニトイン フルバスタチン ワルファリン ジクロフェナク
CYP2C19	消化性潰瘍薬 　オメプラゾール	イミプラミン ジアゼパム
CYP2D6	キニジン プロパフェノン ハロペリドール シメチジン	メトプロロール プロプラノロール
CYP3A4	マクロライド系 　オレアンドマイシン 　エリスロマイシン 　ジョサマイシン 　ミデカマイシン 　クラリスロマイシン	アステミゾール シンバスタチン トリアゾラム ニフェジピン
	アゾール系 　トリアゾール系 　　イトラコナゾール 　　フルコナゾール 　イミダゾール系 　　ミコナゾール 　　ケトコナゾール	シクロスポリン ミダゾラム カルバマゼピン
	ジルチアゼム シメチジン	
	エチニルエストラジオール クロトリマゾール	

(2) 症例

Case 3-5　イトラコナゾールとシンバスタチン併用による横紋筋融解症

74歳，男性．高血圧，高脂血症の治療のため，リシノプリル，アスピリン，シンバスタチン 40 mg を服用．腎機能も正常．足爪白癬のため，イトラコナゾール投与を開始3週間後，下肢の疼痛が出現，上肢，頸部に広がったため，服薬中止．疼痛は改善したが褐色尿が発現，筋肉痛を訴えた．CK 2280 万 U/L，アルドラーゼ 423,600 U/L，LDH 927,000 U/L，AST，ALT が異常値を示し，ミオグロビン値が 222 ng/mL となり横紋筋融解症と診断された．

Case 3-6　イトラコナゾール併用によるニフェジピンの効果増強

68歳，女性．高血圧症のため，ニフェジピン，アテノロールを3年間服用．足の爪の白癬のためイトラコナゾールのパルス療法（1クール：イトラコナゾール 200 mg×2/日，1週間投与を1か月毎）を3クール行ったところ，1, 2クール開始2～3日後にくるぶしの浮腫出現．投与中止2～3日後に消失．血圧の低下も見られた．ニフェジピンの血中トラフ値はイトラコナゾール投与前は 2.7 ng/mL だったのに，投与後 56.1 ng/mL になった．

3.2.4　偽膜性大腸炎 （2.6 薬剤性消化器障害のうち 2.6.2 参照）

3.2.5　抗生物質・感染症治療薬の分類別の特徴

1)　β-ラクタム系

β-ラクタム系抗菌薬で最も注意すべきは，アレルギー歴である．なかでもペニシリン系はアナフィラキシー発生頻度が高く，最大 0.05％に発現する．ペニシリンアレルギーの既往歴のある患者は，他のセフェム系抗菌薬も交叉アレルギーの可能性があるため，投与してはならない．3位にN-メチルテトラゾール基をもつセフェム系薬はジスルフィラム様作用が報告されている．セフジニル，イミペネム/シラスタチンナトリウム，パニペネム・ベタミプロンは，尿が赤色になる．すべてのβ-ラクタム系薬で，高濃度において痙攣誘発の恐れがある．特に，カルバペネム系薬（イミペネム）は，GABA受容体との親和性が高く，痙攣誘発のリスクが高い．

2)　マクロライド系

相互作用を示す薬物が多く，併用薬の有無，併用禁忌等を確認する．エリスロマイシンは，1日4～6回と服用回数が多く，飲み忘れに注意が必要である．頻度の高い副作用としては，消化器症状，肝障害，QT延長がある．特に消化器でのモチリン様作用に留意すべきである．消化器ホルモンのモチリンは，十二指腸，空腸を刺激して蠕動を促進する．マクロライド類はモチリン受容体を活性化して，蠕動運動を高めることにより，下痢，悪心・嘔吐を誘発する．

3)　ニューキノロン系

頻度は少ないが，最も注意を要するのはQT延長である．他の多くの薬剤との併用によりQT延長のリスクが高くなる．アミオダロン，ジソピラミド，フレカイニドなどの抗不整脈薬，クラリスロマイシン，エリスロマイシンなどの抗菌薬，ベプリジル，ニカルジピンなどの降圧薬，三環系抗うつ薬，ハロペリドール，フェノチアジン類，リスペリドン，クエチアピンとの併用時は注意が必要である．また，制酸剤，カルシウム，マグネシウムとの同時併用により，キレート結合して吸収が低くなる．

光過敏症を起こす恐れがある．特に6位と8位にフッ素をもつジフロロキノロン系薬は光毒性が強く，服用中止後1週間は直射日光を避ける必要がある．NSAIDs服用時，めまい，頭痛，眠気などの中枢神経系副作用のリスクが高まる．

4)　アミノグリコシド系

腎障害，聴覚障害を防止するために，血中濃度をモニターする．高齢者は特にあらかじめクレ

アチニンクリアランスをチェックしておく．

5）テトラサイクリン系

　妊婦，授乳婦には禁忌である．光過敏症が発現する恐れがあるため，直射日光を避ける必要がある．成長期の硬組織によく吸収されるため，乳歯や永久歯の歯冠形成期である出生後から7〜8歳までに投与された場合，歯の黄変（テトラサイクリン歯）を起こすことがある．ミノサイクリンは高頻度で，めまい，運動失調，悪心などの前庭症状を起こすことがある．

Column　ビタミンKとワルファリンの発見　―スイートクローバー中毒―

　納豆やブロッコリーには出血を止める作用のあるビタミンがたくさん含まれている．このビタミンは1929年，オランダ人の大学院生ヘンリク・ダムが発見した．コレステロールの役割を明らかにするため，脂肪分を取り除いた飼料でニワトリのヒナを飼育してみたところ，ヒナは皮下や筋肉などに出血を起こして次々に死んでしまった．この止血因子は新しいビタミンであることがわかり，ドイツ語で血液凝固を意味するKoagulationeの頭文字を取って，ビタミンKと名付けられた．

　ちょうどその頃，カナダ西部の牧場では出血して死亡するウシの病気が多発し，スイートクローバー病と呼ばれていた．1930年代の大恐慌の時，腐ったスイートクローバーを家畜に与えざるを得なかったある農夫が，出血死したウシと固まらない血液，そして餌として与えた腐ったスイートクローバーを，ウィスコンシン大学へ持ち込み助けを求めた．

　研究の結果，出血死の原因は腐ったスイートクローバーに含まれていたビタミンKの作用を阻害する物質だった．スイートクローバー（*Melilotus alba*および*M. officinalis*）は，配糖体メリロトシド（melilotoside）を含んでおり，β-グルコシダーゼで糖がとれると，クマリン（coumarin）が生成する．クマリンは，*Penicillium nigricans*などのカビで代謝されて，ジクマロール（dicumarol）となる．このジクマロールがビタミンKの作用を阻害して出血を引き起こした．

　これをきっかけにビタミンKの阻害薬が開発され，ワルファリンなどのクマリン系抗凝血薬が日の目をみることとなった．

第4章　薬物乱用と依存性薬物

4.1 薬物乱用と依存性

4.1.1 依存性

精神依存，身体依存，耐性に関する定義は国際的にも統一されていない．Savage らの「嗜癖（addiction）」の定義に基づいて作成された，癌緩和医療学会のガイドラインによる定義は以下の通りである．

(1) 精神依存（psychological dependence）
　次のうちいずれか1つを含む行動によって特徴づけられる一次性の慢性神経生物学的疾患である．その発現と徴候に影響を及ぼす遺伝的，心理・社会的，環境的要素がある．
1) 自己制御できずに薬物を使用する．
2) 症状（痛み）がないにもかかわらず強迫的に薬物を使用する．
3) 有害な影響があるにもかかわらず持続して使用する．
4) 薬物に対する強度の欲求がある．
　精神依存のみで身体依存まで進展しない薬物は中枢興奮性に作用する傾向がある．
「例」コカイン，覚せい剤，幻覚剤

(2) 身体依存（physical dependence）
　突然の薬物中止，急速な投与量減少，血中濃度低下および拮抗薬投与によりその薬物に特有な離脱症候群が生じることにより明らかにされる，身体の薬物に対する生理的順応状態である．オピオイドの場合，下痢，鼻漏，発汗，身ぶるいを含む自律神経症状と，中枢神経症状が離脱症候群として起こる．身体依存まで進展する薬物は，中枢抑制的に働く傾向が強い．「例」あへんアルカロイドおよびその合成薬（麻薬性鎮痛薬），アルコールやバルビツール類などの催眠，鎮静薬やニコチンも弱い身体依存を示す．

(3) 耐性（tolerance）
　初期に投与されていた薬物の用量で得られていた薬理学的効果が時間経過とともに減退し，同じ効果を得るためにより多くの用量が必要となる，身体の薬物に対する生理的順応状態である．耐性形成は薬物の薬理作用ごとに異なる．モルヒネの場合，嘔気・嘔吐，眠気などには耐性を形成するが，便秘や縮瞳には耐性を形成しない．

4.1.2 依存性薬物（表4.1，表4.2）

表4.1 薬物依存を起こす薬物

分類	WHO分類	対応する薬物名	精神依存	耐性	身体依存性	規制/中枢作用
麻薬型（モルヒネ型）opiate-type drugs	○	あへん，あへん系薬物，合成麻薬性鎮痛薬	◎	◎	◎	麻薬および向精神薬取締法（麻薬）/抑制
鎮静型 sedative drugs	○	バルビツール酸	◎	○	◎	麻薬および向精神薬取締法（向精神薬）/抑制
		ベンゾジアゼピン類	○	△	○	麻薬および向精神薬取締法（向精神薬）/抑制
	○	アルコール	◎	○	◎	未成年者飲酒禁止法/抑制
大麻型 Cannabis	○	マリファナ(marihuana, marijuana)，ハッシッシ (hashish)	○	○	＊	大麻取締法/抑制
有機溶剤型 volatile solvents/inhalants	○	シンナー（トルエン，キシレン，メタノール，酢酸エチル等）	○	－	＊	毒物および劇物取締法
覚せい剤＊ Stimulant drug	○	コカイン	◎	－	＊	麻薬および向精神薬取締法（麻薬）/興奮
	○	アンフェタミン メタンフェタミン	◎	○	＊	覚せい剤取締法/興奮
幻覚せい型 hallucinogenic drugs	○	LSD（リゼルグ酸ジエチルアミド） PCP（フェンサイクリジン）	△	○	－	麻薬および向精神薬取締法（麻薬）/抑制
タバコ tobacco		ニコチン	○	◎	△	未成年喫煙禁止法

○：中程度　◎：強　△：弱　－：無
＊：軽度の身体依存性があるという意見も強い．
＊　WHOの分類では覚せい剤にカートが入り，9つに分類される．

表4.2 依存性の注意が必要な医薬品

食欲抑制剤	マジンドール
あへんアルカロイド	あへん，塩酸モルヒネ，リン酸コデイン等
合成麻薬	塩酸ペチジン
ベンズアゾシン系鎮痛薬	ペンタゾシン
バルビツール酸系	フェノバルビタール
ベンゾジアゼピン系	オキサゾラム，クロナゼパム，ニトラゼパム，塩酸フルラゼパム，ミダゾラム，フルトプラゼパム他
中枢性鎮痛薬	塩酸ブプレノルフィン
抗パーキンソン剤	ビペリデン

4.1.3 薬物乱用 (drug abuse)

(1) WHO の定義

WHO では，薬物乱用を「薬物を医学的常識，法的規制，あるいは社会的慣習に故意に反した目的あるいは用法のもとに過剰摂取する行為（persistent or sporadic excessive drug use inconsistent with or unrelated to acceptable medical practice.)」と定義している．すなわち，医薬品を医療目的以外に使用すること，または医療目的にない薬物を不正に使用することをいう．例えば，不眠症でないのに睡眠薬を服用したり，シンナーを快楽を得るために使用することをいう．たとえ1回でも使用すれば乱用になる．薬物乱用を抑制するためには，「薬物，ヒト，環境」の3要因に対する対策が必要である．精神に影響を及ぼし習慣性があり，乱用のおそれのある薬物として，覚せい剤，大麻，MDMA，コカイン，ヘロイン，向精神薬，シンナー，あへん，指定薬物などがあげられる．

(2) 薬物乱用の弊害（図4.1）

薬物を使用したとき，期待した効果が得られない場合や不快感が現れた場合は，繰り返し使用することにならないが，向精神作用や好ましい感覚（快感）が得られると，再び満足感（報酬的効果）を得たいとか，不安や苦痛から解放されたいという願望から，薬物探索行動*へと繋がっていく．薬物を反復使用していくうちに，耐性ができると，期待する効果を得るために増量する

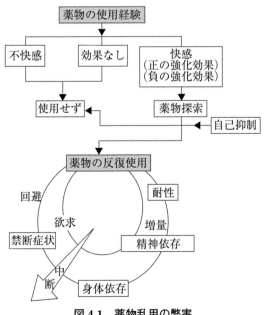

図4.1 薬物乱用の弊害

こととなり，精神依存から身体依存へと進んでいく．こうなると離脱困難となり，強迫的使用*を繰り返すこととなる．何かのきっかけで使用が中断されると禁断症状*が出る．

4.1.4　薬物規制に関する法律（表4.3）

表4.3　薬物規制に関する法律

麻薬及び向精神薬取締法	麻薬	あへんアルカロイド	モルヒネ，ジアセチルモルヒネ（ヘロイン）等
		コカインアルカロイド	コカイン等
		合成麻薬	ペチジン，メサドン，MDMA，LSD，PCP，2-CB 等
	麻薬原料植物		コカ，マジックマッシュルーム等
	向精神薬	睡眠薬	トリアゾラム（ハルシオン），ニメタゼパム（エリミン）等
		精神安定剤	メプロバメート等
		食欲抑制剤	フェンテルミン，マジンドール等
		鎮痛剤	ペンタゾシン，ブプレノルフィン等
		中枢神経興奮剤	メチルフェニデート（リタリン）等
	麻薬向精神薬原料		サフロール，無水酢酸，エルゴタミン，リゼルギン酸等
あへん法	けし，あへん，けしがら		
大麻取締法	大麻草及びその製品（大麻樹脂を含む）．ただし，大麻草の成熟した茎・その製品，大麻草の種子・その製品を除く．		
覚せい剤取締法	覚せい剤		アンフェタミン，メタンフェタミン等
	覚せい剤原料		エフェドリン，フェニル酢酸等
麻薬特例法			
医薬品医療機器等法*	指定薬物		亜硝酸イソブチル，5-MeO-MIPT，JWH-018 等
毒物及び劇物取締法	興奮，幻覚又は麻酔の作用を有する毒物・劇物		トルエン，シンナー等

*薬事法が改正され，2014年11月25日より「医薬品，医療機器等の品質，有効性及び安全性の確保等に関する法律」（医薬品医療機器等法もしくは薬機法と略す）という名称で施行された．

(1)　薬物5法

①麻薬及び向精神薬取締法，②大麻取締法，③あへん法，④覚せい剤取締法，⑤国際的な協力の下に規制薬物に係る不正行為を助長する行為等の防止を図るための麻薬及び向精神薬取締法等に関する法律

---

*強迫的使用：薬物をやめたいという気持ちがありながら意のままにならず薬物を頻繁に使用すること．
禁断症状：薬物を急激に中断したとき現れる心身の症状．（一方，退薬症状とは完全に薬物を中断しなくても，薬物の血中濃度が急激に下がった状態で現れる症状をいう）．
薬物探索行動：薬物を切らすまいとして，何とか手に入れようとして示す行動．

(2) 日本で最も問題となっている規制薬物 (表4.4, 表4.5)

表4.4 事犯別検挙者数（人）

	平成14年	平成15年	平成16年	平成17年	平成18年	平成19年	平成20年	平成21年	平成22年	平成23年
麻薬及び向精神薬取締法	327	530	635	606	611	542	601	429	375	346
うちヘロイン	43	75	16	23	22	15	15	16	22	19
うちコカイン	55	66	82	44	82	114	120	135	112	99
うちMDMA等錠剤型合成麻薬	138	272	450	472	409	312	311	140	93	86
うち向精神薬	37	26	52	35	45	39	46	31	43	63
その他	54	91	35	32	53	66	109	107	105	79
あへん法	55	55	68	13	27	47	21	28	23	12
大麻取締法	1,873	2,173	2,312	2,063	2,423	2,375	2,867	3,087	2,367	1,759
覚せい剤取締法	16,964	14,797	12,397	13,549	11,821	12,211	11,231	11,873	12,200	12,083
合計	19,219	17,555	15,412	16,231	14,882	15,175	14,720	15,417	14,965	14,200

厚生労働省・警察庁・海上保安庁の統計資料による．（平成20年からは一部を除き内閣府集計による）

表4.5 主な薬物押収量（kg）ただし，MDMA等錠剤型合成麻薬は（錠）

	平成14年	平成15年	平成16年	平成17年	平成18年	平成19年	平成20年	平成21年	平成22年	平成23年
ヘロイン	20.9	5.1	0.0	0.1	2.3	2.0	1.0	1.2	0.3	3.6
コカイン	17.0	2.5	85.5	2.9	9.9	19.1	5.6	11.6	7.2	28.8
あへん	5.7	6.5	2.0	1.0	28.1	19.6	6.6	3.2	3.7	7.6
乾燥大麻（大麻タバコを含む）	256.5	558.2	642.4	652.4	232.9	503.6	382.3	207.4	181.7	141.1
大麻樹脂	275.3	323.9	327.5	233.9	98.7	56.9	33.4	17.4	13.9	28.4
覚せい剤	442.1	493.5	411.3	122.8	144.0	359.0	402.6	369.5	310.7	350.9
MDMA等錠剤型合成麻薬	190,280	393,757	469,483	576,748	195,294	1,278,354	217,882	91,960	18,246	27,187

厚生労働省・警察庁・財務省・海上保安庁の統計資料による．（平成20年からは内閣府集計による）

4.1.5 依存症の治療

民間の薬物依存症リハビリ施設として，ダルクがある．ダルク（DARC）とは，ドラッグ（Drug＝薬物）のD，アディクション（Addiction＝嗜癖，病的依存）のA，リハビリテーション（Rihabilitation＝回復）のR，センター（Center＝施設，建物）のCを組み合わせた造語で，覚せい剤，有機溶剤（シンナー等），市販薬，その他の薬物から解放されるためのプログラムを

持っている.

4.2 危険ドラッグと指定薬物制度

4.2.1 危険ドラッグ（表 4.6）

　欧州において，2004 年以降に「Spice」等の商品名をもつ乾燥植物片が流行した．これらの植物片を吸煙すると大麻と同様の体験ができることからインターネットを通じて広く流通し，「合法ハーブ」などと呼ばれ流行した．2008 年，この Spice から JWH-018 などの合成カンナビノイドが検出されたが，これに対する法規制がなかったことから，「脱法ハーブ」と呼ばれるようになった．脱法ハーブは，乾燥させた植物片に，規制薬物と類似の有害性が疑われる物質が混ぜてあり，人に乱用させることを目的に販売されているもので，幻覚作用や中枢作用がある．日本では 2006 年に初めて流通が確認され，香りや匂いのある成分を添加して，植物片は「お香」や「ハーブ」，粉末は「バスソルト（入浴剤）」，液体は「アロマリキッド」など称して販売された．実際には高揚感，多幸感，不安の軽減，幻覚などを経験するためにタバコのように吸煙，または経口摂取されていた．2011 年 10 月以降，これら脱法ハーブを販売する店舗が増加し，乱用者も激増した．2013 年 10 月，厚生労働省研究班が初の全国調査で，15～64 歳の男女 5 千人を無作為に選び，59％から有効回答を得た．いわゆる脱法ドラッグを使用したことがある人が全体の 0.4％（250 人に 1 人）で，全国で約 39 万 9800 人に上ると推計された．

表 4.6　危険ドラッグ

対象薬物	使用経験	平均年齢
シンナー	1.9%	43.8
大麻	1.1%	40.7
覚せい剤	0.5%	40.1
脱法ドラッグ	0.4%	33.8
いずれか	2.5%	

　2014 年 7 月 15 日，東京・池袋で，脱法ハーブを吸引後，車を暴走させ，8 人が死傷した事件が起こった．厚生労働省は，警察庁とともに，いわゆる「脱法ドラッグ」について，これらが危険な薬物であるという内容にふさわしい呼称の意見を募集，新呼称名「危険ドラッグ」を選定した（2014 年 7 月 22 日）．
　2014 年 12 月に医薬品医療機器等法（旧薬事法）の改正法が施行された．これにより，① 検査命令，販売等停止命令の対象物の拡張により「指定薬物と同等以上に精神毒性を有する蓋然性が高いもの」も対象となった．② 立ち入り検査の対象物・対象者の拡張，③ 販売等停止命令の対象行為に広告を追加，④ 販売等の広域的禁止により，販売等停止命令の対象物品の製造，販売，授与，陳列，広告が禁止された．さらに所持，購入も禁止となった．

(1) 危険ドラッグに添加されている合成薬物

1) 合成カンナビノイド

　脳内に存在するカンナビノイドタイプ1（CB1）受容体に作用し，陶酔感，多幸感，記憶および認知機能，乱用・依存形成に関与する物質が合成カンナビノイドである．大麻の主成分であるTHCより精神作用が強力で依存・乱用形成が強い．中毒症状として，不穏，興奮，攻撃性，発語困難，記銘力障害，傾眠や昏睡などの意識障害，パニック発作，幻覚，妄想，錯乱，痙攣，めまい，賛同，悪心・嘔吐，胸痛，動悸などの報告がある．長期使用による薬物依存症や幻覚・妄想を伴う精神病性障害の報告もある．

2) 合成カチノン

　メタンフェタミンやMDMAと類似した構造を持つカチノンは，脳内ではノルアドレナリン，ドパミン，セロトニンなどのモノアミンの遊離を促進し，かつ再取り込みも阻害して中枢神経興奮作用を示す．高揚感，多幸感，陶酔感，興奮など体験を得るために接種されるが，中毒症状として，不穏・興奮，攻撃性，暴力行為，幻覚，妄想，錯乱，自殺念慮，脱水，頻脈，胸痛，高血圧，不整脈，横紋筋融解症，腎障害，肝障害，死亡などの報告がある．

4.2.2　指定薬物制度（図4.2）

　医薬品医療機器等法では中枢神経系の興奮若しくは抑制又は幻覚の作用（当該作用の維持又は強化の作用を含む．以下「精神毒性」という．）を有する蓋然性が高く，かつ，人の身体に使用された場合に保健衛生上の危害が発生するおそれがある物を指定薬物として定義する．ただし，大麻，覚せい剤，麻薬，向精神薬，あへん及びけしがらを除き，厚生労働大臣が薬事・食品衛生審議会の意見を聴いて指定するものをいう（第2条の15）．また，指定薬物は，疾病の診断，治療又は予防の用途及び人の身体に対する危害の発生を伴うおそれがない用途以外の用途に供するための製造，輸入，販売，授与，所持，購入，もしくは譲り受け，又は医療等の用途以外の用途に使用してはならない（第76条の4）．

　指定薬物及びこれを含有する物は，薬事法において，疾病の診断，治療又は予防の用途及び人の身体に対する危害の発生を伴うおそれがない用途以外の用途に供するための製造，輸入，販売，授与，所持，購入，又は販売もしくは授与の目的での貯蔵，もしくは陳列は禁止されており，これらについては，同法に基づき3年以下の懲役もしくは300万円以下の罰金，又はこれを併科（業として行った場合は，5年以下の懲役若しくは500万円以下の罰金，又はこれを併科）すると規定されている．

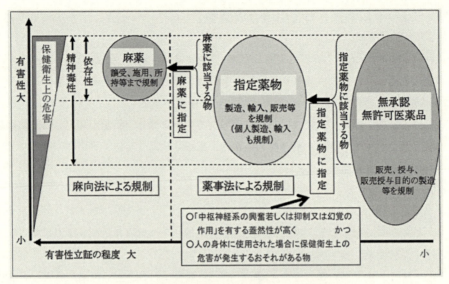

図4.2 指定薬物制度による違法ドラッグ対策
3段階規制での迅速かつ的確な対応を実現．

(1) 包括指定

医薬品医療機器等法で規制する「指定薬物」と化学構造が類似している特定の物質群を指定薬物として包括的に規制する．

厚生労働省は，2013年2月20日付けで指定薬物を包括指定する省令を公布し，3月22日に施行した．包括指定される物質群は，合成カンナビノイド類に多くみられる「ナフトイルインドール」を基本骨格とし，分子が結合する位置3か所を特定した．

指定物質数は772物質（指定範囲に含まれる775物質から麻薬に指定されている3物質を除く）（図4.3）．さらに2-アミノ-1-フェニル-プロパン-1-オン（通称カチノン）を基本骨格とする物質群840物質が包括指定され，指定薬物の総数は，平成27年8月19日時点で2,316物質となった．

施行後は，これらの物質とこれらの物質を含む製品の製造，輸入，販売，授与，所持，購入が

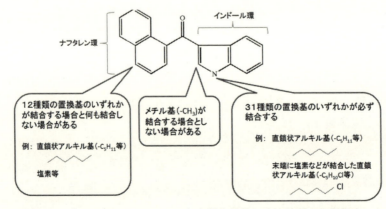

図4.3 「ナフトイルインドール」を基本骨格にもつ物質の包括指定
(1H-インドール-3-イル)(ナフタレン-1-イル)メタノン（JWH-018（合成カンナビノイド系の物質で平成24年に麻薬に指定）などの基本骨格）

原則禁止される（図4.4）.

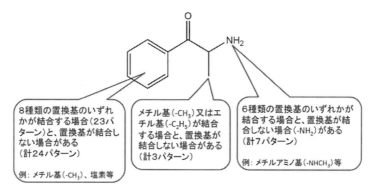

図4.4 「カチノン（2-アミノ-1-フェニル-プロパン-1-オン）」を基本骨格にもつ物質の包括指定

4.3 覚せい剤

　覚せい剤は中枢興奮薬の1種であり，大脳皮質に作用して精神的機能を亢進し，疲労感および眠気を除去し，作業能率の一時的な向上が認められる．乱用によって依存性を生じ，幻覚，妄想，人格変化などをきたす．「覚せい剤取締法」では，アンフェタミン，メタンフェタミンおよびその塩類，その原料が指定されている（図4.5）.

(1) 作用と毒性
　中枢興奮作用と交感神経興奮作用（末梢性血行作用）がある．
中枢興奮作用：大脳皮質と脳幹の両部位に作用する．興奮，思考力・判断力の増加，作業能力が
　　増加．眠気，疲労感を除き，憂うつ状態を回復．交感神経興奮作用は，血管を収縮，持続的に

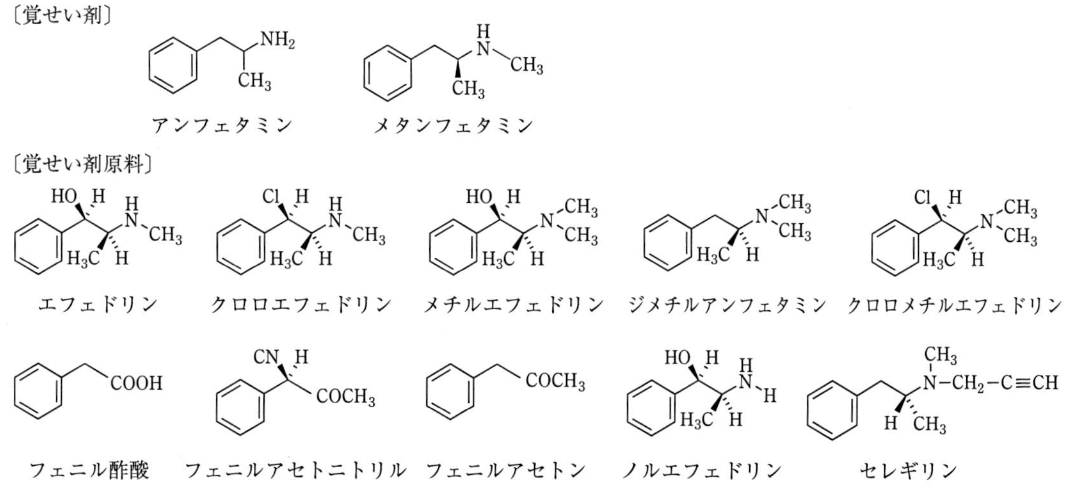

〔覚せい剤〕
アンフェタミン　　メタンフェタミン

〔覚せい剤原料〕
エフェドリン　クロロエフェドリン　メチルエフェドリン　ジメチルアンフェタミン　クロロメチルエフェドリン

フェニル酢酸　フェニルアセトニトリル　フェニルアセトン　ノルエフェドリン　セレギリン

図4.5　覚せい剤取締法で規制される覚せい剤および覚せい剤原料
（川嶋洋一他著（2014）衛生化学詳解　下，p.381，図6-9，京都廣川書店）

血圧上昇,心拍数を増やす.

毒性・習慣性
- 1回3～5 mg,1日10～15 mgで,血圧上昇,発汗,口渇,下痢,食欲不振,不眠症,不安,悪心,虚脱,めまい
- 大量使用：興奮,じょう舌,四肢のふるえ,動悸
- 連用：耐性,依存性が現れ,服用中止により強くないが禁断症状
- 慢性中毒：統合失調症に近似し,幻覚・被害妄想,幻聴が現れ,凶暴になる.

(2) メタンフェタミン（フェニルメチルアミノプロパン）（図4.6）
- 1893年,長井長義により麻黄からのエフェドリン抽出に関連して発見創製された.日本では,戦中,戦後,ヒロポンの名で販売されたため,ほとんどの覚せい剤中毒事犯はメタンフェタミンが原因である.
- 代謝：芳香環p-位水酸化とN-脱メチル化,酸化的脱アミノ化が起こる.
- ヒトでは,未変化体（18～27％）,p-ヒドロキシメタンフェタミン（14～16％）,アンフェタミン（2～3％）,ノルエフェドリン（2％）,p-ヒドロキシアンフェタミン,p-ヒドロキシノルエフェドリン,馬尿酸（4～6％）が尿中排泄される.

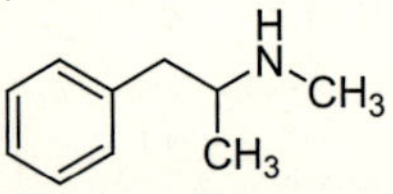

図4.6 メタンフェタミン

(3) アンフェタミン（フェニルアミノプロパン）（図4.7）
- 1887年初めて合成され,1933年覚せい作用が発見された.
- p-水酸化反応,酸化的脱アミノ化反応により代謝される.
- ヒトでは24時間中に未変化体30％,21％が安息香酸と抱合体（16％馬尿酸,4％ベンゾイルグルクロナイド）が尿中に排泄される（図4.7）.

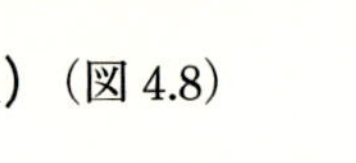

図4.7 アンフェタミン

(4) エフェドリン（1-フェニル-2-メチルアミノプロパノール-1）（図4.8）
- 麻黄から抽出された天然品と化学合成された合成品がある.
- 分子中に2個の不斉炭素を有するので4種の異性体とそのラセミ体の6種がある.
- ヒトで80％が尿中排泄,4.3％がフェニルプロパノールアミンとなる.

図4.8 エフェドリン

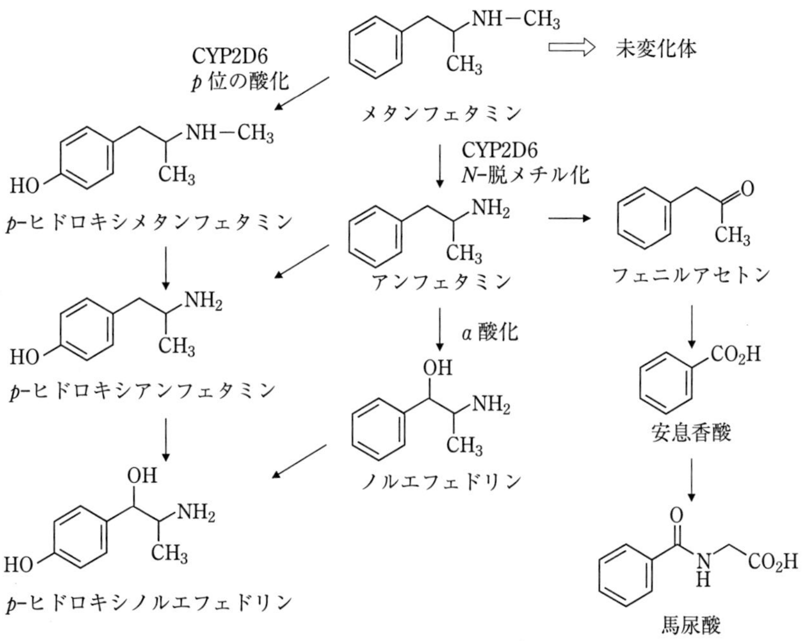

図 4.9　メタンフェタミンおよびアンフェタミンの代謝経路
（川嶋洋一他著（2014）衛生化学詳解　下，p.386，図 6-16，京都廣川書店）

(5) シモン（Simon）反応

脂肪族第二級アミンの呈色反応であり，メタンフェタミン，クロロエフェドリンは陽性に，アンフェタミンは陰性となる．また，エフェドリンは構造上は陽性となるはずだが，陰性となる．

方法：
1. 微量の試料を白色滴板上にとる．
2. 20％炭酸ナトリウム溶液1滴，50％アセトアルデヒド・エタノール溶液1滴，および1％ニトロプルシッドナトリウム溶液1滴を加える．
3. 脂肪族第二級アミンにより青色～青藍色に呈色する．

4.4　向精神薬（psychotropic drug）

　向精神薬とは，中枢神経系に作用して，精神機能に影響を及ぼす物質で，その薬理作用によって鎮静剤系と興奮剤系に大別される．向精神薬はほとんどが医薬品として流通しているが，医師の指示によらずに乱用すると，感情が不安定になる，判断力が鈍くなる，歩行失調になるなど心身への障害が生じ大変危険なため，その不正な取引は「麻薬及び向精神薬取締法」により規制されている．法的には，精神安定薬，催眠鎮静薬，鎮痛薬，抗てんかん薬，中枢興奮薬が含まれる．バルビツール酸なども含まれる（表 4.7）．

表 4.7 向精神薬の構造式

第1種 乱用のおそれ及び乱用された場合の有害作用が比較的高い物質	メチルフェニデート、セコバルビタール、メタカロン、メクロカロン、フェネチリン、フェンメトラジン の構造式
第2種 乱用のおそれ及び乱用された場合の有害作用が中程度の物質	ペントバルビタール、ブタルビタール、アモバルビタール、シクロバルビタール、ブプレノルフィン、ペンタゾシン、グルテチミド、2-アミノ-1-フェニルプロパン-1-オール（右旋性のものはカチン） の構造式
第3種 乱用のおそれ及び乱用された場合の有害作用が第2種に比し、低い物質	ジアゼパム、オキサゾラム、クロチアゼパム、クロルジアゼポキシド、バルビタール、ニトラゼパム、フェノバルビタール の構造式

現在，日本で医薬品として流通しているものとしては，第1種にはセコバルビタール，メチルフェニデート，モダフィニルがあり，第2種にはブプレノルフィン，フルニトラゼパム，ペンタゾシン，ペントバルビタール，アモバルビタールがある．また第3種には，アルプラゾラム，エスタゾラム，オキサゾラム，トリアゾラム，クロキサゾラム，ジアゼパム，クロチアゼパム，クロルジアゼポキシド，ニトラゼパムなどのベンゾジアゼピン系化合物や，アロバルビタール，バ

ルビタール，フェノバルビタール，などのバルビツール酸類がある．

(1) メチルフェニデート塩酸塩 （向精神薬（第一種））（図 4.10）

一般名：メチルフェニデート塩酸塩（methylphenidate hydrochloride）
化学名：methyl α-phenyl-2-piperidineacelate hydrochloride
分子式：$C_{14}H_{19}NO_2 \cdot HCl$
分子量：269.77

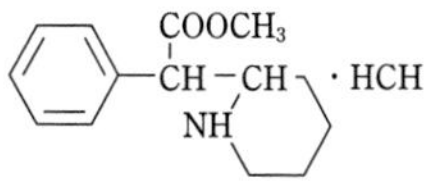

図 4.10 メチルフェニデート塩酸塩

1) リタリン
適応症：ナルコレプシー
【警告】本剤の投与は，ナルコレプシーの診断，治療に精通し，薬物依存を含む本剤のリスク等についても十分に管理できる医師・医療機関・管理薬剤師のいる薬局のもとでのみ行うとともに，それら薬局においては，調剤前に当該医師・医療機関を確認した上で調剤を行うこと．

2) コンサータ
適応症：小児期における注意欠陥/多動性障害（AD/HD）
小児に中枢神経刺激剤を長期投与した場合に体重増加の抑制，成長遅延が報告されている
禁忌：重症うつ病の患者（抑うつ症状が悪化するおそれがある）
褐色細胞腫のある患者（血圧を上昇させるおそれがある）
不整頻拍，狭心症のある患者（症状を悪化させるおそれがある）

(2) メタカロン（法：第一種向精神薬）（図 4.11）

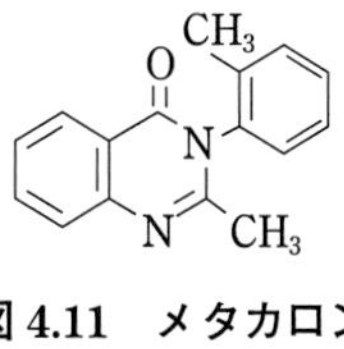

・2-メチル-3-オルト-トリルキナゾロン
・抗マラリア薬の研究中に 1955 年に発見．
・催眠作用はフェノバルビタールの 1/2 で毒性は 1/10．1 回 0.15～0.2 g，服用後 10～20 分で催眠作用が出て，6～8 時間持続．ほとんどが代謝
・乱用薬物として 3 g 以上常用耐性があり，身体依存を生ずる．

図 4.11 メタカロン

(3) バルビツール酸系催眠薬

抱水クロラール，ウレタンに代わるものとして開発された．代謝と薬効，作用時間には相関性がある．水溶液中ではわずかに解離して弱酸を示す．pH 7.4 の血液中では 25～50％解離する．催眠作用により，長時間型（6 時間以上）であるバルビタール，フェノバルビタール，中間型（3～6 時間）であるアモバルビタール，短時間型（3 時間以下）のペントバルビタールに分類される．

1) フェノバルビタール（図 4.12）
・1912 より，抗てんかん薬として，鎮静剤として汎用
・ミクロソームの薬物代謝酵素を誘導する．
・ヒトでの最少致死量：6 g（致死濃度：78～116 μg/mL）

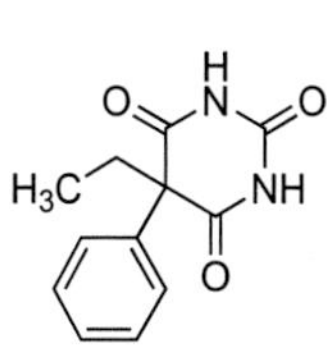

図 4.12 フェノバルビタール

- 中毒症状：意識障害，呼吸抑制，低体温，低血圧
  QTc 延長
- 血中濃度（TDM）：治療濃度：15～30 μg/mL,
- 中毒濃度＞40 μg/mL，致死濃度＞70 μg/mL
- ピークに達する時間も半日かかり，腸管循環により血中濃度が再度あがるため，活性炭の繰り返し投与をしながら，血中濃度を確認する．
- 尿中には未変化体が排泄される．

4.5 麻薬に分類される物質（表 4.8，表 4.9）

麻薬および向精神薬取締法でいう，麻薬とは ① ケシからとれる麻薬（あへんアルカロイド）とそれから半合成されるヘロイン，② コカの葉からとれるコカアルカロイドおよび ③ 合成麻薬の 3 つに大きく分類される．

4.5.1　あへんおよびあへんアルカロイド

(1) あへん

- 生あへん：ケシの未熟果（けし坊主）を傷つけて，液汁を採取し，放置して水分を蒸発させ，凝固させて製造される．
- 20 種類以上のアルカロイドが含有されている．
- あへんの不正栽培の原産地として，メコン川を挟む「黄金の三角地帯」（タイ，ミャンマー，ラオス）が有名であるが，現在は「黄金の三日月地帯」（アフガニスタン，パキスタン，イラン）に移っており，約 9 割がアフガニスタンで栽培されている．

表 4.8　あへん法

あへん	ケシの液汁が凝固したものおよびこれを加工したもの
けし	*Papaver somniferum* L.（ソムニフェルム） *P. setigerum* D.C.（セティゲルム）
けしがら	けしの麻薬を抽出できる部分（種子をのぞく）

表4.9 麻薬及び向精神薬取締法（抜粋）

麻薬	別表第一にあげる物
あへん	あへん法に規定するあへん
けしがら	あへん法で規定するけしがら
麻薬原料植物	別表第二にあげる植物 エリスロキシロン・コカ・ラム（和名コカ） エリスロキシロン・ノヴォグラナテンセ・ヒエロン パパヴェル・ブラクテアツム・リンドル（和名ハカマオニゲシ）
家庭麻薬	別表第一第七十六号イに規定するもの 千分中十分以下のコデイン，ジヒドロコデイン又はこれらの塩類を含有する物
向精神薬	別表第三にあげるもの（フェノバルビタールなど）
麻薬向精神薬原料	別表第四にあげるもの（アセトン，エチルエーテルなど）

(2) メコン酸（図4.13）

- あへんの成分として特有で，含量が多いため，あへんの鑑定上重要．
- アルカロイドではない．
- 硫酸酸性下，塩化第二鉄を加えて，血赤色を呈する．
- しかし，極性が高いのであへんのエーテル抽出物では呈色されない．
- エーテル抽出物からはガスクロマトグラフィーによりメコニンが検出．

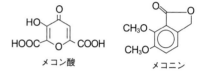

図4.13 メコン酸とメコニン

(3) あへんアルカロイドと類似物質（図4.14, 図4.16）

1) モルヒネ

　モルヒネ（図4.14）は，1803年，ドイツ人薬剤師のセルッツナーによって，初めて単離され，ギリシャ神話の「夢の神であるモルフェウスMorpheusにちなんでmorphinumと名付けられた．1925年，構造式が提唱され，1952年に全合成により確認された．

　モルヒネは優れた鎮痛剤で，5～10 mgを皮下注射すると痛みが消失，5～6時間持続する．15～20 mgでは痛みをおさえる前に，催眠作用が発現する．す．呼吸抑制，消化器も影響を受けるため，便秘，排尿困難の副作用が出る．さらに30 mg以上になると，急性中毒となり，昏睡，血圧低下の症状が出る．鎮痛作用だけでなく，不安，緊張，恐怖を消し，陶酔感を味わうことができるため，戦時中の極限状態下で乱用された．モルヒネは4時間毎に1～2週間続けると，耐性が形成され，増量することになる．摂取を中断すると，激しい禁断症状が6～10時間後に始まる．不安，嘔吐，発汗，不眠，下痢などが出現し，2～3日がピークとなり，10日で消失するが，依存性がなくなるわけではない．中枢神経系と腸平滑筋などの末梢神経にあるオピオイドレセプターを介して作用する．オピオイドレセプターには，ミュー（μ），デルタ（δ），カッパ（κ），シグマ（σ）があるが，モルヒネはミューレセプターのアゴニストである．尿中には未変化体も排泄されるが，3位と6位の水酸基がグルクロン酸抱合を受ける．ヒトでは，3位（M-3-G）が

10倍多く代謝されるが,6位(M-6-G)の方が鎮痛効果が高く,3位の水酸基がフリーであることが関与している.分析はβ-グルクロニダーゼなどで加水分解処理してモルヒネを検出する.

2) コデイン(図4.14)

あへんアルカロイドの1つであるコデインは,1833年に単離された.ジヒドロコデインとともに鎮咳薬として用いる.千分の十以下の場合「家庭麻薬」となる.

コデインの代謝は3経路ある.
1) グルクロン酸抱合によりコデイングルクロニド生成
2) O-脱メチル化反応でモルヒネ生成,その後モルヒネのグルクロン酸抱合による代謝
3) N-脱メチル化反応によるノルコデインの生成と抱合体の生成

分析はβグルクロニダーゼによる加水分解で,コデインとモルヒネを検出する.

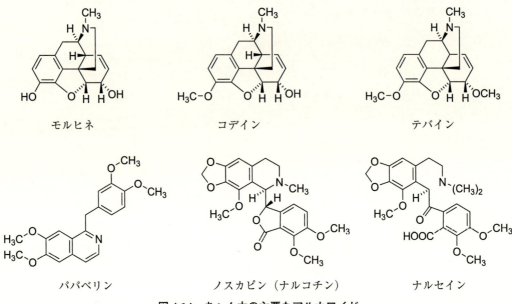

図4.14 あへん中の主要なアルカロイド

3) ノスカピン(図4.14)

・あへんのイソキノリン系アルカロイドで,あへんの確認試験に用いる.
・習慣性はなく,鎮咳作用がある.

4) ジアセチルモルヒネ(ヘロイン,diamorphine)(図4.15)

・塩酸塩がヘロイン(商品名)-チャイナホワイト
・白色,褐色結晶粉末,苦味,水に溶けやすい
・モルヒネの2つの水酸基のアセチル誘導体
・モルヒネより不正に製造されて乱用
・鎮痛作用,鎮咳作用が強く,作用発現がはやい.
・依存性を形成しやすい(身体,精神依存)
・代謝物の6-アセチルモルヒネの脳内への移行速度がはやい.
・代謝が速い(消失半減期:2分)ので,尿中ではモルヒネを検出.

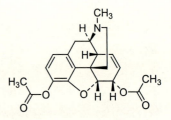

図4.15 ジアセチルモルヒネ(ヘロイン)

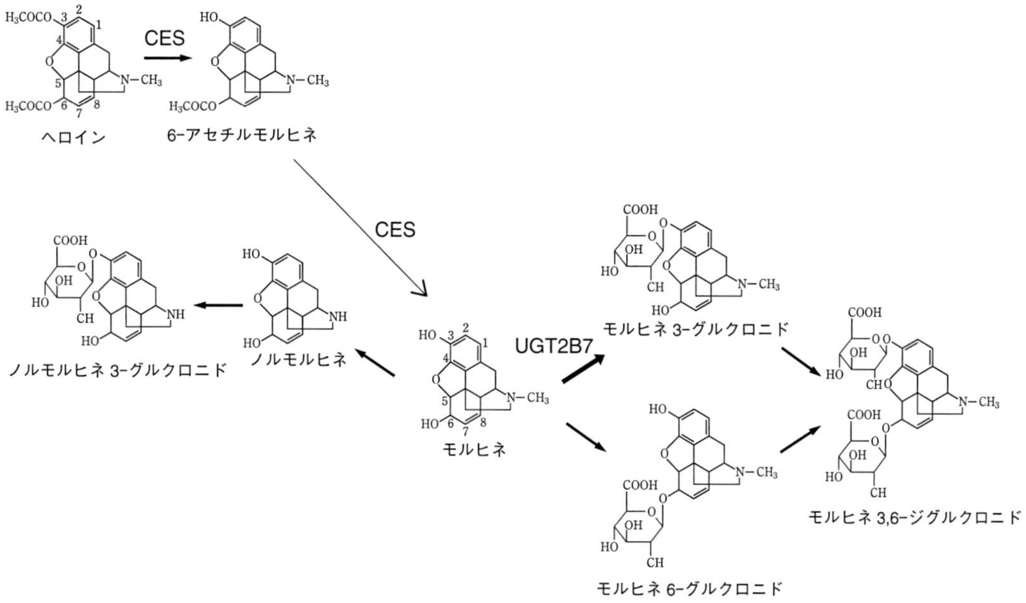

図 4.16　モルヒネ，ヘロインの主代謝経路

（4）　コカアルカロイド
1）コカイン（図 4.17）
- コカ葉（*Erythroxylon coca*，Erythroxylon 種）の主アルカロイド
- 乾燥葉の 1.5％（コカイン，エクゴニンのエステル：麻薬）
- クラック：コカイン塩基-米国での乱用（薄茶のペレット，塊状-吸煙）
- "one hit and you are hooked drug" といわれ，作用発現が速い．
- 粘膜に適用するとつよい局所麻酔作用がある．中枢神経に対する興奮，特に大脳皮質に刺激作用があり，軽度の刺激で快感，依存性を形成．-耐性を生じ，増量．
- エステル結合の加水分解を受け，ベンゾイルエクゴニン，エクゴニン，エクゴニンメチルエステルに代謝．

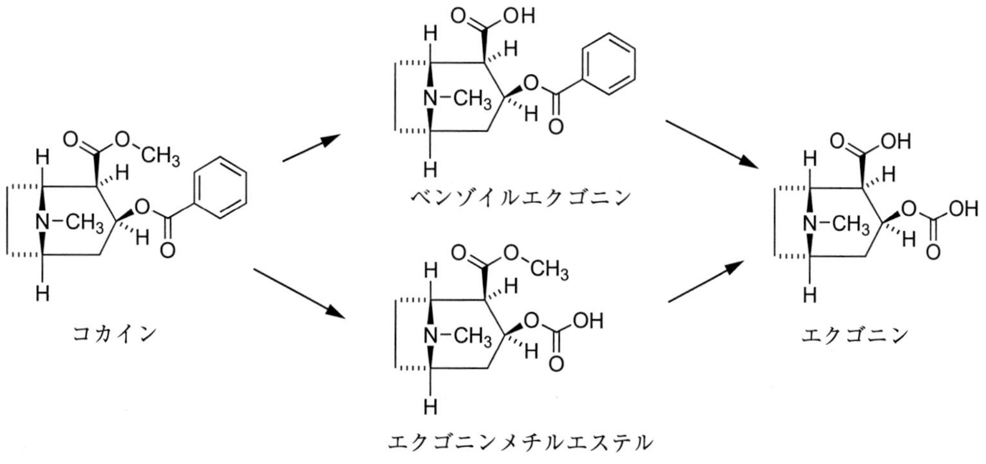

図 4.17　コカインの主要代謝経路

4.6 幻覚剤（hallucinogenic drugs）

思考，気分，知覚に変化を起こさせる精神異常発現薬の1種，特徴として幻視を発現させる作用をもつ薬物．強烈な色彩に富んだ光の動きが見え，あらゆるものが変形して見え，同時にうつ的な気分，不安，恐怖感あるいは興奮状態，距離・時間感覚の異常をもたらす．個人差が大きく，幻覚状態から激しく変化して，分裂症や妄想症のような状態になることもある．基本的に，「麻薬取締法」により麻薬に指定されている．代表的な幻覚剤は構造的に4つに分類される．

主な作用・毒性
・色彩に富んだ幻視，錯視を生じる
・散瞳，頻脈，昇圧，体温上昇，発汗，嘔気，潮紅，筋肉の痙攣
・集中力が低下，距離感覚がなくなり，自分の手足が離れてしまったような異常感覚
・うつ的気分，不安感，恐怖感，分裂症のような症状
・耐性・依存性は低い

4.6.1 リゼルギン酸誘導体

(1) リゼルギン酸ジエチルアミド（LSD）（図4.18）

・1938年，麦角アルカロイドより部分合成され，1943年劇的な幻覚作用が偶然発見された．
・1960年代，アメリカで乱用が青少年の間に流行，社会問題となり規制される．
・1970年，LSDとその塩類が「麻薬取締法」で麻薬に指定．
・成人で20〜75 μg を経口摂取すると30〜60分後に幻覚作用が発現，8〜12時間持続．
・現在，最も強烈な幻覚作用を有する物質である．
・トリプタミン骨格を持っている．
・**トリプタミン骨格**（図4.19）
　トリプタミンは化学式 $C_{10}H_{12}N_2$，インドール誘導体で，トリプトファンから脱炭酸した構造．神経伝達物質であるセロトニン，睡眠を制御するホルモンであるメラトニンなどが，細菌，植物，動物に分布しているトリプタミンアルカロイドは，精神作用効果がある．トリプタミン骨格はマジックマッシュルームに含まれるシロシビン，LSD，ヨヒンビンのようなエルゴリンアルカロイドの一部にも見られる．

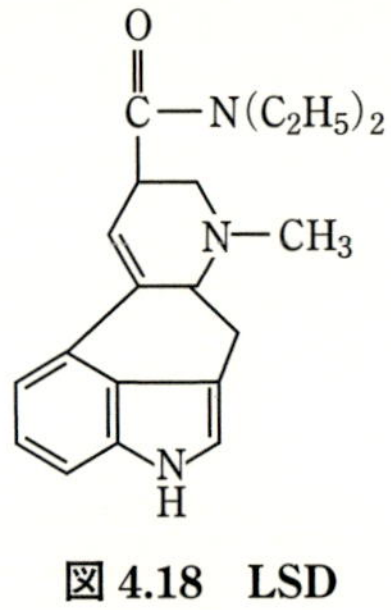

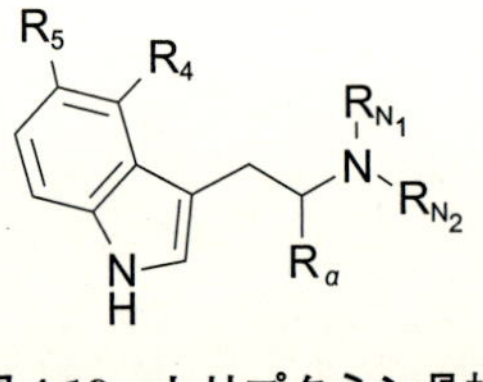

図4.18　LSD

図4.19　トリプタミン骨格

4.6.2　フェネチルアミン誘導体（図4.20）

天然物もあるが，乱用されているのはほとんどが合成品である．

(1)　メスカリン（mescaline）（図4.21）

・南米産のサボテン *Lophophora williamisii* から作られたペヨーテ（peyote）の主成分．成人で200〜600 mg経口摂取すると幻覚作用を発現する．

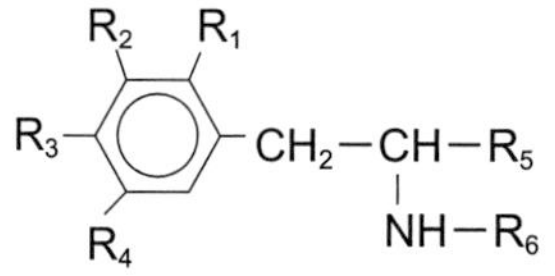

図4.20　フェネチルアミン誘導体

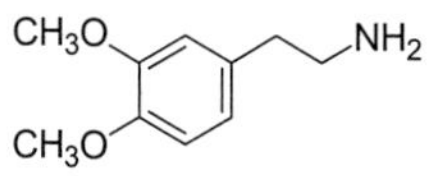

図4.21　メスカリン

(2)　MDMA（3,4-メチレンジオキシメタンフェタミン，3,4-methylene-dioxy-methamphetamine）（図4.22）

　MDMAは，俗名「エクスタシー（Ecstasy）」と呼ばれる，錠剤型合成麻薬で，2000年前後から欧州・米国で押収量が年々増加した．メタンフェタミンやアンフェタミンなどの覚せい剤や，幻覚作用を持つメスカリン（mescaline：3,4,5-trimethoxy-β-phenethylamine）と化学構造的には類似している．通常，75〜100 mgで幻覚作用を発現．

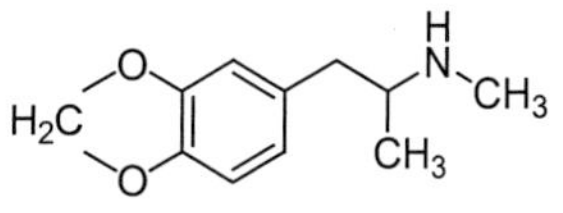

図4.22　MDMA

　錠剤あるいはカプセルとして服用されることが多いが，吸入，注射，坐薬で使われることもある．幻覚作用は投与後15分以内に現れて，約2〜8時間残る．しかし，服用後，数週間経過しても，精神錯乱，抑うつ，睡眠障害，強い不安，妄想が起こることがある．

　心拍数や血圧を上昇．不随意の歯のくいしばりを起こすことがある．不随意の歯のくいしばりを起こすまいとして，おしゃぶりや棒付きキャンデーを口にくわえる者がいる．筋肉の緊張，吐き気，視野のぼやけ，速い眼球運動，失神，悪寒，発汗などを起こすことがある．また，興奮作用により長時間激しく踊り続けるなどの過剰な運動に陥ると，大量の発汗から脱水となり，大量に水分摂取したり，高血圧，心臓や腎臓の機能障害へとつながることもある．心臓発作や脳卒中，痙攣発作などを起こす人もいる．MDMAは，また，体温調節の身体機能に影響し，重篤な悪性高体温症を起こすこともある．MDMA服用後の死亡例もある．MDMAは神経毒性がある．MDMAを長期にわたって服用していると，神経伝達物質であるセロトニンを放出する神経細胞に長期にわたる傷害を生じ，記憶障害が見られる．セロトニンは，脳内で，気分，記憶，睡眠，食欲などの調整の役割を果たす．

4.6.3　インドール誘導体

(1)　シロシビン（psilocybin）（図4.23），シロシン（psilocin）（図4.24）

- 南米産キノコ（*Psilocybe mexicana*）の成分，北米，欧州にもある．
- 乾燥キノコ中に，psilocybinは0.2〜0.4％含有．
- 6〜20 mg，経口摂取で幻覚作用発現．
- アメリカで乱用されているものは合成品．
- トリプタミン骨格を持っている．

(2)　マジックマッシュルーム

　幻覚性キノコ（いわゆるマジックマッシュルーム）の幻覚成分シロシビンおよびシロシンは麻薬に指定されていたが，2002年5月7日付の官報でこれらシロシビン，シロシンを含有するキノコも麻薬原料植物として規制することになったので，麻薬として取り扱われる．公布の日（5月7日）から起算して30日を経過した日（平成14年6月6日）から施行される．

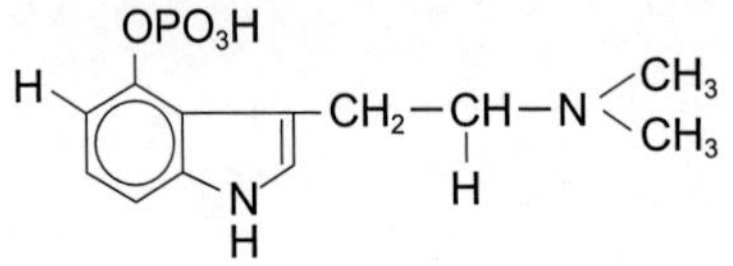

図4.23　シロシビン 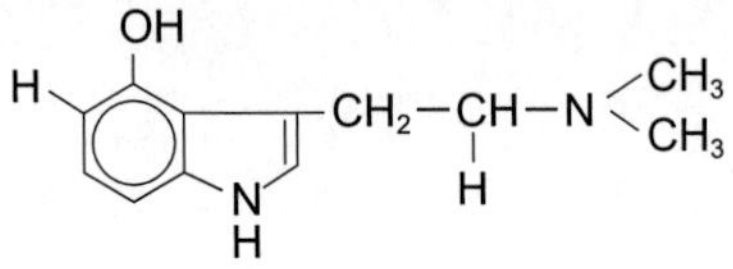　　　　図4.24　シロシン

4.6.4　その他

(1)　フェンサイクリジン（PCP：phencyclidine 1-(1-phenylcyclohexyl)-piperidine）（図4.25）

- 動物の麻酔薬として開発され，アメリカで最も乱用されているものの1つである．
- 5〜10 mg経口摂取すると幻覚作用が発現する．

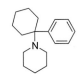

図4.25　フェンサイクリジン

4.7　大麻

4.7.1　カンナビノイド

　植物としてのアサ（*Cannabis sativa* L.）およびその製品を意味し，アサの成熟した茎およびその製品ならびに種子は除く．大麻草およびその製品は「大麻取締法」化学的に合成された Δ^9-テトラヒドロカンナビノール（THC）（図4.26）など7種の異性体と誘導体は「麻薬および向精

神薬取締法」によって規制をうける．
・C21 の化合物群をカンナビノイドという．
・主成分：テトラヒドロカンナビノール（THC）カンナビジオール（CBD），カンナビノール（CBN）
・薬理活性（幻覚作用）の本体は Δ^9-THC である．

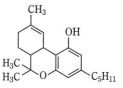

図 4.26　Δ^9-THC

(1) 薬理作用（図 4.25）
・二相性を示す．興奮，抑制，異常行動，個体差が大きい．
・眼球結膜の充血，口渇，悪心，呼吸数減少，心拍数増加，筋力減退，振戦，散瞳
・30 mg で精神作用として幻覚，妄想，多幸感
・耐性，依存性は軽いといわれる．
・代謝物が 80 あまりあるが，大麻の吸煙（摂取）後は，11 位メチル基で最終的にアルコール体，アルデヒド体を経てカルボン酸体に代謝され，尿中に排泄される．
　大麻製品は成分の違いにより大きく 3 種に分かれる．
1) ブアング（bhang）：最も安価で作用が弱い．いわゆる密輸入される乾燥大麻の葉でマリファナ（marihuana）と呼ばれる．
2) ガンジャ（ganja）：栽培された大麻の未熟の果穂および葉
3) ハシッシュ（hashish）：チヤラス（charas）ともいい，最も純度の高い樹脂

4.7.2　医療用マリファナ（medical cannabis）

　大麻（マリファナ）や合成 THC，カンナビノイドを利用した生薬療法．現在，アメリカ合衆国の一部の地域とカナダ・イスラエル・ベルギー・オーストリア・オランダ・イギリス・スペイン・フィンランドなどで使われている．大麻の使用には処方箋が必要になり，地域法によって販売（配給）の方法が異なるのが特徴である．合成大麻成分のドロナビノール（合成テトラヒドロカンナビノール：THC）はアメリカ合衆国でマリノールという商品名で販売され，末期エイズ患者の食欲増進，がんの化学療法に伴う吐き気の緩和のために処方されている．日本では大麻草は大麻取締法の規制により，大麻の化学成分（THC，CBD など）は麻薬及び向精神薬取締法の規制により，医療目的であっても使用，輸入ならびに所持は禁止されている．

適応される疾患
1. 多発性硬化症（MS）
2. 脊髄損傷
3. HIV
4. がんの食欲低下
5. 気管支喘息
6. 緑内障

4.8 有機溶剤

塗料などの工業用溶剤として用いられているシンナーの麻酔性・興奮性を期待して，青少年の乱用が社会問題となった．1972年，劇物および毒物取締法の一部改正により，取り扱いの法的規制が強化された．第3条の3に，「興奮，幻覚又は麻酔の作用を有する毒物又は劇物（これらを含有する物を含む）であって政令の定めるものは，みだりに摂取し，若しくは吸入し，又はこれらの目的で所持してはならない」，同法施行令第32条の2に，「酢酸エチル，トルエン又はメタノールを含有するシンナー（塗料の粘度を減少させるために使用される有機溶剤をいう）及び接着剤とする」と定めた（表4.10）．

表 4.10　ラッカーシンナー13製品中の成分と割合

成分　　　　処方例	平均（％） （成分を含む製品数）
酢酸エチル	9.9（8）
酢酸ブチル	10.8（6）
酢酸アミル	0.3（1）
メタノール	4.1（4）
エタノール	13.8（7）
ブタノール	5.9（6）
ベンゼン	12.7（4）
トルエン	31.4（11）
キシレン	2.5（1）
アセトン	4.2（3）
石油ベンジン（ナフサ）	3.5（2）

(1) ベンゼン（図 4.27）

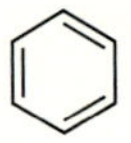

無色透明の液体，特有の臭気がある．主代謝物はフェノール，グルクロン酸や硫酸抱合体として尿中排泄する．ベンゼンの吸入または摂取後の毒性はフェノール類に関連する．特に蒸気吸入は麻酔性があり致命的な急性中毒を起こす恐れがある．急性中毒症状はめまい，興奮，頭痛，頻脈，痙攣，麻痺，精神錯乱，呼吸麻痺．慢性中毒では造血障害，血液細胞，造血器官に対する破壊がある．死亡例では臓器の充血，ベンゼン臭があり致死量は 10～30 g．

図 4.27　ベンゼン

(2) 酢酸エチル（図 4.28）

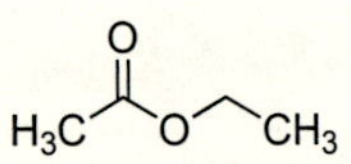

果実様の芳香のある無色液体．経口・吸入・経皮的に吸収される．麻酔性が強く，死亡原因となる．400～600 ppm で 2～3 時間曝露で，鼻や咽喉に刺激作用する．長時間の吸入で肺，腎

図 4.28　酢酸エチル

臓，肝臓，心臓の障害を起す．

(3) メタノール（図4.29）

　無色透明の揮発性液体，わずかに特異な芳香．ホルムアルデヒド，ギ酸に代謝され，代謝物が主な毒性を現す．経口・吸入・経皮的に吸収され，水分含量の多い，特に眼のガラス体，視神経に集まり，視力障害，失明を起こす．代謝産物の方が視神経組織への障害が大きい．メタノールとエタノールは生体内で同じ酵素によって代謝を受け，エタノールの方が酵素の親和性がよいので，メタノール中毒ではエタノールを投与し，代謝物の生成を抑える．8〜30 mLを飲用すると失明，30〜100 mLで致命的．

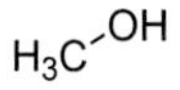

図4.29　酢酸メタノール

(4) トルエン（図4.30）

　シンナー乱用者153人の24時間尿には0.02〜3.8 μg/mLあった．トルエンの代謝物は馬尿酸が尿中に出てくる．死亡例での血中濃度は0.4〜1.5 μg/mL．

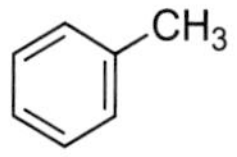

図4.30　トルエン

Part 2

臨床中毒学・救急治療学

第5章　臨床中毒学総論

5.1　中毒とは何か

キーワード

毒・中毒とは何か，LD_{50}，毒物・劇物，毒薬・劇薬，中毒の種類（急性，慢性），食中毒，副作用との違い，中毒を取り巻く用語・概念

5.1.1　毒とはなにか

　中毒の原因となる物質，毒物（poison）とは「化学的な作用によって，健康を害し，ときに死に至らしめるような障害を起こすような物質」と定義することができる．液体や固体や気体などさまざまな形状をとる．それらを経口，吸入，注射，経皮などの経路から摂取し，体内に吸収することによって，生体に有害な作用を起こすことを中毒（poisoning, intoxication）という．

　さらに，現代毒性学の父，パラケルスス（Paracelsus, 1493～1541）は以下のように定義している（図5.1）．

　「すべての物質は毒であり，この世の中に毒でないものは存在しない．まさに用量が，毒か薬かを区別するのである．」

　"All substances are poisons : there is none which is not a poison. The right dose differentiates a poison and a remedy."

　パラケルススは，毒性物質の研究には実験が必要であることを主張し，現代毒性学の基礎を築いた人で，ある物質を治療薬として用いた時と，毒性物質として用いたときとの違いを調べ，その違いは用いる量以外にはないことを示し，用量-反応関係の概念を示した．

　我々薬剤師が取り扱う医薬品を筆頭に，家庭用品や化粧品，洗剤など生活を取り巻くすべての化学物質がすべて中毒を引き起こす原因となりうる．

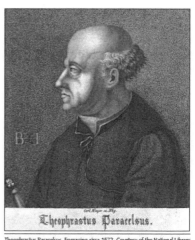

図5.1　パラケルスス

5.1.2　毒の強さの指標

(1)　50％致死量（LD_{50}：lethal dose 50）

LD_{50} は，1 群の実験動物（マウス，ラット）に投与したとき，その 50％が死亡する化学物質の体重当たりの 1 回投与量（mg/kg b.w.）を表す．毒物や毒薬，農薬の急性毒性の基準値であり，複数の物質の急性毒性を比較する際に重要である．しかし，実験動物でのデータをヒトに外挿することは難しいため，臨床毒性を評価する上で目安にするのは望ましくない．

表 5.1 は，LD_{50} を指標に代表的な薬毒物を比較した．

表 5.1　代表的な薬毒物の毒性の強さ

分類	ラット経口 LD_{50} （mg/kg）	薬毒物の例
Super toxic	＜ 5	ダイオキシン，シアン化水素，サリン，硫酸ストリキニーネ
Extremely toxic	5～50	亜ヒ酸，アジ化ナトリウム，シアン化カリウム
Very toxic	50～500	ニコチン，パラコート，フェノバルビタールナトリウム
Moderately toxic	500～5,000	クロロホルム，硫酸モルヒネ，アセトアミノフェン
Slightly toxic	5,000～15,000	エタノール

Loomis, T.A. Essentials of Toxicology, 2nd ed. 1978 より改変．

(2)　ヒトにおける毒性を考える上で重要な概念

実際の中毒症例においては，摂取量の正確なデータは得られないことが多く，摂取量を推定することは難しい．また，ヒトによって通常致死量といわれている量を摂取しても，死亡しない場合もあり，個人差がある（表 5.2）．

表 5.2　摂取量

最少致死量	LD_{LO}：lowest lethal dose	文献報告にある死亡例中の最少の摂取量
最少中毒量	TD_{LO}：lowest toxic dose	中毒症状を出現した症例中の最少の摂取量
最大耐量	MTD：maximum tolerance dose	報告症例中ヒトが死亡しなかった最大摂取量

(3) 環境汚染の指標（表5.3）

表5.3 環境汚染の指標

空気中の化学物質許容濃度	TLV：Threshold Limit Value	米国産業衛生専門家会議（ACGIH：The American conference of Governmental Industrial Hygienists）が定めた値．大部分の労働者が，被害を受けること無しに曝露することが可能な物質の濃度．時間加重平均（TWA），短時間曝露限界（STEL）などで示される．
1日8時間，1週40時間の時間荷重平均濃度	TLV-TWA（Time-Weighted Average）	この濃度ではほとんど全ての労働者は毎日繰り返し曝露しても健康に悪影響を受けない．

(4) 食品添加物や農薬・動物用医薬品の残留などの基準値（表5.4）

表5.4 基準値

無毒性量	NOAEL：No Observed Adverse Effect Level	動物実験または疫学的調査で，曝露群と対照群と比べて曝露により何らの有害な影響の有意な増加が認められなかった最大の曝露量（投与量）
1日摂取許容量	ADI：Acceptable Daily Intake	NOAEL/安全係数 「ヒトが生涯にわたり毎日摂取しても健康上何らの有害な影響が認められない1日当たりの量」（体重1kgあたりの残留農薬などの許容摂取 mg） 一日摂取耐容量（TDI：Tolerable Daily Intake）ともいう．

5.1.3 毒物と毒薬の違い

一般に我々が使っている「毒物・劇物」や「毒薬・劇薬」という用語には法的な定義があり，「少量でも毒性が強いもの」を特に規定している．

(1) 毒物・劇物

「毒物・劇物」は，医薬品及び医薬部外品以外の物質について，毒物劇物取締法により規制され，その判定基準は中央薬事審議会によって，動物実験（急性毒性や皮膚・粘膜への刺激性など）およびヒトにおける知見から定められている（表5.5）．代表的な毒物としては，無機シアン化合物（青酸カリウム，青酸ソーダ等），フッ化水素，水銀及び水銀化合物，ヒ素及びヒ素化合物，セレン及びセレン化合物，アジ化ナトリウム，黄リンなどがある．劇物としては，塩酸，硫酸，硝酸，ギ酸，シュウ酸，水酸化ナトリウム，過酸化水素，塩素，臭素，ヨウ素，アンモニア，メタノール，トルエン，カドミウム化合物，鉛化合物などがあげられる．

表 5.5　動物実験における急性毒性（LD_{50} 値）による毒物・劇物の判定基準

	毒　物	劇　物
経口	LD_{50} が 50 mg/kg 以下のもの	LD_{50} が 50 mg/kg を越えて，300 mg/kg 以下のもの
経皮	LD_{50} が 200 mg/kg 以下のもの	LD_{50} が 200 mg/kg を越えて，1000 mg/kg 以下のもの
吸入（ガス）	LD_{50} が 500 ppm（4 hr）以下のもの	LD_{50} が 500 ppm（4 hr）を越えて，2500 ppm（4 hr）以下のもの

その他の劇物：硫酸，水酸化ナトリウム，フェノールなどと同等以上の刺激性を有するもの

1) 興奮，幻覚等の作用を有する毒物又は劇物（法第 3 条の 3）

興奮，幻覚等の作用を有する毒物又は劇物であって政令で定めるものは，みだりに摂取し，若しくは吸入し，又はこれらの目的で所持してはならない．

トルエン並びに酢酸エチル，トルエン又はメタノールを含有するシンナー（塗料の粘度を減少させるために使用される有機溶剤をいう．），接着剤，塗料及び閉そく用又はシーリング用の充てん料とする．

2) 発火性又は爆発性のある劇物（法第 3 条の 4）

引火性，発火性又は爆発性のある毒物又は劇物であって政令で定めるものは，業務その他正当な理由による場合を除いては，所持してはならない．

・亜塩素酸ナトリウム及びこれを含有する製剤（亜塩素酸ナトリウム 30％以上を含有するものに限る．）
・塩素酸塩類及びこれを含有する製剤（塩素酸塩類 35＜％以上を含有するものに限る．）
・ナトリウム
・ピクリン酸

3) 特定毒物

毒物の中でも，「その毒性が極めて強く，当該物質が広く一般に使用されるか又は使用されると考えられるものなどで，危害発生の恐れが著しいもの」は「特定毒物」と定められている．毒物及び劇物取締法第 2 条 3 項で指定されている四アルキル鉛，モノフルオール酢酸，モノフルオール酢酸塩類など 19 項目が指定されている．

(2) 毒薬・劇薬

「毒薬・劇薬」は，医薬品の分類上，毒性の強いものは，毒薬（poisonous drugs），劇性の強いものは劇薬（powerful drugs）として，厚生大臣が品目を指定し，取扱い上の規制しており，それ以外のものは普通薬（common drugs）という．これらは摂取され，または外用された場合に，極量が致死量に近い，蓄積作用が強い，または薬理作用が激しいなどの理由から，ヒトまたは動物の機能に危害を与え，または危害を与えるおそれがある医薬品と定義される．「医薬品，医療機器等の品質，有効性及び安全性の確保等に関する法律（医薬品・医療機器等法）施行規則で定められている（表 5.6）．代表的な毒薬は，三酸化ヒ素，シスプラチン，カルボプラチン，オキサリプラチン，イダルビシン，パクリタキセル，ミトキサントロン，マイトマイシン C などの抗

悪性腫瘍薬や，アミオダロン，ニトロプルシドナトリウム，スキサメトニウムなどがある．劇薬には，ビンブラスチン，ピロカルピンや，ベラトルムアルカロイド，テバイン，ストリキニーネ，スズラン配糖体を含む生薬やその製品など多数ある．

表5.6　毒薬・劇薬の判定基準（LD_{50}値による）

	毒薬：mg/kg	劇薬
経口投与	＜LD_{50}：30 mg/kg	＜LD_{50}：300 mg/kg
皮下注射	＜LD_{50}：20 mg/kg	＜LD_{50}：200 mg/kg
静脈注射	＜LD_{50}：10 mg/kg	＜LD_{50}：100 mg/kg

その他の基準
・慢性毒性の強いもの（原則として，動物に薬用量の10倍以下の長期間連続投与で，機能又は組織に障害を認めるもの）
・安全域の狭いもの（同一投与法による致死量と有効量の比又は毒性勾配により判定する．）
・臨床上中毒量と薬用量がきわめて接近しているもの
・臨床上副作用の発現率の高いもの又はその程度の重篤なもの
・臨床上蓄積作用の強いもの
・臨床上薬用量において激しい薬用作用を呈するもの

5.1.4　食中毒の捉え方

　食中毒というと，普通，病原菌（サルモネラ菌など）に汚染された食物を食べたことによる下痢，腹痛などの急性消化器症状を思い浮かべる．このいわゆる食中毒は中毒の範疇にはいるのだろうか．
　食物に関連する健康障害（food-related disease, food-borne illness）は大きく感染症（infection）と中毒（poisoning）の2つに分けることができる．病原菌（サルモネラ菌など）に汚染された食物を食べたことによる下痢，腹痛などの急性消化器症状は感染症に含まれる．細菌性食中毒といういい方もするが，厳密な意味で中毒とは言えない．後者はさらに2つに分類され，1つは本来，食物と認識されている植物や動物が持っている毒による健康障害である．例えば芽の出たジャガイモ（ソラニン）や銀杏の多食による中毒，フグ中毒やキノコ中毒が含まれ，食中毒（food poisoning）として分類される．しかし，本来は自然毒（天然毒）と分類すべきである．もう一方は細菌や真菌が産生する毒素による中毒で，ボツリヌス毒素やアフラトキシンによる中毒である．
　実はこれらの分類に収まらない食物由来の健康被害がまだある．例えば食品の腐敗によって生ずるアミン類による障害で，食品中のアミノ酸に微生物の脱炭酸酵素が酸性条件下で作用して作られるトリメチルアミン，プトレシン，チラミン，ヒスタミン等が原因となる急性消化器症状がある．他に食物アレルギーもあげられるが，中毒には分類されない．
　さらに，近年，農薬が混入された食品や，化学物質に汚染された食物による健康被害が多発し，

食の安全が話題となっている．これらは農薬や化学物質による中毒ではあるため，食中毒 food poisoning とはいえないが，マスコミ報道では混同されることが多く，注意が必要だ．

5.1.5　中毒と副作用の違い

　世界保健機構（World Health Organization：WHO）は 1970 年，「医薬品の副作用（有害反応；adverse drug reactions）は疾病の予防，診断，治療，または生理機能を正常にする目的で医薬品を投与したとき，人体に通常使用される量によって発現する有害かつ予期しない反応」と定義している．すなわち，薬物治療上での過誤や薬物乱用，薬物中毒は目的においても，量においても医薬品の副作用の前提から外れているため，狭義の意味での副作用には含まれない．

　一方，日本の医薬品添付文書では，「副作用は医薬品を投与した結果，人体に発現する有害反応」と定義されており，あいまいな解釈となっているが，副作用とは別に，過量投与（overdose）時の処置という項目があることから，理由はともあれ，過量に摂取した時に起こる中毒は副作用とは一線を画す必要がある．

5.1.6　どうして中毒が起きるのか

　中毒では，生体が起因物質に接触することを曝露（exposure）という．この曝露の経路（経口，経皮，吸入，静脈内）や，回数（単回なのか繰り返しなのか），時間（短期間なのか，長期間なのか），そして生体側の反応スピード（the rapidity of the toxic response）は，中毒の程度（重篤度）を左右する重要な要素である．

　一般に，急性中毒（acute poisoning）とは，短期間に十分量の化学物質が生体に作用し，生体の機能が一過性ないし永久的に障害を受け停止した状態をいう．臨床の場で積極的な治療を要するものの多くは，急性中毒である．

　一方，曝露されてすぐに現れるわけではないが，比較的微量の化学物質に長時間曝露された時，生体機能の変化など種々の毒性作用がみられるものが慢性中毒（chronic poisoning）であり，職場やその他の地域環境で発生することが多い．環境毒性とか産業毒性などに関連して議論される．

　また，慢性毒性と混同されやすいものに，遅発性（遅延）毒性がある．毒と接触がなくなってから症状が現れることをいい，慢性中毒では中毒症状が出た時点でまだ毒と接している．

　中毒がどのように，そしてなぜ起きるのかを考える際，起因物質（agent）側の要因（毒性の強さ，摂取量，経路，曝露時間，回数，物理化学的性質，毒性メカニズム等），中毒を引き起こす生体（host）側の要因（動物種，人種，年齢，身体の大きさ，体重，吸収，分布，代謝，排泄，標的臓器，特異体質，遺伝的要因等）を考える必要がある．さらに，臨床中毒の場合，社会や環境（environmental）の要因（曝露の理由，毒物との接触の機会，戦争やテロリズム，社会の成熟度等）が，ヒトや動物が曝露を受ける条件に深く関わっていることも考慮しなければならない．

5.1.7　中毒に関連する言葉と領域

(1)　中毒や毒を表す用語

　一般社会で中毒（poisoning）という言葉は，その原因の毒または毒物（poison）とともに使用されるが，科学の領域では，中毒は intoxication，その原因は毒性物質（toxic agents），生体異物（外因性物質：xenobiotic），化学物質（chemicals），薬物（substances）などと呼ばれる．さらにトキシン（toxin）とは，一般に植物，動物，真菌あるいは細菌などの生物により産生される毒性物質のことをいう．トキシカント（toxicant）とは，人類により作り出された毒性物質もしくはその副産物として生じた毒性物質を示す．事故米で話題となったアフラトキシンはカビにより産生されるのでトキシンであり，環境汚染物質のダイオキシンはトキシカントである．

　また，薬毒物という表現は，裁判化学領域で従来から使われていた独自の用語である．裁判化学（法中毒）では，対象となる化学物質は，その使用目的とは直接関係のない形で，分析の目標となるため，用途に応じた「薬物」とか「毒物」という分類では包括できない．学術的な用語ではなく，裁判に関連した分野で使われるべきもので，「薬毒物とは，それが生体に接触し，体内に摂取された場合，その化学的または物理化学的作用で生活機能を一時的あるいは永久的に著しく害し，生命の危険を招くに至らせるもの」と定義される．微生物の産生する毒素は含まない．

(2)　中毒に関連した領域

1)　臨床中毒学（clinical toxicology）

　主として，救急医療で対応する急性中毒症例の診断，治療，防止対策の発展のために，おこなわれる学問領域で，原因究明のための診断技術や分析，治療法の開発，医療従事者への情報提供，一般市民への教育啓蒙に関する学問領域を指す．救急医療に関わる医療関係者，薬学部，医学部の研究者，中毒情報センター職員などがカバーしている．

2)　裁判化学（forensic chemistry, legal chemistry）

　鑑識化学または司法化学ともいわれ，司法裁判上の諸問題の解決に役立つ化学を研究し，またその成果を基盤として実際の事件の解決に応用する学問で，医学部法医学，科学警察研究所，科学捜査研究所などがカバーしている．

3)　法医中毒学（forensic toxicology）

　事件，事故，過失などとの関わりを有する事例から得られた試料中の薬毒物を分析し，その結果から薬毒物関与の有無，関与の程度を正しく解釈・評価し，真実を究明する学問で，死体を対象とする．死因の究明のための剖検（postmortem）により，致死濃度（lethal concentration）や中毒濃度，臓器への分布などのデータが得られる．

5.2 家庭内で起こる中毒事故と中毒情報センターの役割

キーワード

日本中毒情報センター，家庭内中毒事故，米国中毒コントロールセンター，タバコ，防虫剤，乾燥剤，応急処置，中毒事故を防止するための注意，誤飲，誤嚥，異物，誤嚥性肺炎

5.2.1 家庭内で起こる中毒事故（表5.7）

表 5.7 日米の急性中毒の現状（中毒情報センターへの問い合わせより）

	日本（2014年受信報告）	米国（2014 annual report）
中毒情報センター	大阪・筑波に直営の中毒110番が各1か所（組織は1つ）	AAPCCに登録された中毒コントロールセンター56か所
年間の電話問い合わせ	33,117件/年 タバコ専用応答電話5,539件	663,305件/年 （1施設あたり平均11,844件/年）
人口に対する中毒発生（問い合わせ件数）	0.26件/1000人 33,117/12,730万人	平均6.71件/1000人 216万件/32,290万人
5歳以下の小児の中毒の割合	77.8%	47.7%
5歳以下の小児の中毒原因物質（5歳以下の年間受信件数中の問い合わせ件数）	家庭用品 1位 － 化粧品 -17.3% 2位 － タバコ -13.2% 3位 － 洗浄剤 -12.3% 4位 － 乾燥剤，鮮度保持剤 -10.4% 5位 － 文具・美術工芸用品 -9.0%	1位 － 化粧品 -14.01% 2位 － 洗剤・クリーナー -11.00% 3位 － 鎮痛剤 -9.34% 4位 － 異物* -6.71% 5位 － 外用薬 -5.78% （タバコは0.98%と非常に少ない）
電話の受け手（中毒情報担当者）	薬剤師，獣医師	看護師，薬剤師
問い合わせ者	一般市民88.0% 医療機関9.3% その他（薬局，学校，保健所，消防署）2.7%	一般市民71.0% 医療機関21.2% その他7.8%

- 例年，タバコの事故が最も多い．タバコ専用応答電話への問い合わせは5,539件．
- 家庭用品・医薬品は5歳以下の乳幼児が80.8%を占めるが，農業用品は20歳以上が84.2%と圧倒的に多い．
- 5歳以下の乳幼児では99%以上が，65歳以上の高齢者では89.7%が誤飲・誤嚥，誤使用による不慮の事故．
- 異物（foreign bodies）とは，乾燥剤，コイン，シャボン玉液，糞便，尿などを含む．

5.2.2　日本中毒情報センター（Japan Poison Information Center：JPIC）

　化学物質等の成分によって起こる急性中毒について，広く一般国民に対する啓蒙，情報提供等を行い，我が国の医療の向上を図ることを目的として，1986年7月24日に財団法人として設立された．2012年4月，公益財団法人に移行した．

1973年　救急医学会が発足し急性中毒に関する報告が増加．
1977年　中毒小委員会が発足した．
1980年　厚生大臣に対し「中毒対策センター設立要望書」が提出．
1980年9月　筑波大学内藤教授らが，「中毒110番」を開設．

(1)　電話による情報提供事業（表5.8）
　情報提供件数は，年間約4万件となった．

表5.8　中毒110番（JPICの電話相談サービス）

タバコ中毒110番	24時間・年中無休	072-726-9922	通話料，テープ対応
大阪中毒110番	24時間・年中無休	072-727-2499	通話料
		072-726-9923 （医療機関専門有料電話）	1件2,000円
つくば中毒110番	9～21時・年中無休	029-852-9999	通話料
		029-851-9999 （医療機関専門有料電話）	1件2,000円

ホームページ：hhtp://www.j-poison-ic.or.jp

(2)　中毒情報の収集と整備事業
　日本中毒情報センターには，そのほか，以下のような役割がある．
1) 中毒情報データベースの作成・開発・普及
　　557品目（化学物質名7800種類，商品名で3万商品）に関する情報を整備，電話応答の99％をカバー
2) 各種出版物の発行
　　「我が家の中毒110番」（小冊子）「高齢者のための中毒110番」（小冊子）
3) 中毒防止に関する講演会の開催等の啓蒙教育活動
4) 毒性情報関係機関との連絡調整
5) 中毒に関連する調査，研究

5.2.3　米国の中毒コントロールセンター（Poison Control Center）

　各州に1，2か所ある中毒センターでは，24時間体制で中毒情報スペシャリスト（薬剤師，看護婦）が市民からの中毒事故に関する電話問い合わせを無料で受ける．適切な処置，医療機関の

指示を行い，医師や病院からの問い合わせや家庭用品関連企業に対する商品に対する問い合わせ（賛助企業と有償で契約）にも対応する．

(1) 発足までの経緯
- 1953年，米国で最初の中毒センターがシカゴに開設された．
- アメリカ小児科学会，いくつかのシカゴの大学病院，シカゴ市衛生局，FDA（食品医薬品局）などからなる事故防止委員会が設立．一般的な家庭用品の成分とそれら製品の中毒の治療についてのルーズリーフガイドを作成される．
- 1960年代，全米で600以上の中毒センターが設立されたが，サービス内容を調査したところ，電話応対が1日1回以下のセンターが5.5％あり，10回以上のところは6.0％にすぎなかった．
- 1970年代，多くの中毒センターが分散するよりも，少数のセンターが集中的に電話問い合わせを受けることの有用性が認識され，徐々に中毒センターの数が自然淘汰された．未だ専門教育プログラムやトレーニングも統一されていなかった．
- アメリカ中毒センター協会（the American Association of Poison Control Centers：AAPCC）により，地域中毒センター（regional poison control center）プログラムの基準が決まった．現在，全米で約70あまりの地域中毒センターが設置されており，毎年，問いあわせ内容についてデータ収集されたものが，年次報告されている．

(2) 中毒防止のためのキャンペーンや啓蒙活動
1) パンフレット，ステッカー，バッジの配布
2) ビデオ，絵本，ポスターなどを利用して幼稚園，小学校で教育
3) 無料電話サービスと電話帳への宣伝
4) 毎年3月の第3週は，全国中毒防止週間（National Poison Prevention Week）として，病院，薬局などの医療機関やマスコミを通じて，中毒防止キャンペーンが展開される．

(3) 専門家への教育プログラム
医師，薬剤師，看護師の臨床実習機関としての受け入れを行っている．

5.2.4 家庭内で中毒事故が起こりやすい物質（表5.9, 表5.10, 表5.11, 表5.12）

表5.9 家庭内での中毒事故

家庭用品	成分・組成	毒性	症状	処置
体温計の水銀	金属水銀	消化管からほとんど吸収されないので、中毒の心配はない。ただし、ガラスの破片などで口の中に傷がある場合は吸収されて中毒を起こすかもしれない。放置すると蒸気となり吸入すると中毒を起こす。	体内に吸収され中毒を起こすと、食欲不振、嘔吐、下痢、激しい咳、頭痛、体温上昇、口内炎などが起こる。	飲み込んだ水銀は3日くらいで糞便に排泄される。水銀がこぼれたら手で触れないようにし、密閉した容器に入れ、処分する。皮膚についた場合はよく石けんで洗い、部屋の換気をする。
タバコ	ニコチンのヒト致死量 成人：40～60 mg, 乳幼児：10～20 mg, 嘔吐発現：2～5 mg	タバコ1本当たりにニコチン9～28 mgで幼児の致死量。食べた場合、たいてい吐くことが多いので、重篤な症状になることは少ない。	顔面が蒼白となり、吐いたり、唾液が出たり、激しい腹痛、下痢。重症の場合は呼吸麻痺。	吐かせてみる。個人差が大きい。4時間たっても異常がなければ安心。
漂白剤	塩素系（次亜塩素酸ナトリウム）酸素系（過炭酸ナトリウム）	原液、粉末を口にした場合は危険。次亜塩素酸ナトリウム5％溶液15～30 mL（幼児の致死量）	飲み込んだ場合、口から胃までただれることがある。吐き気、嘔吐を起こす。目に入った場合は失明するおそれがある。	口の中をよくすすぎ、牛乳をコップ半分ほど飲ませ、受診する。目に入った場合は15分以上流水で洗い、眼科医に受診。
ホウ酸ゴキブリダンゴ	ホウ酸	致死量乳児2～3 g, 幼児5～6 g, 市販のゴキブリ殺虫剤の1/2～1個で中毒。	吸収が早く、排泄が遅い。吐き気、嘔吐、下痢、腹痛、発赤、発疹、発熱。重症では痙攣、腎障害、肝障害。	大量に食べたら、吐かせてから受診。なめた程度なら様子をみる。

表 5.9 （つづき）

家庭用品	成分・組成	毒性	症状	処置
灯油・ガソリン	灯油：沸点175〜325℃の石油留分 ガソリン：沸点30〜120℃の石油留分	飲んだり，吐いた時，気管に入りやすい．気道に入ると誤嚥性肺炎を起こし，危険．致死量：誤嚥−数mL，経口致死量：灯油90〜120 mL，ガソリン：10〜50 mL	飲んだ場合，口から胃にかけて熱くなり，吐き気，嘔吐，下痢．気管に入ると咳，呼吸困難，蒼白．眼，皮膚にも刺激症状あり．	吐かせてはいけない．なめた程度なら24時間様子をみる．蒸気をすったら，新鮮な空気のところで様子をみる．牛乳禁忌．
マニキュア除光液	アセトン 酢酸エチル トルエン	少量飲んでも，蒸気を吸入しても危険．	吐き気，嘔吐，ふらつき，頭痛．吸入すると咳，涙．	少量でも飲んだ場合は，吐かせてはいけない．そのまま受診．眼に入った場合は流水で15分以上洗眼後，受診．

表 5.10 乾燥剤

組成・成分	生石灰（酸化カルシウム）	塩化カルシウム	シリカゲル（無水ケイ酸98%以上）
乾燥のメカニズム	水，空気中の水分を吸収し，水酸化カルシウム（消石灰）となる時，多量の熱を発する．	水分を結晶水の形で吸収し六水塩となる．	表面積が大きいことを利用して水分を多量に吸着．
用途	せんべい，のり，菓子類の食品の袋に包装して入っている．	押入れ，洋服ダンス，引き出しの除湿目的の簡便な除湿剤	食品の袋に包装して入っている．
毒性	飽和水溶液25℃でpH 12.4 アルカリ性による腐食作用と強い発熱により化学熱傷のおそれがある．	皮膚粘膜の刺激作用が，粉では特に強い．pH 4.5〜9.2	粘膜の軽度の脱水作用はあるが，ほとんど吸収されず毒性は低い．
症状	経口摂取で口腔，咽頭，食道，胃に化学熱傷．	経口摂取で嘔気，嘔吐，下痢，出血	誤飲程度では無症状
被害者	5歳未満の小児，70歳以上の高齢者（73%痴呆）		
初期処置	吐かせないで，牛乳（水）を飲ませる．	水を飲ませて希釈．	水を飲ませて様子をみる．
備考	お燗機能付き日本酒，簡便に得津できるコーヒー，シュウマイ，弁当（大量の生石灰）		

表 5.11 防虫剤の種類と鑑別方法

防虫剤	樟脳（カンフル）	ナフタリン	パラジクロルベンゼン
成人致死量	2 g（1/2個）	5〜10 g	0.5〜5 g/kg
症状	吐き気，嘔吐，皮膚の紅潮，ほてり，頭痛，痙攣，興奮	吐き気，嘔吐，発熱，多汗，顔面紅潮，腹痛，下痢	食べて1時間くらいで，吐き気，嘔吐，腹痛，下痢，倦怠感
初期処置	ぬるま湯コップ1杯を飲ませ，受診．吐かせてはいけない．なめた程度なら様子を見る．牛乳禁忌．	ぬるま湯コップ1杯を飲ませ，できれば吐かせてから受診．なめた程度なら様子を見る．牛乳禁忌．	1/3くらいならぬるま湯コップ1杯を飲ませ，できれば吐かせて様子を見る．牛乳禁忌．
吐かせる	×	○	○
牛乳を飲ませる	×	×	×
水溶性	1 g/800 mL	不溶	不溶
比重	0.99	1.152	1.5
融点	179〜184℃	80.2℃	53.5℃
鑑別法			
水に入れる	溶けないで浮く	溶けないで沈む	沈む
飽和食塩水（比重1.36）に入れて見る	浮く	浮く	沈む

表 5.12 低毒性（無毒性）物質

家庭用品など	洗剤類	石けん，洗剤，シャンプー，クレンザー，歯磨きペースト，洗濯のり
	化粧品類	口紅，ハンドクリーム，シェービングクリーム，化粧用クリーム類，乳液，おしろい，ファンデーション
	ベビー用品	紙おむつ，洗浄綿，濡れナプキン，ベビーオイル，ベビーパウダー（固形），ベビー用沐浴剤，ベビーローション
	その他	靴墨，靴クリーム，鮮度保持剤（脱酵素剤），シリカゲル乾燥剤，体温計の水銀，チューインガム，甘味料，マッチ，ろうそく，線香，チャコ，電気蚊取りマット
文房具類		インク，ボールペンインク，スタンプインク，クレヨン，クレパス，水彩絵の具（学童用），粘土，チョーク，消しゴム，鉛筆，のり

5.2.5　中毒事故現場（家庭内，仕事場）で行う応急処置

中毒事故発生現場での応急処置は，原則と例外をよく理解して，行わなければならない．

(1) 原則
1. 飲み込んだ時
   水や牛乳を飲ませる
   牛乳には胃壁を保護し，毒物の働きを弱める作用がある．
2. ガスを吸入した時
   きれいな空気の場所へ移動させ，安静にさせる．ガスが空気より重いか軽いかより移動する場所を考える．
3. 眼に入った時
   ゆっくりとした流水で15分以上洗浄する．
4. 皮膚についた時
   毒物のついた衣類はすぐに脱がせ，石けんを使って皮膚を十分水で洗う．

(2) 催吐に関する考え方
以前は，のどの奥を刺激して吐かせるなどの，物理的な方法が勧められてきた．また，日本では医療用医薬品の催吐剤としてトコンシロップ（ipecac syrup）があり，家庭内では使えないが，幼児の誤飲に対して適応があったが，現在，販売中止となっているため，家庭内でも，医療施設においても催吐の方法はない．しかし，吐かせてはいけない場合もあるため，現在は家庭内での応急処置として推奨されていない．

(3) 例外
1. 牛乳を飲ませてはいけないもの
   防虫剤，石油製品（ガソリン，シンナー，ベンジン，灯油など）脂溶性のため，吸収が促進される．

(4) 吐かせてはいけない場合
意識がないとき，痙攣を起こしている時は，吐いた物が気管につまる可能性がある．強酸や強アルカリ（トイレ用洗浄剤など）は食道の粘膜に化学火傷を起こす可能性がある．石油製品は，気管へ吸い込み，誤嚥性肺炎を起こすことがある．表5.13に催吐が禁忌の状況をまとめた．

表 5.13 催吐禁忌物質・状況とその理由

催吐禁忌物質・状況	理由
痙攣誘発物質 　（カンフル，三環系抗うつ薬，ストリキニーネ）	痙攣を起こす
石油製品・有機溶媒などの揮発性物質 　（灯油，ベンジン，ペンキ，マニキュア液など） 痙攣している時 昏睡状態または意識の消失した患者 6か月未満の乳幼児	誤嚥性肺炎を引き起こす
強酸・強アルカリなどの腐食性毒物 　（トイレ洗浄液，パイプクリーナー，漂白剤など） 鋭利な固形物	消化管粘膜を損傷させる
心機能が低下している場合 肺水腫，肺気腫がある場合	原疾患を悪化させる

（井上朋子，福本真理子，梶英輔，山中龍宏：中毒研究 20（4）：426, 2007）

その他，妊娠後期，制吐剤の服用時，催吐が無効な場合も禁忌とされる．

5.2.6　中毒事故を防止するための注意 (表 5.14)

表 5.14　中毒事故を起こさないように注意すべきこと

幼児，高齢者（痴呆）のいる家庭では
1. 中毒の原因となりやすい物質は，小児や高齢者（痴呆）の目につかない所，手の届かないところへ置くこと．
2. 使用した後，又は使用中に，その場を離れる時は，片付けるか，もしくは子供を連れて離れる．
3. 医薬品をお菓子だといって子供に与えない．
4. できるだけ安全キャップのついた容器を購入する．
5. 食べては危険なものは，鍵のかかるところへ保存する．

すべての家庭で
1. ラベルを保存しておく（はがさない）．
2. 家庭用品を他の容器（特に食品の入っていた容器）に移し替えない．
3. 使用期限の切れた医薬品や，用途不明の医薬品は捨てる．
4. 異なる種類の薬品を混ぜたり，同時に使わない．
5. 塩素系洗浄剤や防水スプレーを使用するときは，窓を開けて換気に注意する．
6. 灰皿に水を入れない．
7. ジュースやビールの缶を灰皿代わりにしない．
8. ラベルの内容をよく読み，特に注意事項は注意して正しく使用し，保存する．
9. 食べてはいけないものを，食料と一緒に保存しない．
10. 中毒を起こしたらどうなるかを覚えておく．
11. 基本的な初期処置を覚えておく（特に吐かせてはいけない，牛乳を飲ませてはいけないものは覚えておく）．
12. 日本中毒情報センターの電話番号を受話器のそばに控えておく．

5.2.7　誤飲と誤嚥

(1) 誤飲（誤食）とは
本来経口で摂取すべきでないものを誤って飲み込むこと（accidental ingestion）をいう．

誤って摂取したものが体内で毒性作用を発現する場合，「中毒（poisoning, intoxication）」を起こしたという．体内で毒性作用を示さないような硬貨（コイン）や針，小さなおもちゃは「異物（foreign body）」となる．

(2) 誤嚥とは
口腔あるいは胃の中にある内容物を誤って，気管や肺に吸引すること（aspiration）で，乳幼児の窒息の原因（0～1歳に多発）となる．ピーナツなどのナッツ類（直径が1歳時の平均的な気管の太さと同じ），いくら，コンニャクゼリーは，3歳以下の子供に食べさせてはいけない．

(3) 誤嚥性肺炎（aspiration pneumonia）
誤嚥性肺炎は，口腔内や咽頭部に付着している常在細菌が，気道に迷入することで発症．中毒患者においては，揮発性物質が気管に入り肺炎を起こしたり，嘔吐による吐物が気道に入り，そのまま停留することにより発症することが多い．中毒の合併症で中毒による死亡の原因となりやすい．健康な場合は，気道へ食塊などが侵入しても，咳反射により瞬時に排出し，下気道へ落ちることを防ぐ．また，細菌が気道に入ったとしても，繊毛運動による排除や免疫機構によって肺炎にまで至らない．しかし，高齢者や脳血管障害者では，加齢や脳血管障害などにより嚥下反射が低下することで飲み込みのタイミングが悪くなり，口腔内の細菌を含む食塊や唾液などが咽頭から気道へ誤って侵入しやすくなる．また，咳反射も弱く排出できない．さらに免疫が低下している場合は発症にまで至る．

5.3　日本の救急医療・中毒医療

キーワード

一次救命処置（BLS），二次救命処置（ACLS），日本の救急医療体制，救急救命士，ドクターカー，ドクターヘリ，心肺蘇生法，CPR，AED，ドリンカー博士の救命曲線，救命の連鎖

5.3.1 日本の救急医療体制（図 5.2）

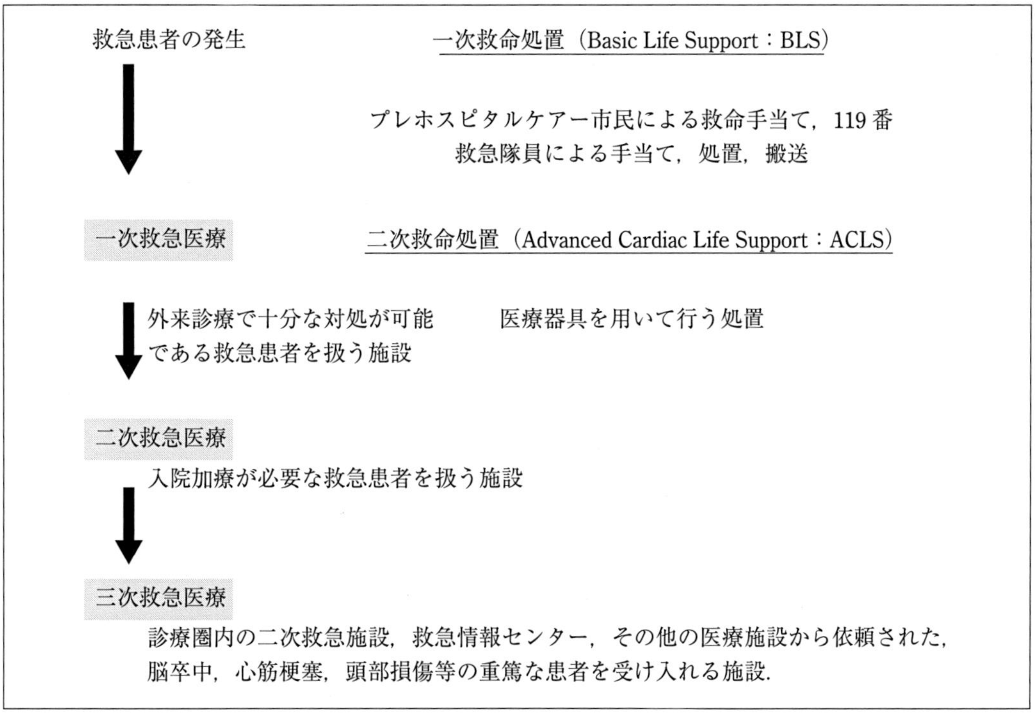

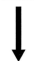
救急患者の発生　　　　　　一次救命処置（Basic Life Support：BLS）

プレホスピタルケアー市民による救命手当て，119 番
救急隊員による手当て，処置，搬送

一次救急医療　　　　　　二次救命処置（Advanced Cardiac Life Support：ACLS）

外来診療で十分な対処が可能　　　医療器具を用いて行う処置
である救急患者を扱う施設

二次救急医療

入院加療が必要な救急患者を扱う施設

三次救急医療

診療圏内の二次救急施設，救急情報センター，その他の医療施設から依頼された，
脳卒中，心筋梗塞，頭部損傷等の重篤な患者を受け入れる施設．

図 5.2　日本の救急医療体制（1）

(1) 初期（一次），二次，三次救急医療

　初期（一次）救急医療機関とは，外来診療によって救急患者の医療に担当する医療機関のことで，在宅当番医及び休日夜間急患センターがそれにあたる．二次救急医療機関とは，入院治療を必要とする重症救急患者の医療を担当し，病院群輪番制等によって 24 時間体制で救急医療を提供している．三次救急医療機関とは，二次救急医療機関では対応できない複数の診療科領域にわたる重篤な救急患者に対し，高度な医療を総合的に提供する医療機関とし，救命救急センターと呼ばれる．三次救急医療機関である救命救急センターは全国 154 か所（2000 年 5 月現在）に整備（図 5.3）．

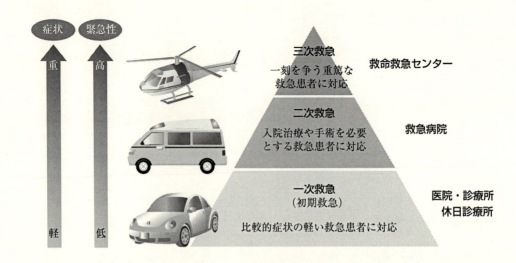

図 5.3　日本の救急医療体制（2）

(2) 救急救命士制度・ドクターカー・ドクターヘリ

1991 年 4 月より，新たな国家資格である救急救命士が創設された．救急救命士は，患者搬送中，医師の指示の下に，呼吸・循環機能が停止した患者に対して，半自動式除細動器による除細動，乳酸リンゲル液を用いた静脈路確保と輸液，食道閉鎖式エアウェイ，ラリンゲアルマスク又は気管内チューブを使用した気道確保（後述の ACLS），アドレナリン静注，ブドウ糖溶液の投与などの処置を行うことができる．時代とともに，救命救急士の処置範囲の拡大がされてきた．

1991 年に導入されたドクターカー制度は，救急車に医師等を同上させ，搬送中に早期に高度な救急処置を行いながら，医療機関と救急車に専用回線（ホットライン）を確保して，搬送途上における患者の状態を医療機関に迅速に伝えることにより，救急患者の救命率の向上を目的とした制度である．

さらに，1995 年の阪神淡路大震災をきっかけに，全国的にドクターヘリの試行的事業が実施された．2007 年にいわゆるドクターヘリ法が制定され，救急医療用の医療機器等を装備しヘリコプターに，医師及び看護師が同乗し救急現場等に向かい，現場等から医療機関に搬送するまでの間，患者に救急医療を行うことができる専用ヘリコプターが本格的に導入された．いずれも，医療機関に到着するまでの間，すなわち救急現場・搬送途中の医療を確保し，プレホスピタル・ケアを充実させるのが目的である．

5.3.2　救命救急処置

心肺蘇生法（CPR：Cardio-Pulmonary Resuscitation）とは，なんらかの原因で呼吸，循環が自力で十分できない場合や，停止した場合に行われる救命救急処置のことである．呼吸，循環を補助し，無酸素による脳の非可逆的障害を予防するために行われる．脳の障害を残さずに救命することが最大の目的であるため，最近では心肺脳蘇生法（CPCR：Cardio-Pulmonary Cerebral Resuscitation）といういい方をする場合もある．

最初に呼吸停止が生じた場合は，脳や主要臓器の酸素化は数分間，維持される．そのため，誤嚥や異物による気道閉塞，脳卒中，喉頭蓋炎，薬物中毒，外傷，様々な意識障害などによる呼吸停止や呼吸障害では，速やかな気道確保や人工呼吸により心拍が維持されれば救命することができるが，呼吸が停止した状態が続くと心停止に陥ることになる．

通常，呼吸停止により2分後に動脈血酸素分圧（PaO_2）は30 mmHg程度に，酸素飽和度は50％以下となり，3分後には脳神経細胞の障害がはじまるといわれる．すなわち，ヒトの脳は3分間血流（酸素供給）が途絶えると不可逆的な障害が始まり，10分間程度で機能停止，いわゆる脳死状態になる（図5.4）．

死を含めてなんらかの後遺症を残さずに救命するためには，心肺停止状態後の「最初の3分間」に気道の確保，呼吸管理，循環管理を適切に行う必要がある．ドリンカー博士の救命曲線（1966, WHO）によれば呼吸停止2分後に人工呼吸をすれば90％が救命，3分後に75％，4分後に50％，5分後に25％，10分後にはほとんどがゼロになる．現在救急車到着までの平均時間は6分である（蘇生率12％）（図5.4）．

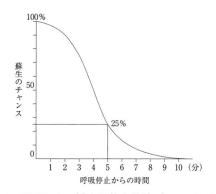

図5.4 ドリンカー博士の救命曲線（1966, WHO）

（1）心肺蘇生のABC

救急患者が発生し医療機関に到着するまでの時間が，心肺蘇生にとって最も重要な時間帯である．医療機関に患者が搬送されるまでのいわゆる「医療の空白」に対し，適切なプレホスピタルケアを対応させなければならない．そのための対策の1つとして「救急救命士制度」や「ドクターカー制度」，「ドクターヘリ法」が制定されたが，救急患者発生時に，周りの人たち（by stander）による適切な救命処置が最も重要である．

1） BLSとACLS

この医療器具を用いない1次救命処置のことをBLS（basic life support）という．市民による救命手当，119番通報，AEDの活用，救急隊員による応急処置，搬送などがこれに当たる（図5.5）．実際の手技としては，気道確保，人工呼吸，心臓マッサージなどがある（図5.6）．

医療器具を用いて行う二次救命処置はACLS（advanced cardiac life support）といい，救急救命士による搬送中の処置や，医療施設での初期処置がこれに当たる．

BLSにおいてもACLSにおいても，最も基本的で重要な気道確保（airway），呼吸管理

(breathing),循環管理(circulation)は**心肺蘇生の ABC** といわれ,それ以降の手技も含めアルファベットで9段階に分けられている(表5.15,図5.6).

表 5.15 心肺蘇生の ABC

			BLS	ACLS
A	Airway	気道の確保	窒息してないか? (異物の除去,舌根挙上法,等)	エアウェイ,気管内挿管,気管切開
B	Breathing	呼吸管理	息をしているか? (人工呼吸)	アンビューバック,人工呼吸器
C	Circulation	循環管理	脈がふれるか? (心臓マッサージ)	心臓マッサージ
D	Drugs and I.V.Lifeline	薬物治療		静脈路の確保
E	ECG	心電図		心電図モニター
F	Fibrillation treatment	心室細動の治療		除細動
G	Gauge	計測・評価		心肺機能等の計測・評価
H	Hypothermia	低体温		低体温,脳蘇生
I	Intensive care	集中治療		ICU 管理

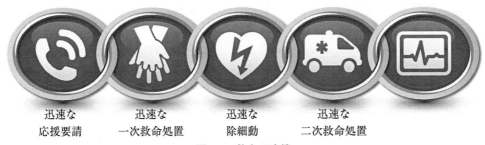

迅速な応援要請　迅速な一次救命処置　迅速な除細動　迅速な二次救命処置

図 5.5　救命の連鎖

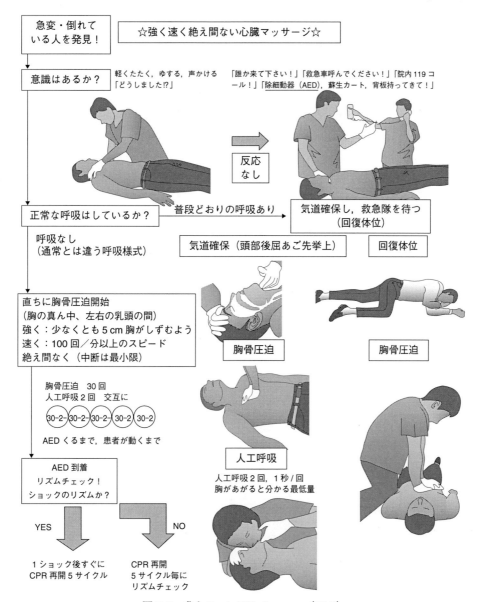

図 5.6　成人 Basic Life Support（BLS）

2）AED（automated external defibrillator，自動体外式除細動器）（図 5.7）

　AED は迅速な除細動を行うため，公共施設などに整備されている．一般市民によって，胸骨圧迫（心臓マッサージ）とともに行う一次救命処置（BLS）がたいへん重要である．ガイドライン 2010 年度より，BLS は C-A-B の順に行う．

　すなわち，胸骨圧迫を最初に行うことで，より多くの救助者が CPR を始めやすい．最も高い生存率を示す心停止例は，心停止を目撃され，初期リズムが心室細動（VF）または無脈性心室頻拍の心停止例であった．これらの患者において，BLS の初期の重要な要素は胸骨圧迫と迅速な除細動（AED の使用）である．

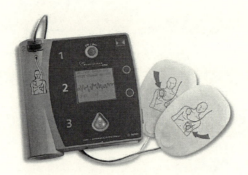

図 5.7 AED

5.3.3 救急医療機関での初期処置

救急医療機関での初期処置は，すべての患者に対し「心肺蘇生の ABC」に従った救急・救命処置（表 5.16）が優先される．

表 5.16 救急医療機関での初期処置

呼吸管理	1) 気道の確保：気管内挿管 2) 気道分泌物の吸引，除去 3) 酸素投与 4) 人工呼吸
循環管理	1) 点滴静脈路の確保 2) 輸液の選択 3) 血圧管理：昇圧剤の投与 4) 痙攣に対する処置
全身管理	1) 感染防止 2) 体温の保持 3) 栄養管理

Column　心肺蘇生法の考案者になりそこねた医者

　1950年代初め，ドクター・ドン・クーパーはカンザス・シティの病院で研修医をしていた．1人の男が病院にやってきて，身体のあちこちに痛みを訴えた．ドクター・クーパーが診察しようとしても，男は怒って少しも協力しようとしない．そこでベテランの医師の指示により精神安定剤を点滴することになった．しかし，点滴を始めようとしても患者はますます疑い深くなり，暴れ始めた．もみ合ううちに，投与する精神安定剤を一気に患者に注入してしまい，患者は倒れ事切れてしまった．

　男の心臓は止まっていた．当時，止まった心臓を再び動き出させる方法なんてない時代だった．「患者を死なせてしまった！医者としての自分の将来はもうめちゃくちゃだ．」ドクター・クーパーの頭の中は絶望と怒りでいっぱいになり，横たわった男を殴った．ちょうど鼓動の止まった心臓のすぐ上のあたりにパンチを打ち込んだ．

　そのとたん，死んだはずの男が咳をした．男の胸に耳をあてた．不規則だが鼓動が聞こえる．それでもう一度，男の胸を殴った．心臓は規則正しいリズムを刻み始めた．

　男は目を覚ますと訴えた．「気分は前より良くなった．だけど，胸が痛むんだが」クーパーはひとこと「たぶん，胸膜炎になったんでしょう」

　もちろん，この経験は医学雑誌にもどこにも発表されず秘密にされていた．心肺蘇生法 (CPR) が再び発見され，標準的な蘇生法として採用されたのはそれから10年も後だった．

　　　　　　（ジョン・C・モーエン「Judgment Calls（個人的見解）」1993 より）

第6章　急性中毒とその対策

6.1　急性中毒の診断と薬毒物分析

キーワード

薬毒物分析，和歌山毒カレー事件，毒物混入事件，中毒死，毒劇物対策会議，分析機器の緊急配備，分析すべき15品目の中毒物質，急性薬毒物中毒加算，トライエージ®

6.1.1　薬毒物分析と薬剤師の役割

(1)　これまでの毒物事件

1998年は，「毒」がキーワードになった年であった（図6.1）.

その発端となったのは和歌山毒カレー事件で，それ以降，頻発した毒物関連の事件・事故を新聞から拾ってみると，原因となった毒物は，亜ヒ酸，シアン化合物，アジ化ナトリウム，カドミウム，アセトアミノフェン，ホスゲンなどがあげられる．しかし，大きな中毒事件はそれ以前にも何度も起こっており，帝銀事件（1948年）からグリコ・森永事件（1984～1985年）に至るまで，有名な中毒事件の原因の多くはシアン化合物だった．それ以外にも，パラコート（除草剤），トリカブト，テトロドトキシン，塩化スキサメトニウム，硝酸ストリキニーネなども中毒事件の起因物質となっている．

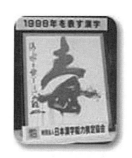

図6.1　この1年間を表す漢字として「毒」の字が選ばれた
（財団法人日本漢字能力検定協会による全国募集集計）

1994年，1995年に引き続いて起こった松本サリン事件，地下鉄サリン事件は，毒ガスとして開発された化学兵器が日常的な状況で使われた希有な事件である．さらに，タンクローリーや高速道路での輸送中の事故，化学工場での爆発，タンカー座礁による重油の流出など，日常生活で突如起こる化学物質の曝露は枚挙すればきりがない．

(2)　日本における中毒の発生と中毒死

本邦における急性中毒死亡者数は7142名（2009年）で，交通事故死の約1.7倍になる．その70％が火災などの一酸化炭素や硫化水素などによるガス中毒を占め，ついで医薬品（17％），農薬（7.5％）と続く．中毒の外因（不慮の事故，加害，自殺など）による分類で中毒死亡件数を見てみると，圧倒的に「故意の自傷および自殺」（故意の摂取：intentional exposure）で（70〜

80%),「不慮の事故」(accidental exposure) による死亡は 15〜20% にすぎない.また,「加害によるもの(事件性のあるもの)」は年間十数件しかない.
　救急センターに搬入される治療を必要とされる中毒患者の原因の多くは医薬品を多種類,大量摂取した患者が圧倒的に多い.致死的な原因物質は農薬が多いが,症例数は年々減少している.医療施設に搬送される急性中毒患者数の正確な統計はないが,救命救急センターの受け入れ患者数の約 10% が中毒患者であると推定すると,全国で救急搬送される重症中毒患者は少なくとも年間 2 万から 3 万人と概算できる(図 6.2).

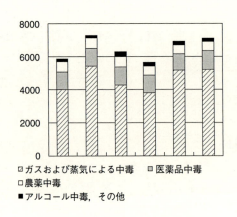

図 6.2　中毒による死亡数の経緯
(厚生労働統計協会:2004〜2009 年
人口動態統計より集計)

(3) 臨床中毒と緊急毒物解析システム

　これら急性中毒患者の診断・治療に,原因となる中毒物質の分析が活用されるきっかけとなったのは,1998 年に和歌山で発生した毒カレー事件である.当時,医療施設や公的分析機関では,緊急時に薬毒物を分析する環境がなかったため,亜ヒ酸が原因であると判明するまでに 1 週間を要した.和歌山毒カレー事件(1998)を契機に続発する毒物混入事件の対策を講じるため,政府は関係 10 省庁の担当局長からなる「毒劇物対策会議」を 1998 年 9 月 18 日に設置し,総合的な対策について検討を行った.その結果は 11 月 27 日に報告書として取りまとめられた.それを受けて,事件や事故が発生し中毒患者が救急センターに搬入された際,緊急に中毒原因物質を分析できる体制を整えるために,厚生省は 21 億円の予算を計上し,1999 年〜2000 年には,緊急分析用の機器が 8 カ所の高度救命救急センターと 47 都道府県毎に各 1 か所の救命救急センターに配備された.
　高度救命救急センターに主として配備された分析機器は,ガスクロマトグラフィー・質量分析器(GC/MS),高速液体クロマトグラフィー・質量分析器(LC/MS),誘導結合プラズマ分析・質量分析器(ICP/MS),蛍光 X 線分析装置である.また,救命救急センターに配備された機器は,吸光光度(UV)計付き HPLC,蛍光 X 線分析装置であった.中毒医療の最前線である救命救急センターに分析機器を配備することは,24 時間体制で分析が行える,臨床症例と原因物質濃度

を経時に追跡できる，検体の輸送などを含めた分析に要する時間と臨床現場へのフィードバックに要する時間を短縮出来る，等のメリットがある．地域ごとに中核となる救命救急センターを選定し，治療薬と共に分析機器を重点配備することにより，中毒医療の効率化を図った．

(4) 薬剤師職能としての中毒原因物質の同定・分析

中毒分析の担い手として，薬剤師または臨床検査技師が担当することは，それぞれのメリットがある．臨床検査技師はもともと，臨床検体を扱う職種であり，分析機器の取り扱いなどの技術面で能力を発揮できる．さらに，中毒分析の担当者として業務をこなすだけでなく，積極的に専門知識を習得するため勉強している臨床検査技師の方々がいる．一方，薬剤師は基礎的な化学知識を持ち，TDMの分野では臨床検体中の薬物濃度の分析を担っている実績がある．また，分析をするだけではなく，化学物質としての毒物の生体内での動態や作用を考慮に入れながら，分析結果を解析できる能力を持っている．中毒の治療や診断，原因物質の毒性について情報を検索・提供するノウハウを持ちその役目も担っている．また，解毒薬・治療薬の入手，調製，保管も業務として行うから，トータルな中毒専門家として活躍できるのではないかと期待できる．

6.1.2　分析すべき15品目の中毒物質（表6.1）

日本中毒学会では「分析のあり方検討委員会」を設け，分析が有用な中毒を調査し，死亡例が多い中毒，解毒薬・拮抗薬がある中毒，定量値が治療法の選択基準になる中毒，予後推定が分析により可能な中毒の中から，1999年の時点で15種類の分析対象中毒を選定し，各救命救急センターに配備された分析機器と定性分析キット（簡易検査キット）で対応すべき中毒に関する提言をした（表6.1）．分析機器が配備された段階で，各医療施設では「中毒分析担当者」を決めて対応し始めた．その後も，学会総会時に繰り返し分析講習会を開催し，中毒患者が搬入される救急センターを擁した医療施設では，中毒物質の分析業務体制が整ってきた．その分析の担い手となるのが，薬剤師または臨床検査技師．個々の医療施設の事情により，多くは本来の薬剤師業務もしくは検査技師業務と兼任だが，一部の施設では複数の専任者が原則24時間体制で分析業務を行っている．

表 6.1　日本中毒学会分析のあり方委員会が提言した分析対象中毒物質 15 品目

薬毒物名	簡易検査とキット名	解毒，拮抗剤の有無（品目）		定量分析が有用
三，四環系抗うつ薬	Triage® 1)	×		
バルビタール類	Triage®	×		○
ベンゾジアゼピン系	Triage®	○	フルマゼニル	
ブロムワレリル尿素	有機リン系農薬検出キット 2)	×		
アセトアミノフェン	アセトアミノフェン検出キット 2)	○	アセチルシステイン	○
サリチル酸	呈色反応	×		○
テオフィリン	アキュメーター・テオフィリン 3)	×		○
有機リン系農薬	有機リン系農薬検出キット 2)	○	硫酸アトロピン，PAM	
カーバメート系農薬	Agri-screen AT-10Ticket 4)	○	アトロピン	
グルホシネート	ペーパークロマト	×		○
パラコート・ジクワット	呈色反応，パラコート検知管 5)	×		○
メタノール	メタノール検知管 5)	○	エタノール，ホメピゾール	○
ヒ素	メルコクァントヒ素テスト 6)	○	ジメルカプロール	○
シアン化合物	青酸検知管 5)	○	ヒドロキソコバラミン，チオ硫酸ナトリウム，亜硝酸ナトリウム，亜硝酸アミル	
メタンフェタミン	Triage®，スマートクリップ® 7)	×		

上記キットの販売元は以下の通りである．
1)（株）シスメックス，2)（株）関東化学，3)（株）日研化学，4)（株）和光純薬，5)（株）光明理化学工業，6)（株）メルク，7)（株）セントラル科学貿易

6.1.3　急性薬毒物中毒加算

　これまでは，急性中毒症例の原因物質推定のために，中毒物質の分析を行った場合，高度救命救急センターには診療報酬として加算されたが，それ以外の救命救急センターでは加算が認められていなかった．しかし，2014 年度診療報酬改定により，2014 年 4 月から「急性薬毒物中毒加算」が一般の救命救急センターにも認められた．救命救急入院料の急性薬毒物中毒加算について，

対象を明確化するとともに，簡易な検査の評価が新設された．また，算定可能な対象施設を高度救命救急センターだけでなく救命救急センターに拡大し，自殺対策を含めた救急医療等の推進を図られた．急性薬毒物中毒加算1（機器分析）5000点の対象となるのは，上記15品目の中から13品目（バルビタール系薬物，ブロムワレリル尿素，三環系・四環系抗うつ薬，アセトアミノフェン，サリチル酸，有機リン系農薬，カーバメート系農薬，グルホシネート，パラコート，メタンフェタミン，メタノール，青酸化合物，ヒ素化合物）である．急性薬毒物中毒加算2（350点）については，急性薬毒物中毒患者の原因物質等について，上記の物質に対し機器分析以外の検査を当該保険医療機関において行い，必要な救命救急管理を実施した場合に算定される．

6.1.4　薬毒物スクリーニングキット

(1)　Triage（トライエージ）DOA®（図6.3）

尿中の乱用薬物（フェンシクリジン類，ベンゾジアゼピン類，コカイン系麻薬，覚せい剤，大麻，モルヒネ系麻薬，バルビツール酸類及び三環系抗うつ剤）の検出に用いる．尿試料140 μL，15分で結果がでる．1キット約4000円かかる．原理は金コロイド粒子表面に化学的に標識した薬物と尿中に存在する薬物が，試薬として加えた抗体の抗体結合部を奪い合う競合的結合免疫学的測定法（AMIA法：Ascend Multi Immunoassay）である（表6.2）．

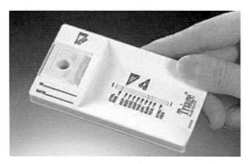

図6.3　Triage DOA®（シメックス）

表6.2　Triage検査キットで検出できる乱用薬物のカットオフ濃度

化合物	略名	カットオフ濃度（ng/mL）
Phencyclidine	PCP	25
Benzodiazepines	BZO	300
Cocaine	COC	300
Amphetamines	AMP	1,000
Tetrahydrocannabinol	THC	50
Opiates	OPI	300
Barbiturates	BAR	300
Tricyclic Antidepressants	TCA	1,000

6.1.5 トキシドローム

トキシドローム（toxidrome）とは，毒物の症候群（toxic syndrome）の意味があり，ある特定の毒物群が呈する症状や徴候のことをいう．原因不明の症候（意識障害，瞳孔異常，痙攣，高体温，不整脈，高血圧，低血圧，酸塩基異常など）を認めた場合，中毒も鑑別診断として考慮しなければならない．毒物の種類や数は非常に多いため，固有の原因物質を確定できなくても，トキシドロームにより作用機序の類似した物質群を推定して治療を開始する必要がある．トキシドロームとして，バイタルサインである「意識」「呼吸数」「血圧」「心拍数」「体温」は必須項目である．また，「瞳孔異常」「振戦・痙攣」「気道・消化管・尿路・涙管・汗の分泌増加・減少」「呼気臭」などを加える（表6.3）．

表 6.3 臨床的に重要なトキシドローム

	意識	呼吸数	血圧	心拍数	体温	瞳孔	その他
オピオイド	抑制	減少	低下	減少	低下	縮小	腸雑音低下
鎮静・催眠薬	抑制	減少	低下	減少	低下	軽度縮小	反射低下，腸雑音低下
交感神経興奮薬	興奮，幻覚	増加	上昇	増加	上昇	散大	痙攣，代謝性アシドーシス，腸雑音低下
コリン作動性薬	正常，昏睡	不定	不定	徐脈	不変	縮小	流涎，流涙，下痢，筋攣縮，喘鳴，腸雑音亢進
抗コリン薬	興奮，幻覚，昏睡	増加	上昇	増加	上昇	散大	口渇，皮膚紅潮，皮膚粘膜乾燥，尿閉，腸雑音低下

6.2 急性中毒の標準治療と解毒薬・拮抗薬

キーワード

急性中毒の標準治療，ポジションステートメント，消化管除染，吸収の阻害，胃洗浄，活性炭吸着療法，排泄の促進，腸洗浄，解毒薬・拮抗薬，活性炭のくりかえし投与，強制利尿，尿アルカリ化，血液浄化法

6.2.1 薬毒物の体内での動態

急性中毒の摂取経路として経口摂取が最も多い（70％）．経口摂取された薬毒物は，口，食道，胃に到達し一部が分解され，主に腸管で吸収される．次に門脈を介して肝臓へ移動し，一部が分解・代謝（解毒）され胆汁へ排泄される．残りは全身循環（血液）され，標的臓器で毒性を発揮する．腎臓では尿へ排泄される．すなわち，原因となる薬毒物が毒性を発するためには，吸収されることが必要となる（図2.11参照）．

6.2.2 急性中毒の初期治療

急性中毒の初期治療において最も優先されるのは，未だ吸収されていない薬毒物の吸収を阻害して，速やかに体外へ除去することである．曝露された部位により除染（decontamination）の対象は異なるが，経口摂取が大半を占める事から，消化管の除染（gut decontamination, gastrointestinal decontamination）が最も重要である．それには，催吐，胃洗浄，下剤・吸着剤の投与，腸洗浄などが含まれる．すでに吸収されてしまった薬毒物については排泄を促進するために，輸液を積極的に行う強制利尿と血液を体外のカラムなどを通し毒物を除去して再び血液を体内へ戻す血液浄化法がある（表6.4）．

表6.4 急性中毒の特異的初期治療

未吸収毒物の除去	消化管の除染	胃内の未吸収毒物を，十二指腸へ流出する前に排除する（gastric emptying）	催吐（emesis）
			胃洗浄（gastric lavage）
		胃腸管内に存在する有毒物を，吸着や化学反応により，難吸収体や無毒体に変える	活性炭（activated charcoal）などの吸着剤，中和剤
		腸内容の滞留時間を短縮し，排便とともに排泄させる	下剤
			腸洗浄（whole bowel irrigation）
既吸収毒物の排泄促進	強制利尿	尿量を増やし，尿細管中の毒物の濃度を希釈することで濃度依存性の再吸収を防ぐ	尿のアルカリ化（酸性物質の排泄促進）
	血液浄化法	既吸収毒物や代謝産物の体外排泄を促進する	血液灌流（HP：hemoperfusion） 直接血液灌流（DHP：direct hemoperfusion） 血漿交換（PP：plasmaapherresis） 血液透析（HD：hemodialysis） 腹膜透析（PD：peritoneal dialysis） 交換輸血（BE：blood exchange）

(1) ポジションステートメントと標準治療

これらの中毒治療について，米国臨床中毒学会（AACT：American Academy of Clinical Toxicology）と欧州中毒センター・臨床毒性学協会（EAPCCT：European Association of Poisons Centres and clinical Toxicologists）が協同で1993年よりEBMに則った評価を開始し，1997年にposition statementsとしてまとめた（http://www.clintox.org/）．日本においても，日本中毒学会が急性中毒の標準治療の指針をまとめ，急性中毒標準診療ガイド（じほう，2004）を発行しているが，指針がまとめられてから時間が経っており，現在，学会ではその改訂作業が進められている．

6.2.3 未吸収物質の吸収の阻害

(1) 胃洗浄（gastric lavage）
以前は，消化管除染の中心であったが，活性炭投与と比べ有効性のEBMが少なく，適応は限定される．

1) 胃洗浄が適用となる場合
① 薬毒物を経口摂取した後，1時間以内で，大量摂取の疑いがあるか，毒性の高い物質を摂取した場合．
② サリチル酸や抗コリン薬など，腸管蠕動運動を抑制する薬毒物や，胃内で塊になりやすいもの（胃内容物の停滞が考えられる場合）は，数時間経過しても胃洗浄で除去できる可能性があるため，適用となる．
③ 活性炭投与が不適切な中毒症例（活性炭に吸着されない薬毒物，極めて大量の摂取，麻痺性イレウス例など）

2) 胃洗浄が禁忌となる場合
① 意識状態が低下したり，痙攣を起こしているときは，挿管をせずに胃洗浄を行うことは禁忌である．
② 石油製品，有機溶剤を摂取した場合には，重篤な化学性配点を起こす可能性があるため禁忌である．
③ 有機リン系農薬など，有機溶剤と他の毒性の高い物質を同時に摂取した場合は，気管挿管下で胃洗浄を行うことを推奨されている．

3) 胃洗浄中の有毒ガスの発生
アジ化ナトリウム，青酸化合物，亜ヒ酸，硫化物は胃酸と反応して，それぞれアジ化水素，シアン化水素，ヒ化水素，硫化水素が発声する．これらの中毒が疑われる場合には，あらかじめ呼吸防護を含む個人防護衣や毒ガスマスクなどを装着し，二次汚染を避ける．胃内容物は密閉できる検体容器に一部確保し，排液吸引する．また，処置室に胃内容物をほうしちないように注意し，換気に努める．現在，二次汚染を避けるために，閉鎖型の胃洗浄装置（Easi-Lav®）が活用されている．

(2) 活性炭の吸着
活性炭（activated charcoal）は，木材・泥炭などを熱分解した「炭」を，さらに600～900℃に加熱して「活性化」した炭素である．内部には多数の空洞がつくられ，巨大な表面積を持ち，多くの物質がこの孔の壁に結合する．

活性炭は多くの物質に対する吸着剤として約2世紀に渡り使用されてきたが，最初に着色した溶液を活性炭で脱色したのはLowit（1791）であった．1830年頃，フランスの薬剤師であるToueryは，同僚の前で，自ら致死量の数倍にあたるストリキニーネと15gの活性炭を混合したものを経口摂取して何の中毒症状も現れないことを示し，活性炭の吸着剤としての優れた性質を証明した．アメリカ人医師のHartは，1834年，初めて二塩化水銀中毒の2症例に活性炭を投与して救命した．Lichtwitz（1908）が再び活性炭に関する研究を発表してから多くの注目が集まり，

様々な研究が行われたが，薬物中毒時の解毒薬としての評価は定まっていなかった．

1947年，Andersonによって薬毒物に対する吸着力が系統的に検証され，中毒治療の有力な手段として使用が拡大していった．

1) 活性炭の吸着の特徴
① 体内にある有毒な物質（薬物，毒物）や疾患の原因となる物質（代謝産物，毒素）を活性炭に吸着して体外に除去するのが，医療における活性炭利用の目的である．
② 活性炭に吸着する物質は，分子量100〜1000程度で，非イオン型の塩や疎水性の化合物である．
③ 吸着は可逆的で，約1分以内に始まり，離脱はゆっくりと進行する．
④ 吸着に影響を与える因子は，消化管内に存在する食物や消化管内のpHである．
⑤ 薬毒物を吸着させた活性炭を早く体外に排泄させるために，通常緩下剤を同時に投与する．

2) 医療で用いられる活性炭製剤
① 薬用炭（1986年より日本薬局方収載）（図6.4）
　局方では下痢，腸内異常発酵ガスにも適応があると記載があるが，現在では主として薬物中毒における吸着に用いられる．主に広葉樹を原料とし，炭化した原料をガス賦活法（水蒸気）により賦活した活性炭で黒色の微細な粉末である．嵩密度は0.30〜0.40 g/mL，比表面積は2929 cm^{2}で，薬価は8.3円/g．急性中毒時の吸着療法には成人で50 gを使用するため，現在プレフィルドボトル（50 g/本）が販売されている（415円/本）．
② 球形活性炭（細粒，カプセル）クレメジン®
　慢性腎不全の尿毒症症状の改善に用いられる医薬品であるが，消化管除染には一般に用いられない．
③ 活性炭吸着器（血液吸着カラム）ヘモソーバ®，SHS-350®，DHP-1®，ヘモカラム®
　体外で血液をカラムに灌流させ，病因となる物質を除去する．肝不全の治療および急性薬物中毒の血液浄化法に用いられる高度管理医療機器である．

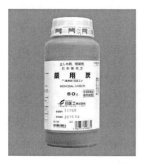

図6.4　薬用炭（日医工）

3) 活性炭吸着が有効な物質
　アスピリン，アセトアミノフェン，バルビツール酸誘導体，フェニトイン，テオフィリン，三環系・四環系抗うつ薬

4) 活性炭吸着が無効な物質

アルコール，エチレングリコール，アルカリ，無機酸，フッ化物，鉄，ヨード，シアン化合物，カリウム，リチウム，

5) 活性炭吸着療法の適応

中毒量を摂取し，かつ，摂取後1時間以内なら適用する．体重あたり1 g/kg（成人50 g）を，微温湯300～400 mLと緩下剤を入れて懸濁する．始めに18F程度の胃管を挿入し，胃内容物を吸引した後，胃管より注入する．意識があり経口摂取できる場合は，紙コップにつぎ経口投与する．

6) 活性炭が禁忌の場合

① 腸管閉塞，消化管穿孔
② 腸管運動を抑制する薬毒物を摂取している場合や，麻痺性イレウスによる腸蠕動が低下している場合は，相対的な禁忌となる．
③ 内視鏡検査が必要な場合は，視野の妨げとなるため，優先順位を考慮する．

6.2.4　既吸収物質の排泄の促進

(1) 活性炭の繰り返し投与

肝臓で代謝された腸管内に分泌される薬剤や代謝物を活性炭に吸着させる方法である．特に，腸肝循環する薬物には有効である（図6.5）．

1) 繰り返し投与が有効な薬毒物

テオフィリン，三環系抗うつ薬，フェノバルビタール，フェノチアジン系薬，オピオイド，カルシウム拮抗薬，抗コリン薬

2) 繰り返し投与の方法

18F程度の胃管より1 g/kgの活性炭と微温湯（または下剤の溶液）との懸濁液を注入する．意識がよければ紙コップなどで経口投与する．その後4時間毎に0.5～1 g/kgの活性炭と微温湯（または下剤の溶液）との懸濁液を注入する．

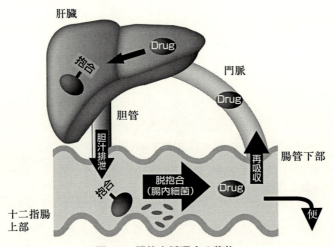

図6.5　腸管を循環する薬物

（2） 強制利尿（尿のアルカリ化）

弱酸性物質はアルカリ尿の中ではイオン型の割合が増加するが，イオン型は尿細管細胞を通過しにくいため尿細管管腔内にトラップされる（ion trapping）．このため尿細管での再吸収を受けにくくなり排泄が促進されるのである．
アスピリン，フェノバルビタールには有効である．

1) 方法

炭酸水素ナトリウム 200 mEq（メイロン 84 注®200 mL）を 1 時間以上かけて静注する．先行するアシドーシスがあれば投与時間を短縮するか投与量を増やす．炭酸水素ナトリウムを必要に応じて静注して尿の pH を 7.5〜8.5 に維持する．

（3） 急性血液浄化法

エビデンスの確立された薬物はわずかしかない．有効性は薬物動態の影響を受ける．半減期の短いものは意味がない．

1) 血液浄化法の種類

急性中毒に対する血液浄化法は中毒物質の分布容積・蛋白結合率・脂溶性・血中濃度・内因性クリアランスなどから使用が限られており，予後を改善するという明確なエビデンスは少なく，研究途上の治療である．

血液透析 hemodialysis（HD），血液吸着 hemoadsorption（HA），腹膜透析 peritoneal dialysis（PD），血液灌流 hemoperfusion（HP），血液ろ過 hemofiltration（HF），血漿交換 plasma exchange（PE），交換輸血 exchange transfusion，持続的血液ろ過 continuous hemofiltration（CHF），持続的血液透析 continuous hamodialysis（CHD），持続的血液透析ろ過 continuous hemodiafiltration（CHDF）

2) 適用となる条件

① 分布容積が小さい，② 蛋白結合率が低い，③ 脂溶性が低い，④ 中毒濃度に達している，⑤ 高い血中濃度で致死的となる，⑥ 血中濃度を下げることにより毒性が軽減できる，⑦ 十分な内因性クリアランスが期待できない，⑧ 有効な拮抗薬や解毒薬がない

3) 体内動態による選択

分布容積（Vd）が大きいほど，蛋白結合率が高いほど，より大量の中毒物質が組織に移行するため，血液浄化法により組織に移行した物質は除去されにくい．血液浄化後に血中濃度が再上昇する恐れがある．

4) 血液透析法

血液中の中毒物質をカートリッジ内の透析膜を介して透析液側に移動させ，拡散のメカニズムで薬物の排泄を促す．さらに透析膜内外の圧格差によって水分を移動させる（限外ろ過）こともできる．除去できるのは比較的低分子（分子量 2000 以下，あるいは 500 ダルトン以下）で，水溶性が高く，脂溶性が低く，蛋白結合率が低い物質である．また，HD では体液量の調節，電解質の補正，酸塩基平衡の調節，体温の補正も可能なため，腎不全や低体温や高体温などの合併例に適している．
適応：アルコール類（メタノール，エチレングリコール），アスピリン，炭酸リチウム，ホウ酸，

臭化物.

5) **血液灌流法**

ビーズ状の活性炭を詰めたカラムに血液を灌流し，薬物を吸着させる方法である．
適応：フェノバルビタール，フェニトイン，テオフィリン，カルバマゼピン，ジソピラミド，メトトレキサート，パラコート，アマニタトキシン．

6.2.5 解毒薬・拮抗薬

(1) 解毒薬

日本で認可されている特異的解毒薬の数は少ない．最近では，症例数の少ない中毒に対する解毒薬（antidote）も徐々に認可されるようになったが，1アンプル10万円以上のものが多く，実際に適用するには医療費がかかりすぎる．また，古くからある解毒薬は逆に薬価が低いうえ，使用頻度が少ないことから製薬会社としては利益があがらない．欧米では，様々な解毒薬の開発や研究が進んでいるが，わが国では一向に進まない．現在日本で用いられている解毒薬拮抗薬を表6.5にまとめた．なお，一部は1) 適用外使用，2) 試薬から院内製剤として調製されているものもある．

(2) 代表的な特異的な解毒薬（表6.5）

表6.5 特異的な解毒薬

治療薬名（英名） 「略号」 【投与方法】 『商品名』	対象となる中毒原因物質	解毒メカニズム・特徴	使用上の注意
プラリドキシムヨウ化メチル （pralidoxime iodide） 「PAM」 【静注】 『パム』	有機リン系殺虫剤	有機リン剤がコリンエステラーゼの活性部分にあるセリンと結合，リン酸エステルを形成．そのリン酸エステルを分離し，酵素を再活性化し，アセチルコリンの分解能力を回復させる．	1回1gを徐々に静注（増減）． カルバメート系農薬には無効
アトロピン硫酸塩 （atropine sulfate） 【静注・皮下・筋注】 『アトロピン硫酸塩』	有機リン系殺虫剤，カルバメート系農薬，副交感神経刺激薬	アセチルコリン，ムスカリン様薬物に対し，競合的拮抗作用（抗コリン作用）を有する． この作用は平滑筋，心筋及び外分泌腺のムスカリン受容体に対し特に選択性が高く，消化管，胆管，膀胱，尿管等の攣縮を緩解するとともに，唾液，	症状により，軽症には0.5～1mgを皮下注又は内服．中等症には1～2mgを皮下・筋注又は静注．必要があれば，その後20～30分ごとに繰り返し注射．重症には初回2～4mgを静注，その後症状に応じアトロピン飽和の徴候が認められるまで繰り返し注射．

表 6.5 （つづき）

治療薬名（英名） 「略号」 【投与方法】 『商品名』	対象となる 中毒原因物質	解毒メカニズム・特徴	使用上の注意
		気管支粘膜，胃液，膵液等の分泌を抑制．心臓に対し，低用量では通常徐脈，高用量では心拍数を増加	
アセチルシステイン （N-acetylcysteine） 「NAC」 【内服】 『アセチルシステイン内用液剤 16.7%®』	アセトアミノフェン	アセトアミノフェンの毒性代謝物である N-アセチルベンゾキノニミンがグルタチオン抱合を受け代謝される．アセトアミノフェン大量摂取によりグルタチオンが枯渇するため肝毒性を発現．NAC はグルタチオンの前駆体．	硫黄臭があり嘔吐を誘発するので，ソフトドリンクなどで 5%に希釈して投与．
フルマゼニル （flumazenil） 【静注】 『アネキセート®』	ベンゾジアゼピン系薬剤	中枢型ベンゾジアゼピン受容体に親和性の高い特異的拮抗剤．ベンゾジアゼピン系薬剤による鎮静や呼吸抑制の解除をする．半減期が短いため，診断的用途で用いることが多い．	初回 0.2 mg を緩徐に静注．投与後 4 分以内に望まれる覚せい状態が得られない場合は更に 0.1 mg 追加．以後，必要に応じて，1 分間隔で 0.1 mg ずつ総投与量 1 mg まで，ICU 領域では 2 mg まで繰り返す．
亜硝酸アミル[1] （amyl nitrite） 【吸入】『亜硝酸アミル®』	シアン及びシアン化合物	シアンはミトコンドリア内のシトクロムオキシダーゼと結合し，細胞呼吸を障害．亜硝酸塩によりメトヘモグロビンを生成させると，シアンはシトクロムオキシダーゼから解離してシアノヘモグロビンとなり，シトクロムオキシダーゼは保護される．	亜硝酸ナトリウムが準備されるまでの間，ガーゼなどに含ませて，応急処置的に吸入させる．
亜硝酸ナトリウム[2] （sodium nitrite） 【静注】			試薬より無菌的に院内調製され用いられる．
チオ硫酸ナトリウム （sodium thiosulfate） 【静注】『デトキソール®』	シアン及びシアン化合物，ヒ素による中毒	シアン化合物中毒に対し，ミトコンドリア内の酵素であるロダナーゼによりシアンと反応し，毒性が弱く尿中排泄しやすいチオシアン酸塩を生成する．	1 日 1～2 g 静注．シアン及びシアン化合物中毒には 1 回 12.5～25 g 静注（増減）

1）適用外使用，2）試薬から調製

表 6.5 （つづき）

治療薬名（英名） 「略号」 【投与方法】 『商品名』	対象となる 中毒原因物質	解毒メカニズム・特徴	使用上の注意
ヒドロキソコバラミン (hydroxocobalamin) ビタミン B_{12} 【筋注・静注】『シアノキット®』	シアン及びシアン化合物	ヒドロキソコバラミン分子のコバルト原子に結合している水酸基とシアンイオンが置換し、無毒のシアノコバラミンが形成され、尿中へ排泄される．	成人にはヒドロキソコバラミンとして5g（2バイアル）を、日本薬局方生理食塩液200 mL（2本）に溶解して、15分間以上かけて点滴静注する．症状により1回追加投与できる．追加投与する際には、15分間～2時間かけて点滴静注する．総投与量は成人には10g、小児には140 mg/kg（ただし、10gを超えない）を上限とする．
ナロキソン塩酸塩 (naloxone hydrochloride) 【静注】『塩酸ナロキソン®』	麻薬性鎮痛剤, フェンタニル, ペチジン	オピオイド受容体で麻薬性鎮痛剤の作用を競合的に拮抗し、これら薬剤に起因する呼吸抑制等の作用を改善する．	1回0.2 mg静注，効果不十分の場合は更に2～3分間隔で同量を1～2回追加（増減）
レバロルファン酒石酸塩[1] (levallorphan tartrate) 【皮下注・筋注・静注】 『ロルファン®』	麻薬性鎮痛剤, フェンタニル, ペチジン	オピオイド受容体で麻薬性鎮痛剤の作用を競合的に拮抗し、これら薬剤に起因する呼吸抑制等の作用を改善する．	
ホメピゾール (homepizole) 【点滴】 『ホメピゾール点滴静注1.5 g「タケダ」®』	エチレングリコール, メタノール	アルコール脱水素酵素阻害作用により、より毒性の高い代謝物に代謝されるのを阻害．	ホメピゾールとして初回は15 mg/kg、2回目から5回目は10 mg/kg、6回目以降は15 mg/kgを、12時間ごとに30分間以上かけて点滴静注する．血液透析を併用する．
エタノール[1),2)] (ethanol) 【経口・点滴静注】	メタノール, エチレングリコール	アルコールデヒドロゲナーゼに対する親和性が高いので、毒性代謝物（メタノール→ホルムアルデヒド→ギ酸）への代謝を競合的に拮抗する．	

表6.5 （つづき）

治療薬名（英名） 「略号」 【投与方法】 『商品名』	対象となる 中毒原因物質	解毒メカニズム・特徴	使用上の注意
メチルチオニニウム塩化物水和物 【静注】 『メチレンブルー静注50 mg「第一三共」®』 (methylthioninium chloride hydrate)	亜硝酸塩類，アニリン，フェナセチン，スルホンアミド類	低酸素血症の症状を有したり，メトヘモグロビン濃度が30％以上の中毒性メトヘモグロビン血症の治療に用いる．メトヘモグロビンをヘモグロビンに変換する．	メチルチオニニウム塩化物水和物として1回1～2 mg/kgを5分以上かけて静脈内投与する．投与1時間以内に症状が改善しない場合は，必要に応じ，同量を繰り返し投与できるが，累積投与量は最大7 mg/kgまでとする．
脂肪乳剤[1] (lipid emulsion) ダイズ油 (soybean oil) 【静注】 『イントラファット®』	局所麻酔薬などの脂溶性薬物による急性中毒		
グルタチオン (glutathione) 「GSH」 【静注・経口】 『タチオン®，イセチオン®』	薬物中毒，金属中毒	酸化還元反応に関与する反応と無関係な反応に大別され，後者は助酵素的反応，メルカプルール酸生成，およびその他の解毒機構への関与，SH酵素またはその他の細胞成分の保護あるいは活性化，細胞分裂，細胞の増殖などで役割を果たす．	［内］：1回50～100 mg，1日1～3回（増減）［注］：1日1回100～200 mgを溶解液に溶かし，筋注又は静注（増減） 溶解後はできるだけ速やかに使用する（4週間以内）
L-メチオニン (methionine) 【静注】 『L-メチオニン注射液100 mg』	薬物中毒	重要な含硫アミノ酸で，メチル基転移，SH基の供給に関与．	静注時：ゆっくり静注する
乾燥はぶウマ抗毒素 (freeze-dried Habu antivenom) 【筋注（皮下注）・静注】 『乾燥はぶ抗毒素"化血研"』	はぶ咬傷	はぶ咬傷後，一度に体内に大量に注入された毒素が原因となるはぶ咬傷の治療は，はぶウマ抗毒素を投与し，抗原抗体反応によって毒素を中和することにある．咬傷後できるだけ早く本剤を投与することが効果的である．	通常，なるべく早期に日本薬局方注射用水20 mLで完全に溶解して約6,000単位（約20 mL）を咬傷局所を避けた筋肉内（皮下）又は静脈内に注射するか，あるいは生理食塩液で希釈して点滴静注する．

表6.5 （つづき）

治療薬名（英名） 「略号」 【投与方法】 『商品名』	対象となる 中毒原因物質	解毒メカニズム・特徴	使用上の注意
乾燥まむしウマ抗毒素 (freeze-dried Mamushi antivenom) 【筋注（皮下注）・静注】 『乾燥まむし抗毒素"化血研"』	まむし咬傷	まむし咬傷後，一度に体内に大量に注入された毒素が原因となるはぶ咬傷の治療は，はぶウマ抗毒素を投与し，抗原抗体反応によって毒素を中和することにある．咬傷後できるだけ早く本剤を投与することが効果的である．	通常，なるべく早期に日本薬局方注射用水20 mLで完全に溶解して約6,000単位（約20 mL）を咬傷局所を避けた筋肉内（皮下）又は静脈内に注射するか，あるいは生理食塩液で希釈して点滴静注する．

(3) キレート剤（表6.6）

表6.6 金属中毒に対するキレート剤

治療薬名（英名） 「略号」 【投与方法・剤形】 『商品名』	対象となる 中毒原因物質	解毒メカニズム・特徴	使用上の注意
エデト酸カルシウム二ナトリウム水和物 (calcium disodium edetate hydrate) 「EDTA」 【経口・点滴静注】 『ブライアン®』	鉛	体内においてPb^{++}と結合し，Ca^{++}との置換作用により水溶性の鉛錯塩となり，特異的にPb^{++}を体外へ排泄	1回1gを5%ブドウ糖注射液又は生理食塩液250～500 mLで希釈して約1時間かけて点滴静注．
ジメルカプロール (dimercaprol) 「BAL」 【筋注】 『バル®』	ヒ素・水銀・鉛・銅・金・ビスマス・クロム・アンチモンの中毒	金属イオンに対する親和性が強く，体内の諸酵素のSH基と金属イオンの結合を阻害．既に結合が起こっている場合には，金属と結合して体外への排泄を促進し，阻害されていた酵素の活性を賦活効果．酵素を再賦活化できる程度は時間経過に伴って低下するので，本剤による治療は中毒の初期に処置すれば効果的．ヒ素，水銀，鉛，銅中毒に有効が確認されており，金，ビスマス，クロム，アン	1回2.5 mg/kg，第1日目は6時間間隔で4回，第2日目以降6日間は1日1回筋注（増減）． 鉄，カドミウム又はセレンの中毒の際には投与しない［これらの金属とジメルカプロールとの結合により毒性の増強をみることがある］

表 6.6 （つづき）

治療薬名（英名） 「略号」 【投与方法・剤形】 『商品名』	対象となる 中毒原因物質	解毒メカニズム・特徴	使用上の注意
		チモンによる中毒の毒性も低下．ウラニウムには無効	
デフェロキサミンメシル酸塩（deferoxamine mesylate） 「BAL」 【筋注】『デスフェラール®』	鉄	3価の鉄イオンと結合して安定な水溶性のフェリオキサミンBを形成．その安定度恒数は1031で，EDTA（1025）よりも強い（in vitro）．理論的には100 mgは3価の鉄イオン8.5 mgと結合．	
デフェラシロクス（deferasirox） 【経口】『エクジェイド®』	鉄	3価の鉄イオンに選択的で高い親和性を有する．体内に蓄積した鉄は胆汁を介して排泄される．輸血による慢性鉄過剰症に対し，注射用鉄キレート剤が不適当な場合に投与する．	デフェラシロクスとして20 mg/kgを1日1回，水100 mL以上で用時懸濁し，空腹時に経口投与する．1日量は30 mg/kgを超えないこと．
ペニシラミン（penicillamine） 【経口】『メタルカプターゼ®』	銅，水銀，鉛	2分子が血清銅1分子と結合し可溶性キレートを形成．尿中排泄を促進．血清銅濃度の減少に伴い，組織内の銅が血清中に遊離し，脳，肝，腎，角膜等の臓器内での銅の過剰沈着を防ぐ．	1日，1,000 mg，食前空腹時に数回分服．ウイルソン病に適応がある．
ヘキサシアノ鉄（Ⅱ）酸鉄（Ⅲ）水和物（iron（Ⅲ） hexacyano ferrate（Ⅱ）） 【経口】「ラディオガルターゼ®カプセル」 不溶性プルシアンブルー	タリウム	ヘキサシアノ鉄（Ⅱ）酸鉄（Ⅲ）水和物は，タリウムやセシウムなどの1価の陽イオンに対しイオン交換体として作用し，消化管内でタリウムと結合し，体外へ排出させる．腸肝循環を阻害することにより，タリウムの細胞への蓄積を減少させる	臨床症状によるほか，必要に応じて血中，尿中又は糞便中のタリウム量を測定し，本剤の投与継続の必要性を検討すること．

(4) 過量投与の治療薬（表6.7）

表6.7 過量投与の治療薬（薬物投与による欠乏症を補う／過量投与時に中和する）

治療薬名（英名） 「略号」 【投与方法・剤形】 『商品名』	対象となる 中毒原因物質	解毒メカニズム・特徴	使用上の注意
ピリドキシン塩酸塩 （pyridoxine hydrochloride） ビタミン B_6 『アデロキサシン®』 ピリドキサールリン酸塩（pyridoxal phosphate） 活性型ビタミン B_6 『ピリドキサール®』 【経口・筋注・静注・皮下】	イソニアジド，放射線照射	イソニアジドなどリン酸ピリドキサール不活化薬物の投与によりビタミン B6 欠乏症が起こる．放射線照射時にもタンパク分解が亢進し，B6 欠乏症が起こる．生体内では主としてリン酸ピリドキサール（ビタミン B6 の補酵素型）となって直接代謝過程に関与し，なかでもアミノ酸デカルボキシラーゼ，トランスアミナーゼ，デアミナーゼ，モノアミンオキシダーゼ等のアミノ酸・タンパク代謝酵素群の補酵素として各種アミノ酸・タンパクの分解・生合成に関与．ビタミン B_6 は脂肪代謝，特に不飽和脂肪酸の生体内利用に必要とされ，欠乏すると，ヒトでは脂漏性またはペラグラ様の皮膚症外や血液，神経障害が起こる．	1日量 10～100 mg（増減）内服． 1日量 10～100 mg を 1～2回に分けて皮下・筋注又は静注（増減）．
フェイトナジオン （phytonadione） ビタミン K1 【経口・筋注・静注・皮下】 『ビタミン K1®』	ワルファリンカリウム，抗生物質	クマリン系抗凝血薬，サリチル酸，抗生物質連用による低プロトロンビン血症の治療	薬剤投与中に起こる低プロトロンビン血症等には 20～50 mg を分服（増減）または皮下，筋注又は静注（増減）．

表6.7 （つづき）

治療薬名（英名） 「略号」 【投与方法・剤形】 『商品名』	対象となる 中毒原因物質	解毒メカニズム・特徴	使用上の注意
プロタミン硫酸塩 （protamine sulfate） 抗ヘパリン・強塩基性ポリペプチド【静注】 『ノボ・硫酸プロタミン®』	ヘパリン	ヘパリン過量投与時の中和にはヘパリン1000単位に対して10〜15 mgを投与（平均中和量はプロタミン1mgに対し，ヘパリン89.9〜109.8単位）．	投与に際しては，1回につき50 mgを超えない量を生理食塩液又は5％ブドウ糖注射液100〜200 mLに希釈し，10分間以上かけて徐々に静注
ホリナートカルシウム （calcium folinate） 抗葉酸代謝拮抗剤 【経口・筋注・静注】 『ロイコボリン®』	メトトレキサート（大量投与時の救援）	メトトレキサートは2水素葉酸 dihydrofolate から4水素葉酸 tetrahydrofolate への変換酵素の2水素葉酸還元酵素 dihydrofolate reductase（DHFR）の働きを阻止し，核酸合成を停止．救援剤としてのホリナートはMTXが作用する酵素に関与せず，細胞の葉酸プールに取り込まれ活性型葉酸（5,10-methylene tetrahydrofolate等）となり，細胞の核酸合成を再開させる．	
メスナ （mesna） イホスファミド誘発膀胱障害抑制剤 【静注】 『ウロミテキサン®』	イホスファミド，シクロホスファミド	アルキル化剤投与に伴う泌尿器系障害（出血性膀胱炎，排尿困難など）の発現抑制．イホスファミドの尿中代謝物アクロレインが膀胱障害を誘発するが，アクロレインの二重結合に本剤が付加し，非障害性の縮合体を形成し，アクロレイン生成を抑制．	1回300〜600 mg（イホスファミド1日量の20％相当量）を1日3回（イホスファミド投与時，4時間後，8時間後）静注（増減）

表 6.7 （つづき）

治療薬名（英名） 「略号」 【投与方法・剤形】 『商品名』	対象となる 中毒原因物質	解毒メカニズム・特徴	使用上の注意
グルコン酸カルシウム水和物 （calcium gluconate hydrate） 【静注】 『カルチコール®』	クエン酸ナトリウム，フッ化物	クエン酸塩が血液凝固の第Ⅳ因子であるカルシウムイオンを捕捉し，解離度の低いクエン酸カルシウムとするため血液凝固を阻止する．過量投与により血中カルシウムイオン濃度が低下し，クエン酸中毒（心機能の抑制，心電図異常，テタニーなど）を呈する． カルシウムイオンはフッ素イオンとも速やかに結合する．	

(5) その他の救急治療薬（表 6.8）

表 6.8 中毒治療に用いられる医薬品

治療薬（英名）「略号」	特徴・概要	対象中毒物質・症状，目的
炭酸水素ナトリウム （sodium bicarbonate） 【点滴】 『メイロン®静注8.4%』	酸性物質中毒の際の排泄促進（強制利尿）のために，尿のアルカリ化に用いる．吸収後，HCO_3^- として作用し，体液をアルカリ化する．また，代謝性アシドーシスの補正にも用いられる．	酸性薬物（サリチル酸，フェノバルビタール）
塩化アンモニウム （ammonium chloride） 【点滴】	アルカリ性物質中毒の際の排泄促進（強制利尿）のために，尿の酸性化に用いる．	塩基性薬物（カーバメート，アンフェタミン）
トコンシロップ* （ipecac syrup） 【経口】	2002年8月，医療用として販売が開始，主に小児科や救急で使用されるようになった． 投与後30分以内に嘔吐がない場合には同量を再投与ができ，初回投与後1時間以内に嘔吐がない場合には胃洗浄等の適切な処置を行う．6ヶ月以上1歳未満は投与後45分以内に嘔吐がない場合には胃洗浄等の適切な処置を行う． 主成分である総アルカロイド（エメ	タバコ，医薬品等の誤飲時における催吐． *2012年，医療用医薬品は販売中止となったため，現在は，院内製剤として調製する必要がある．

表 6.8 （つづき）

治療薬（英名）「略号」	特徴・概要	対象中毒物質・症状，目的
	チン，セファエリン）による胃粘膜の直接刺激作用と中枢作用とによって嘔吐が起きる．	
活性炭 （activated charcoal） 【経口，経管】 薬用炭	多くの薬物の吸着に優れている．塩類下剤と併用して用いる．活性炭 50 g を水道水 400 mL に懸濁させて，胃管チューブより注入する．下剤を同時に投与する．	吸着
天然ケイ酸アルミニウム	経口吸着剤，塩類下剤と併用する．	吸着
陽イオン交換樹脂 ポリスチレンスルホン酸ナトリウム，ポリスチレンスルホン酸カルシウム	経口吸着剤	パラコート，ジクワット，カリウム，リチウムの吸着
陰イオン交換樹脂 コレスチラミン	経口吸着剤	ジギタリス，テトラサイクリン
塩類下剤 硫酸マグネシウム 乾燥硫酸マグネシウム クエン酸マグネシウム	吸着剤と併用して用いる	薬毒物を吸着した吸着剤の体外排泄を促進
ベンゾジアゼピン系薬剤 ジアゼパム，ミダゾラム	鎮静剤，抗痙攣薬として用いる．	薬物中毒による興奮，痙攣

6.3　自然毒による急性中毒とその治療

キーワード

バイケイソウ，トリカブト，ジギタリス，チョウセンアサガオ，ヨウシュヤマゴボウ，スイセン，タマスダレ，ドクゼリ，シキミ，ハシリドコロ，フクジュソウ，フグ

6.3.1　有毒植物

　山菜採りで，食用植物と間違って有毒植物を採取し中毒事故を起こし，死に至る事もある．昭和 36 年～平成 22 年の 50 年間に報告された高等植物による食中毒事例では，チョウセンアサガオ類（83 件），バイケイソウ類（79 件）トリカブト類（78 件）による事例が多かった．発生件数において最近 10 年間に顕著な増加が見られたのは，バイケイソウ類，スイセン，ジャガイモおよびクワズイモによる中毒であった．死亡事例については，トリカブト類を原因とする事例が 10 件（患者数 10 人）で最も多く，他にイヌサフランおよびグロリオサといったコルヒチン含有植物による事例の発生が最近の 1 つの特徴であった．原因施設の 7 割以上は「家庭」であり，そ

の多くは患者が食べられる山菜と誤認し自ら原因植物を採取していた．次に多かったのは「学校」で，授業の一環で栽培されたジャガイモが主な原因食品で増加傾向にあった．ソラニン類の危険性に関する教育担当者の認識の低さが懸念された（表 6.9）．

(1) バイケイソウ，コバイケイソウ

本邦では，バイケイソウ（*Veratrum album*），コバイケイソウを同じユリ科の食用山菜オオバギボウシと誤食した中毒例が多数報告されている．主毒性成分のベラトルムアルカロイド（veratrum alkaloids）は，通常根，種子，葉から分離される．ヒトでの致死量は約 20 mg（乾燥根 1～2 g），経口摂取により消化管から容易に吸収され，調理などの加熱には安定である．興奮性細胞膜において Na イオンの透過性を増すことにより，迷走神経，頸動脈洞，中枢神経，末梢神経，肺，心臓を直接刺激する．症状として，徐脈，血圧低下，嘔吐，下痢を呈し，重篤な場合は意識障害，呼吸抑制，不整脈，痙攣を起こす．症状は 24 時間程度持続するため，入院加療が必要である．

(2) シキミ（樒，梻，梻）

シキミ（*Illicium anisatum*）は平安時代から「実に毒ありて悪しき実」といわれる有毒植物である．このシキミという名前はアシキミから転じたと言われている．仏事に用いるため寺院などに植栽されている．シキミの果実は特徴のある構造をしていて，6～8 個の果実が放射線状に集まった集果で，そのひとつひとつが袋果とよばれるボート状の果被と，つやのある茶褐色の種子からなり，種子はシイの実とやや似ている．また近縁のトウシキミ（*Illicium verum*）の果実は，スターアニス，八角（はっかく）または大茴香（ダイウイキョウ）とよばれ，香辛料として用いられる．シキミの種子はシイの実やトウシキミの実と誤って食べ中毒を起こすことがある．

シキミの有毒成分はアニキサチン（図 6.6）で，マウスの致死量は 1～4 ミリグラム / 体重キログラム．中枢興奮作用があり，痙攣を起こす．シキミの実は自然毒では珍しく，毒物および劇物取締法で劇物に指定されている．

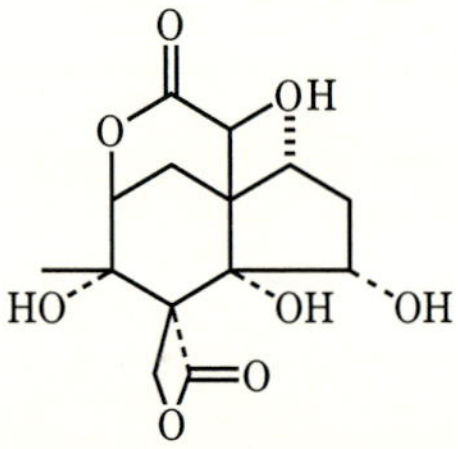

図 6.6　アニキサチン

Case 6.1

神戸六甲山に野外観察に出かけた「自然教室」一行（15 名）から「吐き気を催すメンバーが相次いでいる」と 119 番通報があった．症状の重い 11 名が救急車で近くの病院に入院したが，全身痙攣症状を見せた 4 名が一時重症となった．彼らは山で拾ったシイの実などを牛乳，小麦粉，砂糖と混ぜてパンケーキを作って午後 2 時頃食べ，午後 4 時頃，帰宅の途中や帰宅後に 13 名が吐き気や嘔吐の症状，痙攣症状を呈した．拾って食べた木の実は長さ 5～7 ミリの小さな粒で，

茶色っぽくやや紫色だったという．都会っ子に自然と人間とのかかわりを教えるのが狙いの自然教室．その日は「森の中で食べられるもの」をテーマに山へ入ったということだった（朝日新聞，1990.11.13）．

彼らが「シイの実」や「ツブラジイの実」と間違えて食べたのは，現場検証の結果「シキミの実」であった．一行は皮（果被）をむいた種子約2000個を煎って小麦粉に混ぜ，さらに牛乳などを入れて直径20センチのパンケーキを8枚焼き，15名で食べた．食べたケーキの量はひとりあたり1/8から1枚半までで，種子にすると約30個から375個となる．胃洗浄や下剤，吸着剤，抗けいれん剤などの治療により，全員3日から5日で無事退院した．この中毒事故によって，はじめてシキミのヒトでの経口中毒量が60〜120個であることがわかった．今回中毒量の3〜6倍も多い375個をたべた被害者が死ななくてすんだのは，種子より4倍強い毒性を持つ果被をむいてパンケーキを調理したおかげで，不幸中の幸いだった．中途半端な知識で自然に接すると，その恐ろしさを体感するはめとなる．

(3) チョウセンアサガオ（図6.7）

チョウセンアサガオ（朝鮮朝顔）は，学名を *Datura metel*，別名マンダラゲ（曼陀羅華），キチガイナスビとも呼ばれる．熱帯アジア原産で，江戸時代に中国を経由して日本に伝わり，薬草として栽培されていた．ナス科チョウセンアサガオ属の1年草である．トランペットの形をしたきれいな花を咲かせることから，鑑賞用に出回っている．日本各地で種をゴマと，花を煎じ薬やハーブと，根をゴボウと，葉をモロヘイヤやハーブ，アシタバと，芽（つぼみ）をオクラと誤食し，毎年数例発生している．文化元年（1804）10月13日，世界で初めて全身麻酔による乳がん手術に成功した和歌山の医師，華岡青洲（はなおかせいしゅう，1760〜1835）が調合した麻酔薬「通仙散」の主成分には，蔓陀羅華が入っていた．同じグループには，キダチチョウセンアサガオ（*Brugmansia suaveolens*）やコダチチョウセンアサガオ（*B. candida*）がある．園芸店でエンゼルトランペットなどの呼び名で販売され，家庭で栽培されているが，同様に有毒なため注意が必要である．また，ヨウシュチョウセンアサガオは，米国では自然に自生し，観葉植物として

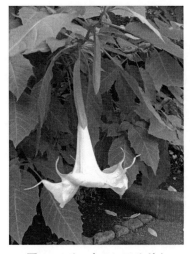

図6.7 チョウセンアサガオ

もよく用いられている．主成分としてアトロピンやスコポラミン等のベラドンナアルカロイドを含む．ムスカリン受容体へのアセチルコリンの結合を競合的に拮抗することにより，副交感神経興奮遮断作用を示す．中枢神経系に対する経口最低中毒量はそれぞれ，100 µg/g および 14 µg/g である．これら成分の濃度は時期と植物の部位により異なり，種が最も濃度が高く，1粒ありにアトロピン約 0.1 mg を含む．アトロピンの致死量は約 10 mg である．調理により本質的に葉の毒性は影響を受けず，アトロピンやスコポラミンは焼いても壊れずに残る．

Case 6.2

隣人から野草の天ぷらをもらって，おかずにして食べた夫婦（夫 74 歳と妻 69 歳）が，精神状態がおかしくなり，救急車で病院に運ばれた．意識も混濁し，人工呼吸や，点滴などの救急処置により，6日目に意識や呼吸が改善した．後から鑑定したところ，チョウセンアサガオの実の天ぷらを食べたことによる中毒と診断された（中毒研究，21：177-181, 2007）．

Case 6.3

長野県の農園で購入したキノコを入れたうどんをたべた家族4人．食べてから30分後に夫婦（夫 46 歳と妻 46 歳）2名が全身に脱力感をおぼえ，口がきけなくなり，2時間後に救急搬送された．喫食30分後から喉が焼けつくように渇き，意識障害，散瞳，頻脈を呈した．病院では子供がそばにいるという幻覚に襲われた．9時間後に意識は清明となったが，24 時間，散瞳は改善しなかった．当初，キノコ中毒が疑われたが，うどんには子供が近くの畑から拾ってきたゴボウをささがきにして入れてあった．後でゴボウだと思っていたものが，チョウセンアサガオの根であることが判明した．

表 6.9 代表的な有害植物

有毒植物名	類似する主な食用植物名	類似する部位	中毒症状	毒性成分
トリカブト	モミジガサ，ヨモギ，ニリンソウ	若葉	食後 10～20 分以内で，口唇，舌，手足のしびれ，嘔吐，腹痛，下痢，不整脈，血圧低下，痙攣，呼吸不全に至って死亡することもある．	アルカロイド（アコニチン，メサコニチン，ヒパコニチンなど）
イヌサフラン	ギボウシ，ギョウジャニンニク，ジャガイモ，タマネギ	葉，球根	嘔吐，下痢，皮膚の知覚減退，呼吸困難．重症の場合は死亡することもある．	アルカロイド（コルヒチン）
グロリオサ	ヤマノイモ	塊状根	口腔・咽頭灼熱感，発熱，嘔吐，下痢，背部疼痛などが発症し，臓器の機能不全などにより，死亡することもある．	

表 6.9 （つづき）

有毒植物名	類似する主な食用植物名	類似する部位	中毒症状	毒性成分
バイケイソウ コバイケイソウ	オオバギボウシ, ギョウジャニンニク	若葉	食後30分～1時間で, 嘔気, 嘔吐, 手足のしびれ, 呼吸困難, 脱力感, めまい, 痙攣, 血圧低下など. 重症の場合は意識不明になり, 死亡する.	アルカロイド（プロトベラトリン, ジェルビン, ベラトラミンなど）
ジギタリス	コンフリー*	若葉	胃腸障害, おう吐, 下痢, 不整脈, 頭痛, めまい, 重症になると心臓機能が停止して死亡することがある.	強心配糖体（ジゴキシン, ジギトキシンなど）
チョウセンアサガオ	ゴボウ	根	散瞳, 意識障害, 興奮, 幻覚, 頻脈, 口渇, 痙攣など.	アルカロイド（l-ヒオスチアミン, アトロピン, スコポラミンなど）
	オクラ	蕾		
	ゴマ	種子		
ハシリドコロ フクジュソウ	フキノトウ	新芽	誤食するとほろ苦く, 後に嘔吐やけいれん, 昏睡などの中毒症状を発症する. 根茎はロート根といい, 鎮痛薬などに用いる	ヨスチアミ
ヨウシュヤマゴボウ	モリアザミ（市販の「ヤマゴボウ漬」の材料)	根	腹痛・嘔吐・下痢を起こし, ついで延髄に作用し, けいれんを起こして死亡する.	アルカロイド（フィトラクシン）, 硝酸カリウム
スイセン タマスダレ	ノビル, ニラ,	葉	食後30分以内で, 悪心, 嘔吐, 下痢, 流涎, 発汗, 頭痛, 昏睡, 低体温など.	アルカロイド（リコリン, タゼチンなど）. 他にシュウ酸カルシウム
	タマネギ	鱗茎		
ドクゼリ	セリ, ワサビ	若葉, 地下茎	めまい, 流涎, 嘔吐, 頻脈, 呼吸困難等の症状が現れ, 死亡する危険も大きい. 皮膚からも吸収される.	ポリイン化合物（シクトキシン）
シキミ	ダイウイキョウ, シイ, ツブラジイ	実	嘔気, 嘔吐, 下痢, 顔面蒼白, 発熱, 傾眠, 全身痙攣, 意識障害	アニキサチン
アジサイ	青シソ 料理の飾りにアジサイの葉や花が使われる	葉	食後30分で, 嘔吐, めまい, 顔面紅潮など.	成分未確定
クワズイモ	サトイモ	根茎	悪心, 嘔吐, 下痢, 麻痺, 皮膚炎など. 針状結晶による口腔内の刺激.	シュウ酸カルシウム

＊コンフリーは以前, 食用とされてきたが, 過剰に摂取すると肝障害を引き起こすピロリジジンアルカロイドを含むことがわかり, 厚生労働省から摂食しないよう注意勧告が出ている.

6.3.2 アルカロイド

植物体内に含まれる塩基性の成分を，植物塩基（アルカロイド（alkaloids））という．共通の特徴としては，含窒素化合物であり，水溶液は弱アルカリ性を示し，一般に毒性が強い（表6.10）．

表6.10 主なアルカロイド

分類	アルカロイド		
芳香族アミン	アンフェタミン エフェドリン	あへん（モルフィン）	コデイン モルヒネ
ピロール・ピリジン系	コカイン ニコチン スコポラミン アトロピン	ラウオルフィア	レセルピン
		インドール環	フィソスチグミン ストリキニーネ ヨヒンビン
キノリン環	キニーネ	エルゴット	エルゴタミン
イソキノリン環	アポモルフィン ベルベリン エメチン	その他	アコニチン コルヒチン ピロカルピン
あへん（パパベリン）	パパベリン ナルコチン		

(1) 代表的なアルカロイド

1) アコニチン（図6.8）

トリカブト（*Aconitum*）属に存在するアルカロイドで，根の部分に含まれる．乾燥した根はブシ（附子），ウズ（鳥頭）と呼ばれ，漢方薬として用いられる．

致死量：3～4 mg，消化管からの吸収がよく数分で死亡する．

毒性：末梢および中枢神経に作用，初め刺激，後麻痺が起こる．

症状：口腔内の灼熱感，麻痺，嚥下困難，胃痛，吐き気，流涎，知覚麻痺，徐脈，四肢けいれん，虚脱，呼吸停止．

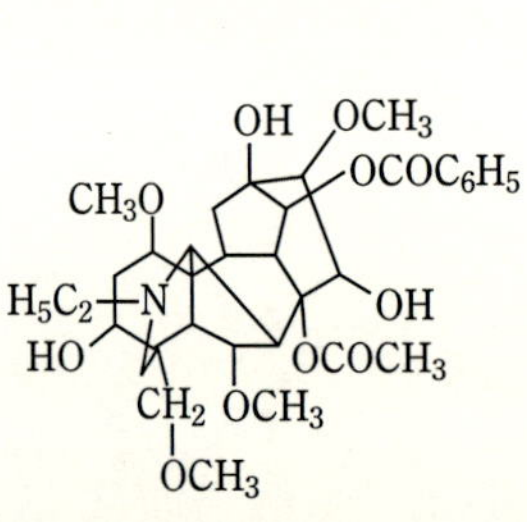

図6.8 アコニチン 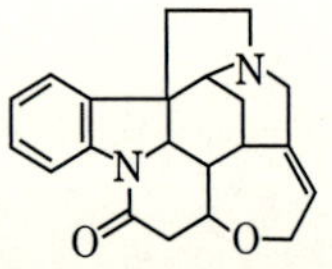　　　　　図6.9 ストリキニーネ

2) ストリキニーネ（図6.9）

マチン（strychnos）属類に，リンゴ酸，タンニン酸塩としてブルシンと共に存在する．ホミカの種子に0.9～1.9%，イグナチウス豆1.5%，マチンの種子2.5%含まれる．16世紀から硝酸

塩が殺鼠剤，殺野犬剤として用いられ，1960年までは下剤，興奮剤，強壮剤として用いられた．現在でもコカインやヘロインの混ぜ物としてまれに用いられる．インターネットで入手可能な強壮剤「金蛇精」にはヨヒンビン，硝酸ストリキニーネが含有されている．また，日本において毒殺事件に用いられることがたびたびあった（表6.11）．

表6.11 戦後の硝酸ストリキニーネによる毒殺事件

郵送毒殺事件	1961年	遺産配分問題から，硝酸ストリキニーネ入りの偽胃薬を親戚4人郵送．1人が死亡．一週間後に犯人逮捕，犯行を自供．
埼玉愛犬家連続殺人事件	1995年	硝酸ストリキニーネで4人殺害．栄養剤と偽って犬薬殺用の「硝酸ストリキニーネ」入りのカプセルを飲ませて殺害した．硝酸ストリキニーネは，知人の獣医に「犬を安楽死させるため」と偽り50人を殺害できる量の5gを譲り受けていた．

致死量：6〜100 mg，数分〜数時間で死亡する．
症状：中枢神経の反射亢進，筋肉の硬直，テタヌス，反弓緊張，発作後，呼吸停止または延髄，脊髄の麻痺で死亡する．

Case 6.4

患者は28歳，男性，コーラで白色粉末を意図的に摂取2時間後に入院した．親戚の話より，患者はボディビルダーで筋肉増強目的に多数の薬物と，精力増強のためにこの粉末を摂取していた．この粉末は狂犬病の犬を殺すための毒物であった．患者と親戚の訴えより，この毒物の摂取量は1〜1.5 gであった．患者は若い筋肉質の男性で，意識レベルは清明，血圧90/60 mmHg，脈拍110/min，末梢での脈は弱かった．激しい興奮状態で，軽度の呼吸抑制があった．患者は救急センター到着時，全身性の活動亢進性反射を呈し，強直間代性痙攣を起こしていた．対光反射が見られ，軽度の散瞳を呈していた．

治療は胃洗浄（水），70％ソルビトール100 mLと30 gの活性炭投与，50 mgのジアゼパム，25 gの高張ブドウ糖液，44 mEqの重炭酸ナトリウムが投与された．患者はICUで循環，呼吸管理下に置かれた．活性炭（3時間毎に30％懸濁液100 mL）とソルビトール（6時間毎に70％懸濁液100 mL）を経鼻胃管より24時間繰り返し投与された．呼吸困難のため，気管挿管，人工呼吸器で管理された．患者は静かで暗い部屋に置かれ，鎮静目的でミダゾラム0.2 mg/kg/hとチオペンタールナトリウム50〜200 mg/hの持続点滴を5日間続けた．患者は重篤な横紋筋融解症を呈し，急性尿細管壊死を予防するため，生理食塩水（500 mL/h），フロセミド（10 mg/h），重炭酸ナトリウム（22 mEq/h）投与による強制利尿が行われた．しかし，急性腎不全となり，重篤な乏尿（100〜250 mL/d；第12病日）を呈した．血液透析と共に入院中支持療法が継続された．第23病日，腎機能が回復したため退院，その後で腎臓内科で外来フォローされた．粉末の残りはテヘラン大学の薬学部毒物検査室に送られ，マンデリン試薬によりストリキニーネと鑑定された．

3）ニコチン（図6.10）

タバコの葉の中にリンゴ酸塩あるいはクエン酸塩として2〜8％含まれる．硫酸ニコチン（40％）

は，農薬（ブラックリーフ®）としても利用される．

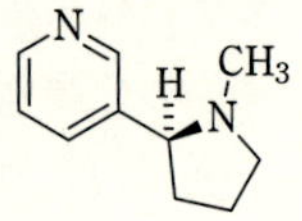

図 6.10　ニコチン

致死量：50〜60 mg（成人），20〜30 mg（小児）
中毒量：2〜3 mg で嘔気，嘔吐を催す．
　1本の紙巻きタバコには，9〜28 mg 含有されるが，煙中には 0.1〜2.3 mg 含有される．
毒性：作用は強く，作用発現もはやい．消化管，呼吸，皮膚からも容易に吸収される．
症状：口腔，咽頭がやけるように感じ，唾液の分泌が増加，頭痛，めまい，咽喉が乾燥，四肢が冷たく，嘔吐，呼吸困難，頻拍，不整脈，40〜50分，意識不明，痙攣．大量に純度の高いものを服用すると即死する．

4)　コルヒチン（図 6.11）
　医薬品として痛風発作の緩解及び予防に用いられる．1錠中 0.5 mg 含有し，成人にはコルヒチンとして1日3〜4 mg を6〜8回に分割経口投与する．痛風発作の治療には1回 0.5 mg を投与し，疼痛発作が緩解するまで3〜4時間ごとに投与し，1日量は 1.8 mg までの投与にとどめることが望ましい．
禁忌：肝臓又は腎臓に障害のある患者．肝代謝酵素 CYP3A4 によって代謝され，P糖蛋白の基質でもあるため，血中濃度が上昇する．
妊婦：動物実験で催奇形作用が報告されている．また，父親が服用し，配偶者よりダウン症候群や先天異常児出生したという報告がある．
急性中毒症状：服用後数時間以内に以下の症状が現れる．悪心・嘔吐，腹部痛，激烈な下痢，咽頭部・胃・皮膚の灼熱感，血管障害，ショック，血尿，乏尿，著明な筋脱力，中枢神経系の上行性麻痺，譫妄，痙攣，呼吸抑制による死亡する．

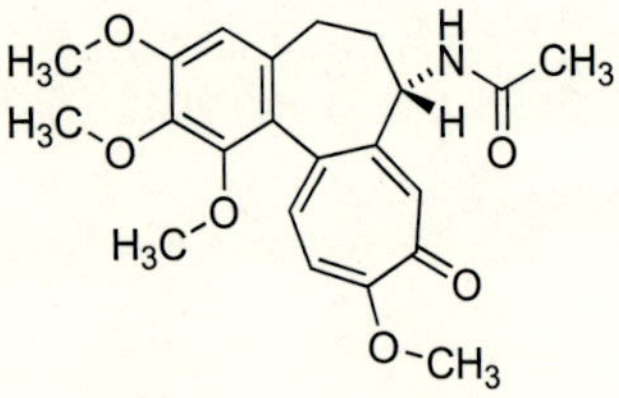

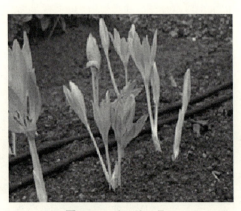

図 6.12　イヌサフラン
（「日本中毒学会臨床中毒フォトライブラリー作品」日本中毒会より許諾を得て転載）

図 6.11　コルヒチン

Case 6.5

静岡県警御殿場署は 2014 年 9 月 9 日,県内の 70 代の男性がユリ科の毒草,イヌサフラン(図 6.12)をギョウジャニンニクと間違えて食べ,食中毒で死亡したと明らかにした.同署などによると,男性は 4 日夜,ギョウジャニンニクだと思い込んで栽培していたイヌサフランを他の野菜と交ぜ,自宅で煮物にして食べた.5 日未明から吐き気や胃痛などの症状を訴え,入院していたが,9 日朝に多臓器不全などで死亡した.イヌサフランは葉,花,球根のいずれにも毒がある.芽がギョウジャニンニクと似ているが,ニンニク臭はないという.

(2) アルカロイドの呈色反応(表 6.12)

表 6.12 アルカロイドの呈色反応

マルキス試薬	硫酸 3 mL にホルマリン 2~3 滴	モルヒネ,コデイン	青紫-青
		アトロピン,エフェドリン	茶橙,茶褐色
フリヨーデ試薬	モリブデン酸アンモニウム/硫酸	モルヒネ,コデイン	青紫-緑,緑-青
マンデリン試薬	バナジン酸アンモニウム/硫酸	モルヒネ,コデイン	褐緑,緑
		ストリキニーネ	紫-赤
		アトロピン,プロカイン,エフェドリン	赤
ビタリ反応	硝酸を加え,蒸発乾固後,水酸化カリウム・エタノール溶液	アトロピン	青紫
		ストリキニーネ	青紫-茶褐色
ムレキシド反応	10%過酸化水素溶液数滴,塩酸 1 滴加え,蒸発乾固,残渣が黄赤,これに 10%アンモニア水 1 加えると,紫紅色	カフェイン	黄赤-紫紅色
ドラーゲンドルフ反応	次硝酸ビスマス,酢酸,ヨウ化カリウム		茶橙色

6.3.3 毒キノコ

本邦におけるキノコ中毒は,例年約 20 件(患者数:70~80 名),10 月をピークに秋季に集中して発生する(平成 16 年~26 年:死亡率 0.51%).夏の気温が高く,その後の適度な降雨と朝晩の気温の低下がある年は特にキノコの生育がよく,キノコ中毒の発生数も多い.食用キノコと誤って摂取する中毒例の多いキノコには,ツキヨタケ,クサウラベニタケ,ドクササコ,ニガクリタケ,カキシメジなどがある(表 2).ドクツルタケ,タマゴテングタケなどのアマニタトキシンを含むキノコは中毒死亡例の 80~90%を占める.主毒性成分はアマニチン(amanitin)とファロイジン(phalloidin)である.特にアマニチンは猛毒であり,耐熱性のため加熱・調理によっても毒性は損なわれない(表 6.13).

表 6.13 主な毒キノコの概要

代表的な毒キノコ（学名）	症状・特徴
クサウラベニタケ（*Rhodophyllus rhodopolius*）	食用のウラベニホテイシメジの近辺に発生し，形状も似ていることから，最も中毒事故が多い．食後30分〜3時間くらいで嘔吐，下痢，腹痛などを起こす．中毒成分はムスカリン，コリンといわれる．
ツキヨタケ（*Lampteromyces japonicus*）	食用のシイタケ，ヒラタケ，ムキタケなどと間違って採取し中毒となる．食後30分〜1時間程度で嘔吐，下痢，腹痛などの中毒を起こす．
ニガクリタケ（*Hypholoma fasciculare*）	食後3時間程度で強い腹痛，激しい嘔吐，下痢，悪寒などの中毒を起こす．重症の場合は，脱水症状，けいれんなどの症状が現れて死亡する場合がある．
カキシメジ（*Tricholoma ustale*）	摂取後30分〜3時間で嘔吐や下痢などの消化器症状が出現し．大量の水様性下痢により著しい体液や電解質の喪失がみられる．3〜4時間でほとんどの症状は消失する．
ドクササコ（*Clitocybe acromelaga*）	末端紅痛症（Erythromelalgia）を起こす．早い場合は食後6時間程度，遅い場合は1週間程経過してから，四肢末端の腫脹，壊死，末梢神経障害による激痛をもたらす．この症状が1ヶ月以上続く．冷やすと症状は軽減する．局所麻酔薬を用いた硬膜外神経ブロックによって疼痛コントロール．
クサウラベニタケ（*Rhodophyllus rhodopolius*）	腹痛，嘔吐，下痢などの症状を呈する．発症まで30分〜3時間．
アマニタトキシン群 ドクツルタケ（*Amanita virosa*），タマゴテングタケ（*Amanita phalloides*），シロタマゴテングタケ（*Amanita verna*），コレラタケ（*Galerina fasciculate*）	摂食後7〜16時間に嘔吐，水様便，腹痛を呈する．1〜2日後には肝機能障害が認められる．摂食後3〜7日後に肝不全，腎不全，および心機能低下，昏睡をきたして死亡する．
テングタケ（*Amanita pantherina*），ベニテングタケ（*Amanita muscaria*）	食後20分〜2時間で下痢，嘔吐，腹痛の消化器系症状が現れ，めまい，錯乱，運動失調，幻覚，興奮，抑うつ，傾眠，昏睡を伴う精神錯乱痙攣など神経系症状も現れる．まれに，ムスカリン中毒で死亡することがある．
ホテイシメジ（*Clitocybe clavipes*）ヒトヨタケ（*Coprinus atramentarius*）	血中アセトアルデヒドの分解を阻害するため，キノコを食べる前後に飲酒すると発赤，心悸亢進などを呈する（ジスルフィラム様反応）．発症まで20分〜2時間．
カエンタケ（*Podostroma cornu-damae*）	食後30分から，発熱，悪寒，嘔吐，下痢，腹痛，手足のしびれなどの症状を起こす．2日後に，消化器不全，小脳萎縮による運動障害など脳神経障害により死に至ることもある．

(1) マジックマッシュルーム

ワライタケ（*Panaeolus papilionaceus*），シビレタケ（*Psilocybe venenata*）など，幻覚（幻視，幻聴），精神錯乱，筋弛緩作用を現すキノコを通称，マジックマッシュルーム（幻覚キノコ）（*Psilocybe cubensis*）と総称する．幻覚成分はシロシビン（psilocybin），サイロシン（psilocin）であり，成分は麻薬として，キノコ本体は麻薬原料として規制されている．

(2) スギヒラタケ

2004年秋，新潟・山形・秋田など日本海側地方を中心に急性脳症が多発した．多くの症例に共通するのは，中・高年齢者で腎機能障害を有し，スギヒラタケ（*Pleurocybella porrigens* (angel's wing)）を喫食していること，9月末～10月初旬に限定して発生している点であった．臨床症状は，ふらつき，全身倦怠感，歩行困難などの前駆症状の後，数日後，振戦様の不随意運動，ミオクローヌスが出現し，24時間以内に治療抵抗性の痙攣重責状態に陥っている．60例の脳症患者が報告され，腎疾患を合併した19例が死亡した．スギヒラタケは，キシメジ科スギヒラタケ属のキノコで，秋，スギの古い切り株に多数重なって発生する古くは食用していたキノコである．現在，原因解明中であり，「可溶性，耐熱性の高分子毒性物質」である可能性が高い．腎疾患，腎機能障害患者にスギヒラタケを摂食しないように注意し予防することが重要である．

6.3.4　有毒魚介類（表6.14）

(1)　フグ毒

本邦におけるふぐ食中毒は過去10年間で277件（患者数：387名）発生しているが，年々発生件数，患者数とも減少している．死者数は12名，致死率は3.1%である（2004～2013年）．フグ毒のテトロドトキシン（tetrodotoxin：TTX，$C_{11}H_{17}O_8N_3$）（図6.13）は肝臓や卵巣に多く分布し，ふぐの種類によっては皮，筋肉にも含まれる．TTXは加熱調理によっても分解しない．ヒトの致死量は2 mgと言われている．神経や筋細胞の膜表面にあるNaチャネルの活性化機構を選択的に阻害する．主な症状は運動麻痺で，食後20分から3時間で発現する．口唇，舌端，指先のしびれに始まり，頭痛，腹痛などを伴い，嘔吐，四肢の運動筋肉麻痺，知覚麻痺，言語障害，呼吸困難となり，血圧低下が起こる．意識は死の直前まで明瞭で，意識消失後，呼吸・心臓が停止し，死に至る．摂取直後であれば催吐，胃洗浄が有効であるが，時間経過によっては誤嚥の原因となる．速やかな人工呼吸の実施，長時間の呼吸・循環管理により救命することがある．テトロドトキシンは巻貝のバイ，キンシバイ，ボウシュウボラ，ヒョウモンダコ，スベスベマンジュウガニなどからも検出され，中毒を引き起こす．

フグ毒の量は，MU（マウスユニット）という単位で表す．体重20 gのマウスを30分で死亡させる毒量が1 MUで，ヒトが死亡する毒量は約1万MUといわれている．食べたフグの毒量は「食べた部位の1 g当たりの毒量（MU/g）× 食べた量（g）」で求められ，1 g当たりの毒量が1,000 MUの部位の場合，10 g食べると致死量になる．肝臓や卵巣では10,000 MU/gを超えるものもあり，わずかな量で中毒となり，死亡することがある．

(2)　シガテラ

シガテラ毒魚による中毒例は多く，毒化魚としてはバラフエダイ，バラハタ，ドクウツボ，ドクカマス，サザナミハギなどが知られており，主毒成分はシガトキシン（ciguatoxin：CTX；$C_{59}H_{84}O_{19}$）で内蔵に多く含まれ猛毒である．食後30分～24時間以内に発症し，下痢，嘔吐，腹痛に続き，知覚異常，徐脈，血圧低下が見られる．顕著に現れる症状として，ドライアイスセンセーション（普通の水が極端に冷たく感じたり，暖かいものが冷たく感じたりする）と呼ばれる

知覚異常がある．神経系障害により，麻痺，痙攣，昏睡を呈し，死亡に至る場合がある．

(3) その他の魚介類

イシナギ，メヌケなどの肝臓を多食すると，ビタミンA過剰症になり，腹痛，悪心，嘔吐，めまい，過敏症が発現した後，全身の皮膚の落屑がみられる．近年，流通の発達とともに南方魚類を食べる機会が多くなったため，アオブダイによる中毒の報告が増加している．主毒性成分はパリトキシン（palytoxin）で，テトロドトキシンより毒性が強い．舌や全身のしびれ感，筋肉痛，筋力低下が起こり，不整脈，呼吸抑制，腎不全を呈することもある．

Column　パリトキシンの発見

アオブダイ中毒の原因毒であるパリトキシン（palytoxin）は，沖縄で毒魚といわれているカワハギ科のソウシハギ，ミクロネシアでシガテラ魚とされたモンガラカワハギ科のクロモンガラの毒成分でもある．

その発見には面白いエピソードがある．ハワイには limu-make-o-Hana という有毒生物がいて，古来矢毒に使用されたといい伝えがあった．この limu-make-o-Hana とは，マウイ島にある Hana という土地の猛毒の海藻という意味で，その生息地は秘密であり，採取するものには災いがあるとタブーによって守られてきた．1961年，シガテラ研究をしていたハワイ大学の Banner 教授と Helfrich 博士は，有毒海藻というこの伝説に興味を抱き，いろいろな情報をたどってその場所をつきとめた．1961年12月31日に現地に赴き，災いを恐れた住民の制止を振り切って採集した．採集を終えてオアフ島へ戻ってみると，彼らが所属していたハワイ大学海洋研究所の主研究棟が原因不明の火災で焼失していた．祟りがあったのだろうか．この有毒生物は海藻ではなく，腔腸動物のスナギンチャクの1種 *Palythoa toxica* であった．パリトキシンの名前は，このスナギンチャクの学名に由来しているが，サンゴ礁の浅い海に生息しているため，我々がめったに目にする動物ではない．パリトキシンはイワスナギンチャクにも存在して，特に卵の毒性が強い．1gで20gのマウスを8500〜100,000匹も殺す程の強さである．マウスの LD_{50} は 0.15 μg/kg（iv）で，シガテラ毒のマイトトキシン（LD_{50}：0.05 μg/kg）が発見されるまで，海洋動物最強の毒として君臨していた．また，分子量が約2,700もあり，ペプチドやポリサッカライドを含まない天然物としては前例のない大きさである．

(4) 貝毒

貝類の自然毒としては，有毒プランクトンから食物連鎖を経て二枚貝に蓄積される麻痺性貝毒（paralytic shellfish poison）や下痢性貝毒（diarrhetic shellfish poison）および巻貝類（軟体動物腹足類）の毒に分類される．麻痺性貝毒は渦鞭毛藻，藍藻類が産生し，マガキ，ホタテガイ，ムラ

サキイガイ，アサリなどに蓄積毒化したものをヒトが摂取し中毒を引き起こす．主毒素はサキシトキシン（Saxitoxin；STX）で，致死量は約 2 mg である．口唇，口内，舌，顔面，四肢のしびれ感，運動麻痺，頭痛，めまい，球麻痺などが起こり，発症後 1〜12 時間で呼吸不全による死亡例がみられる．下痢性貝毒は，東日本を中心にホタテガイ，アサリ，ムラサキガイによる食中毒の原因として同定された．オカダ酸（okadaic acid），ジノフィシストキシン（dinophysistoxin），ペクテノトキシン（pectenotoxin），イェッソトキシン（yessotoxin）などが同定されている．水様下痢，嘔吐，腹痛などが主症状であり，発熱はない．喫食から発症までの時間は短く，45 分〜7 時間である．通常 3 日以内に回復し予後は良好で，重症・死亡例はない．

バイ（*Babylonia japonica*, ivory shell）は，エゾバイ科に属する肉食性小型巻貝で，時に毒化し食中毒を起こす．喫食して 3〜18 時間後に視力減退，瞳孔散大，口渇，腹部膨満，便秘，排尿困難，嘔吐など，視覚障害を特徴とするタイプ（沼津型）と，激しい腹痛，嘔吐，下痢，四肢の痙攣，意識障害，チアノーゼを呈するタイプ（寺泊型）が報告されている．

表 6.14　魚介類の毒

毒の種類	代表的な成分	魚の種類	毒を多く含む臓器	主な症状
フグ毒	テトロドトキシン	フグ類	卵巣，肝臓	食後 20 分から 3 時間程度の短時間でしびれや麻痺症状が現れる．麻痺症状は口唇から四肢，全身に広がり，重症の場合には呼吸困難で死亡することがある．
パリトキシンおよび関連毒	パリトキシン	アオブダイ，ハコフグ，ブダイ，ウミスズメ，ソウシハギ	肝臓	潜伏時間は半日〜1 日と比較的長く，筋肉が融解するため激しい筋肉痛と筋肉に多く含まれるミオグロビンが尿中にでてきて黒褐色の尿（ミオグロビン尿症）となる．また，呼吸困難，歩行困難，胸部の圧迫，麻痺，痙攣などを呈することもあり，重篤な場合には死に至る．回復には数日から数週間かかり，また致死時間は十数時間から数日間と広範囲である．
シガテラ毒	シガトキシン，マイトトキシン	ドクウツボ，オニカマス，バラハタ，バラフエダイ	筋肉，内臓	ドライアイスセンセーション（温度感覚の異常），掻痒，四肢の痛みで，筋肉痛，関節痛，頭痛，めまい，脱力，排尿障害．
ビタミン A		イシナギ，メヌケ	肝臓	食べ過ぎると激しい頭痛，嘔吐，発熱を引き起こす
異常脂質	グリセリド，ワックスエステル	アブラボウズ，アブラソコムツ，バラムツ	筋肉	食べ過ぎると下痢などを起こす

表 6.14 （つづき）

毒の種類	代表的な成分	魚の種類	毒を多く含む臓器	主な症状
卵巣毒		ナガズカ	卵巣	胃腸障害（嘔吐，下痢，腹痛）．死亡することはない．他にチョウザメ類，カワカマス，コイ類，ナマズ類，メダカ類，クロダイ，カジカ類など50種近くの魚の卵巣も中毒を起こすと疑われている．
胆のう毒		コイ類	胆のう	胃腸障害（嘔吐，下痢，腹痛）の他に，肝機能障害（黄疸など）や急性腎不全（乏尿，浮腫など）．コイ科魚類の胆のうは，滋養強壮，眼精疲労の回復，咳止めなどの効果があるとして，中国，日本などのアジア地域で民間薬として古くから服用されている．
血清毒		ウナギ類	血液	ウナギの新鮮な血液を大量に飲んだ場合，下痢，嘔吐，皮膚の発疹，チアノーゼ，無気力症，不整脈，衰弱，感覚異常，麻痺，呼吸困難が引き起こされる．死亡することもある．血清が目や口に入ると激しい灼熱感や粘膜の発赤が，傷口に入ると，炎症，化膿，浮腫などが引き起す．加熱により無毒化．

厚生労働科学研究「自然毒のリスクプロファイル作成を目指した調査研究」より

6.3.5 食材による急性中毒とその対策

近年，我々にとって，食の安全は常に大きな関心事となってきている．食材の産地が偽装されたり，本来食用にはならないはずの事故米が食品に使われたり，原発事故による食品汚染についても目を離せない．しかし，我々が普段，料理をして食べている食材の中にも，微量の有毒成分が含まれていることがある．そのような食材は，調理の仕方や，食べる量，食べる部位によって中毒事故が起こることがあり，多くの場合，被害者は小児である．

(1) ジャガイモ

Case 6.6

2006年7月，都内の小学校で，理科の実習用に校内で栽培したジャガイモを食べた132人のうち児童75人と教師2人が，腹痛，吐き気，喉の痛みなどの症状を訴えた．ジャガイモは小さく，皮をむかずにゆでて食べた結果である．未成熟で小型のジャガイモには中毒の原因となるアルカロイドが多く含まれている．東京都では栽培したジャガイモによる食中毒を防止するため

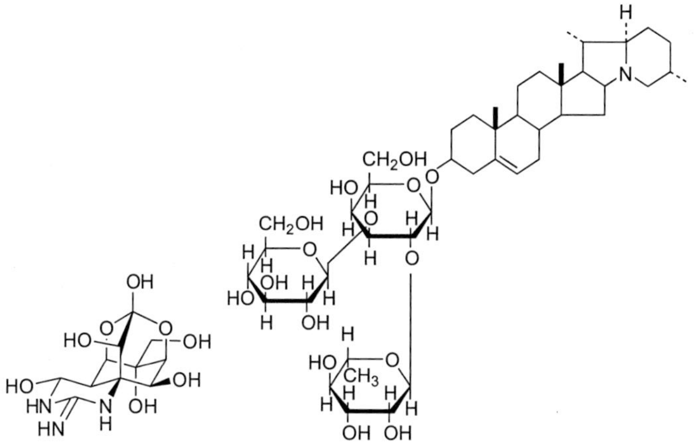

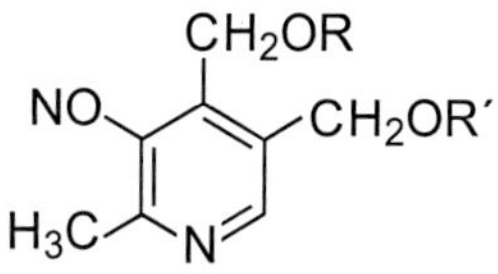

図6.14 ギンナン中毒原因物質（MPN）とビタミン B_6

R = CH_3
R′ = H：4-0-methylpyridoxine（MPN）
R = R′ = H：pyridoxine（Vitamin B_6）

図6.13 テトロドトキシンと α-ソラニン

学校に対して通知文を出し，注意を促した．また，同じ月に栃木県の小学校では児童23人，教師6人が学校の畑で収穫したジャガイモを食べて吐き気，頭痛を訴えた．こちらも皮や芽を取り除かずにゆでたものを食べ始めて，30分後に症状がでた．1998年から2006年までの8年間に，児童たちが栽培したジャガイモによる食中毒は全国の小学校で8件，幼稚園で1件起きている．

ナス科の植物であるジャガイモには，もともと有毒なアルカロイド（主にα-ソラニン（solanine）（図6.13）とα-チャコニン）が含まれている．しかし，子供達が食べたジャガイモには市販のジャガイモの約6倍ものソラニン類が含まれていた．アルカロイドは，主にジャガイモの芽の部分と，光があたった部分に多く含まれる．ジャガイモは光に当たるとクロロフィルが作られ，表面が緑色になり，同時にこれらアルカロイドも皮の近くに多く作られる．特に緑色になった未成熟の小さなイモでは，中身（可食部）にもアルカロイドが多く含まれることがあるため，中毒を起こす恐れがある．

また，市販のジャガイモ（メークイン）の皮の部分には有毒なアルカロイドが100g中に12mg含まれているが，皮を2mmの厚さでむくことで，実の部分にはアルカロイドはほとんど残らない．しかし，α-ソラニンは15分ゆでても150℃，5分間油であげても壊れない．このアルカロイドを取り除かないと，喫食20分後から，吐き気，嘔吐，下痢，腹痛，脱力感，めまい，呼吸困難などの症状を呈するが，一般に軽症である．アルカロイドの中毒量は成人で200〜400mg，小児の場合はその10分の1の20mg程度である．

ジャガイモによる中毒を起こさないためには，以下の注意が必要である．

・芽の部分はきちんと取り除く．
・皮は厚め（2ミリメートル以上）にむく．
・小さい未成熟なイモ，皮が変色したイモ，芽が多くでたイモはアルカロイドが多く含まれるので，食べない．
・子供に食べさせる時は，必ず皮をむく．
・光の当たらない風通しの良い場所に貯蔵する．

(2) ギンナン中毒
Case 6.7

　生来健康な2歳の女児が，嘔吐，下痢，興奮状態が2時間続いたため，小児科に受診となった．初め，ウイルス性胃腸炎と診断されたが，そのうち痙攣を起こしたため入院となった．吐物の中にギンナンの実が見つかり，両親に尋ねたところ，9時間前煎ったギンナンを50～60個食べた事がわかった．急遽，ギンナンの過食による中毒の診断がつき，ビタミンB_6による治療が行われた（Pediatrics, 2002）.

　イチョウは雌雄異株（雌花と雄花を別の株につける植物）の落葉高木で，イチョウ科に属する．10月の終わりごろ種子は完熟し自然落下する．特有の悪臭は多汁質で構成される外側の皮にイチョウ酸（gonkgolic acid），ビロボール（bilobol）を含むためである．この多汁質は触れるとかぶれる．東アジアでは，イチョウの木の葉や種子は2000年以上にわたって医薬品や食物として摂取されてきた．ギンナンはイチョウ（*Ginkgo biloba L.*）の種子の食用とされる黄緑色の胚乳組織で，ビタミンCやカロチン，でん粉などの成分が含まれる．その他，高血圧に有効とされるカリウムが含まれており，古くから咳止め・タン切り・頻尿・夜尿症・喘息等の改善目的で用いられてきた．更に，イチョウの葉には，認知症予防・高血圧予防などの働きが確認され，イチョウ葉エキスなどのサプリメントが販売されている．日本の古い医書である「大和本草」（1709）に，ギンナンの過食によってギンナン中毒が起こることが記載されている．1881年，医学雑誌にギンナン中毒の症例報告が初めて発表された．喫食して1～12時間後に主な症状である嘔吐，過敏症，強直間代性痙攣が現れる．煎ったギンナン10～30個（中毒量）を小児が食べて数時間後に痙攣を起こすことが多く，嘔吐，意識障害を伴うことがある．日本でのギンナン中毒患者総数は100名を超える（～2004年）．患者の80％以上が10歳未満の小児であり，3歳未満が全体の60％を占める．致死率は20～25％と高く，死亡が報告されたギンナンの摂食数は小児で15個から574個である．中毒の原因は種子に含まれるシアン配糖体と考えられていたが，1985年，中毒原因物質は，ビタミンB_6誘導体の4-O-メトキシピリドキシン（methylpyridoxine：MPN）であることがわかった（図6.14）.

1) 毒性機序と治療

　脳内の興奮伝達物質の1つであるグルタミン酸は，グルタメート脱炭酸酵素（GAD）の作用によって，抑制物質のGABAとなる．このGABA合成過程では，ビタミンB_6が補助的に働く．ギンナンの毒性成分であるMPNはこのビタミンB_6と化学構造が似ているが，ビタミンB_6とは反対にGABAの合成を阻害する（図6.15）．その結果，興奮物質のグルタミン酸が増え，抑制物質のGABAが減ることから，中枢神経が興奮状態となり，痙攣を引き起こす．つまり，ビタミンB_6欠乏と同じ状態になるため，痙攣を防止するには，ビタミンB_6（リン酸ピリドキサール）を補給する必要がある．1個の生のギンナンには，MPNが約80 μg含まれており，MPNは熱により壊れないため，50～60個の煎ったギンナンにはMPNが約5 mg含まれている．リン酸ピリドキサールは，MPNの0.25倍の量で競合する．

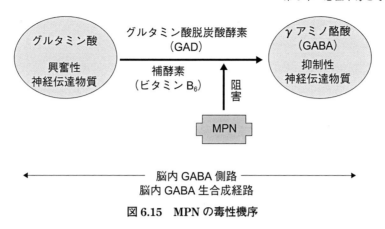

図 6.15　MPN の毒性機序

6.4　医薬品による急性中毒とその対策

キーワード

アセトアミノフェン，アセチルシステイン，ジフェンヒドラミン，三環系抗うつ薬，JCS，GCS，代謝性アシドーシス，心室性不整脈

6.4.1　解熱鎮痛薬（アセトアミノフェン）

　アセトアミノフェン（APAP：N-acetyl-p-aminophenol）は，日本において最も繁用されている解熱鎮痛薬の1つである．誰でも薬局から購入でき，家庭内に常備されているため，小児の誤食事故や自殺目的での摂取による中毒が起こりやすい．家庭内で起こる解熱鎮痛薬による中毒は，医薬品中毒の約7％にあたる．

(1)　代謝と毒性メカニズム

　治療量（成人1回量：300〜500 mg）を経口摂取すると，1〜2％が未変化体として尿中に排泄され，90〜95％が肝臓でグルクロン酸及び硫酸抱合を受け，腎臓から排泄される．残りの5〜10％がシトクロム P450 酸化酵素（CYP2E1）により N-アセチルパラベンゾキノニミン（NAPQI：N-acetyl-p-benzoquinonimine）となる．これが肝毒性の本体といわれる．この毒性代謝物はグルタチオン-S-トランスフェラーゼによりグルタチオン抱合を受け無毒化し，さらに代謝を受け，最終産物（メルカプツール酸，システイン）として排泄される．治療量の APAP を摂取した場合，約5〜10％がメルカプツール酸抱合体として尿中から排泄される（図6.16）．しかし，大量の APAP を摂取した場合は，グルクロン酸及び硫酸による抱合過程は飽和状態となり，シトクロム P450 酵素系による代謝が促進され NAPQI 生成が増加する．無毒化に必要なグルタチオン（GSH：glutathione）は枯渇し，正常の30％以下になると実験動物において肝臓の壊死がみられ，NAPQI の蓄積が始まるといわれる．この NAPQI は細胞蛋白の高分子物質と共有結合し肝細胞の壊死を起こすため，重篤な肝障害が生じる．

APAPは成人で150～250 mg/kgが1回の摂取で重篤な肝毒性を生じる閾値とされ，350 mg/kg以上ではほぼ100％，重篤な肝障害を起こすとされている．経口での致死量は13～25 gという報告がある．臨床的には成人で7.5 g，小児では150～200 mg/kgが肝毒性発現の目安といわれている．

(2) 症状

APAPを大量に摂取した場合，その後の経過は4つの段階を取るといわれる（図6.16）．

第1段階：（摂取後30分～4時間，患者によっては24～48時間まで）

ほとんどの患者は，食欲不振，吐き気，嘔吐を呈する．発汗は，視床下部の発熱中枢に対するAPAPの作用によるものである．この段階では，特別の症状を示さないことが特徴であり，無症状の場合もある．また，肝機能検査値は異常を示さない．中枢神経系作用薬を同時摂取を除いて，意識障害が来ることはほとんどない．

第2段階：（24時間～72時間）

症状は継続し，肝機能（ビリルビン，アルカリホスファターゼ，血清トランスアミナーゼ（AST, ALT），LDH）の異常が現れる．一般に血清トランスアミナーゼの上昇は，臨床症状と相関しない．

第3段階：（3～5日）

大量摂取患者では，肝壊死の症状を呈する．黄疸，低血糖，脳症などが現れ，急性肝壊死では重篤な凝固機能障害が現れる．肝機能障害はピークに達し，ASTが1,000 IU/L以上となり，肝毒性の診断がつく．

第4段階：（7～8日）

ほとんどの患者では，肝機能検査値は正常に戻るが，一部の患者では肝機能異常が継続し，肝不全や死亡の転帰をたどることがある．

(3) 血中濃度と肝毒性の判定

APAP濃度で，その予後判定にはノモグラムが用いられる．提案者にちなんでRumack-Matthew（ルーマック・マシュー）のノモグラムと呼ばれる．APAPは摂取後速やかに胃腸管からほぼ完全に吸収され，約4時間でAPAP血清中濃度がピークに達すると考えられることから，ノモグラムは4時間以降の血中濃度を指標にして用いられる．肝毒性発現ライン（probable-risk line）は，4時間値200 μg/mL，12時間値50 μg/mLをプロットし24時間まで外挿したラインで，患者がこのラインより高濃度であれば，重篤な肝毒性を呈する可能性が高く，早急に積極的な治療が望まれる．次にこのラインを25％下方に平行移動（4時間値150 μg/mL）してプロットしたラインを治療下限ライン（lower limit for probable-risk line）または治療ライン（treatment line）と呼ぶ．このライン以上であれば，特異的な解毒薬の投与が勧められる．最後に肝毒性発現ラインを50％上方に平行移動（4時間値300 μg/mL）してプロットしたラインを，ハイリスク下限ライン（lower limit for high-risk line）と呼び，これ以上濃度が高い場合，致死的な肝不全や急性腎不全を呈する可能性が高くなる（図6.17）．

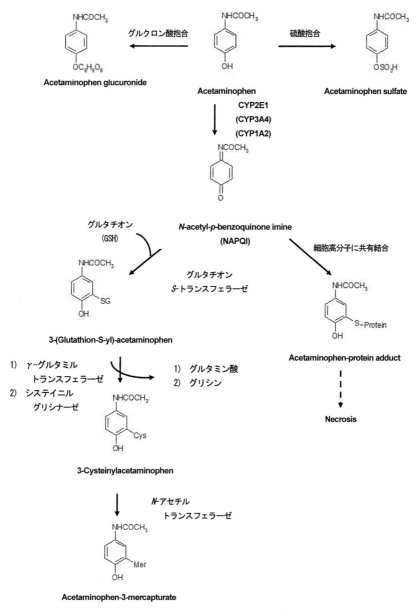

図6.16 APAPの代謝と毒性メカニズム

(4) 解毒薬治療

　APAPの肝毒性は，肝臓でのGSHの枯渇による毒性代謝物の蓄積に起因していることから，その治療は不足したGSHを補充することが第一選択となる．そのため，GSHの前駆体であるN-アセチルシステイン（NAC；N-acetylcystein）が特異的な解毒薬として用いられる．NACは経口摂取後約1時間でピーク濃度に達し，システインに代謝される．このシステインが細胞内のGSH濃度の増加を促す．またNAC投与後APAPの消失速度が増加することから，システインが硫酸抱合に関与する硫酸を増加させ，解毒を促進すると推論もある．

　NAC投与の基準は，先のノモグラムを用いて4～12時間までのAPAP濃度が治療ラインより

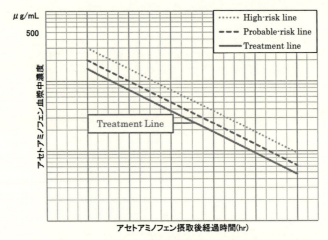

図 6.17　Rumack-Matthew のノモグラム

上である場合，血中濃度が得られなくても 100 mg/kg 以上摂取している場合，APAP 誘発が疑われる急性肝不全を呈している場合などがあげられる．通常 APAP 摂取後 16 時間以内に投与開始すれば効果は期待できるといわれている．通常 72 時間プロトコールに従って投与される（表 6.15）．

1) **アセチルシステイン® 内用液 17.6%「あゆみ」**（図 6.18）

アセチルシステイン 176.2 mg/mL（アセチルシステインナトリウム塩として 20 w/v%）

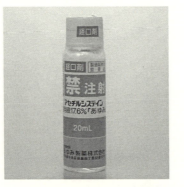

アセチルシステイン

図 6.18　アセチルシステイン内服液 17.6%（あゆみ製薬）と構造式

一般名：アセチルシステイン（acetylcysteine）〔JAN〕
化学名：N-acetyl-L-cysteine
分子式：$C_5H_9NO_3S$　分子量：163.19
添加物：炭酸水素ナトリウム　　剤形：内用液剤　　pH：7.0 〜 8.0

我が国では特異的解毒薬として 17.6% 内用液剤（20 mL/瓶）が市販されているが，そのままでは硫黄くさく，味も悪く，嘔吐を引き起こすため，コーラやジュースなどで 5% に希釈して服用させる工夫が必要である．経口摂取できない患者には胃管チューブより希釈液を投与する．

表 6.15 NAC 経口投与 72 時間プロトコール

負荷量：140 mg/kg を，17.6％製剤を 5％に希釈して経口投与．用時希釈をし，1 時間以内に使用する．
維持量：負荷量投与 4 時間後から，4 時間毎に 70 mg/kg を 17 回，72 時間まで同様に経口投与．
全投与量：72 時間で 1,330 mg/kg．
モニター項目：APAP 血中濃度，PT（INR），ALT/AST，s-Cr，s-Bil，酸塩基平衡，血算

6.4.2 精神作用薬

(1) ジフェンヒドラミン中毒

Case 6.8

15 か月，体重 15 kg の男児が，意識障害と四肢の痙攣により，救急センターに搬送された．母親によれば，子供はおもちゃとインスタントコーヒーが入っていたと思われるスーツケースの中で遊んでいるところを発見された．その後，その子はうとうと状態となったため，ベッドに寝かせた．3 時間の昼寝の後，母親が起こそうとしたが起きなかったため，救急隊が呼ばれた．救急センターに到着時，患者は激しく手足を動かし，眼球運動も激しかった．

体温：39.6℃，脈拍：200/分，血圧：93/38 mmHg．この時点で薬毒物スクリーニングを含めた臨床検査のために採血された．神経弛緩剤中毒による 2 次性の眼球運動発症を疑い，12 mg のジフェンヒドラミンが静注された．ロラゼパム 2 mg，フェニトイン 250 mg，フェノバルビタール 200 mg の治療にもかかわらず，強直間代性痙攣が続いた．挿管直後，患者の心拍数が減少し，QRS 延長を伴う二段脈が記録された．胸部の加圧をしながら心拍数の正常化のためにアトロピンが投与された．この時点でのスクリーニング結果はジフェンヒドラミンに陽性で，1.0 mg/dL（10 μg/mL）であった（中毒濃度：0.05〜0.15 mg/dL，致死濃度が 0.5 mg/dL 以上）．母親は患者がジフェンヒドラミン製剤を摂取したことを否定していたが，帰宅後スーツケースの中から Benadryl 25 mg カプセルの空の包装をいくつか発見した．粘膜の乾燥，瞳孔の拡張，イレウスの発症などを含めた抗コリン症状が記録された．症状の改善のためにフィゾスチグミン 0.7 mg がゆっくり投与された．心室性不整脈は記録されなかったが，血圧の維持のためにドブタミン 5 μg/kg/hr が必要となった．胸部 X 線所見より気管挿管部位からの漿液血液性の分泌物による肺浮腫が見られた．摂取後 15 時間後のジフェンヒドラミン濃度は 0.11 mg/dL であった．フェニトイン，フェノバルビタールは治療濃度になっているにもかかわらず次の 24 時間も痙攣は継続した．チオペンタールの負荷量が 8 mg/kg 投与され，6 mg/kg/hr で持続点滴された．チオペンタールは漸減され中止するまでの 4 日間，顕著な異常脳波所見が見られた．瞳孔は固定のまま拡張し続け，脳の反応性は見られなかった．患者は摂取後 7 日後に死亡した．

(出典：Goetz CM, Lopez G, Dean BS, Krenzelok EP：*Accidental Childhood Death From Diphenhydramine Overdose*. Am J Emerg Med 8（4）：321-322, 1990.)

1) ジフェンヒドラミン（図 6.19）

ヒスタミン H1 受容体拮抗薬（抗ヒスタミン剤）の中でも，とくに催眠鎮静作用の強いことで知られており，欧米では睡眠導入を目的とした OTC 薬として利用されている．脳の睡眠・覚醒

に関係が深い視床下部の後部には，興奮性ニューロンといわれるヒスタミンニューロンが多く存在している．その末端から放出されるヒスタミンは大脳皮質をはじめ脳の様々な部位の神経細胞を興奮させることによって覚醒の維持・調節をしている．塩酸ジフェンヒドラミンは，このヒスタミンの作用を抑制して，催眠鎮静作用を表すと考えられている．現在，サリチル酸塩（トラベルミン，乗り物酔い）や塩酸塩（ドリエル，催眠薬）が日本で販売されている（表 6.16）．

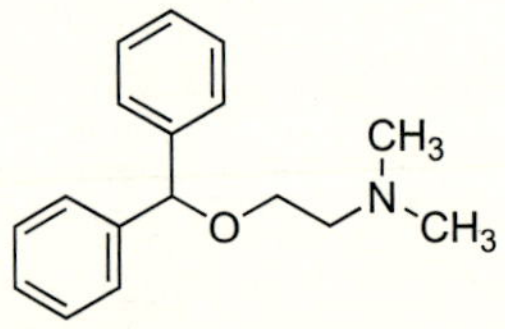

図 6.19　ジフェンヒドラミン

表 6.16　日本で販売されている OTC 薬

	ドリエル	トラベルミン®
成分	塩酸ジフェンヒドラミン 50 mg（2 錠中）	サリチル酸ジフェンヒドラミン 40 mg，ジプロフィリン 26 mg
用法・用量	寝つきが悪い時や眠りが浅い時，大人（15 歳以上）1 回 2 錠，1 日 1 回就寝前に服用します． ※15 歳未満は服用しないこと．	
効能・効果	一時的な不眠の次の症状の緩和：寝つきが悪い，眠りが浅い	乗りもの酔いによるめまい・吐き気・頭痛の予防及び緩和
容量・価格	希望小売価格 6 錠 1,050 円 / 12 錠 1,995 円（税込み）	

＊個人輸入代行業者（internet）では，Benadryl Allergy（124 錠 4700 円）が販売されている．

2）　中毒症状

成人—眠気，混迷，混乱，昏睡などの中枢神経抑制症状．小児—抗コリン作用からの回復は速く，振せん，高熱，強直間代性痙攣などの中枢神経興奮作用．血圧上昇，頻脈，心室性不整脈，心停止などの心血管系症状，QT 間隔の延長，ST-T 波の変化，出血性肺浮腫，成人致死量は 20〜40 mg/kg

3）　処置法

胃洗浄，活性炭，下剤，輸液，対症療法としてドパミン（血圧低下時）やジアゼパム（痙攣・興奮時）の投与，呼吸管理，幼・小児の解熱など．また，重症の場合は血液透析，血液吸着など．

4）　本邦でのジフェンヒドラミン中毒症例

17 歳，女性，ドリエル®（1800 mg）摂取，来院時 1.86 μg/mL，回復した．
39 歳，女性，トラベルミン®（サリチル酸ジフェンヒドラミン）116 μg/mL，死亡した．

5) 代謝（図6.20）

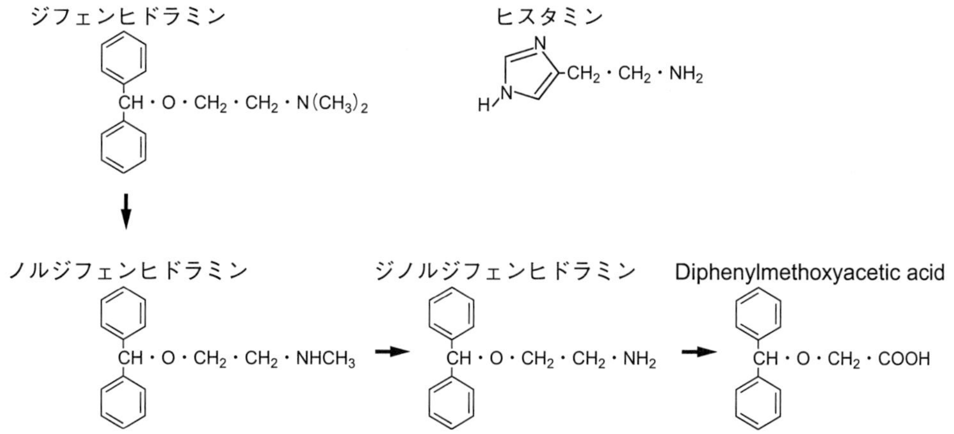

図6.20 ヒスタミンの構造式とジフェンヒドラミンの代謝

(2) ブロムワレリル尿素中毒

1908年，催眠薬として発売され，「カルチモン」の名で流行した．以後，多くの作家（芥川龍之介，金子みすゞ，太宰治）がこれを用いた自殺を試みた．日本ではリスロンS®（100 mg），ウット®（83 mg）などのOTCに含まれており，中毒事故が多い．アセトアミノフェンなどの配合剤もある．催眠薬としては，0.3～0.6g経口服用後，20分で眠気が生じ，3～4時間持続する．血中に入るとBrイオン（Br^-）を遊離し，体内のClイオンと置換する．脳脊髄中に大量に移行して，大脳の興奮を抑制し，鎮静・催眠作用と抗痙攣作用を示す．作用の発現が早く，持続時間は短い．

体内動態：半減期：1～3 h，分布容積：0.4 L/kg．大部分は肝臓で加水分解により速やかに代謝されて，脱臭素化され，グルタチオン抱合を受ける．代謝物を産生するとともにBr^-を遊離する．抱合代謝物およびBr^-は尿中に排泄される．繰り返し摂取により，無機のBr^-は血漿中に蓄積するかもしれない．胃液の酸性で薬物塊を形成し，X線不透過性のため，錠剤の塊が腹部X線で胃内に見えることがあり，その場合は内視鏡にて塊を壊す．

中毒量：6 g, 致死量：15～20 g, 中毒域：50 μg/mL以上，致死域：100 μg/mL以上．11～20 gの意図的摂取によって血清中濃度は90～200 μg/mLとなり，昏睡状態になったが治療により回復した．自殺企図の45歳，男性の致死例では，血清中濃度は1180 μg/mLになったが，Br^-は検出されなかった．精神障害の病歴またはブロムワレリル尿素の服用歴のある患者に，傾眠，昏睡，呼吸抑制，頻脈などを認める．ブロム中毒の標準治療は大量の生理食塩水の点滴により，Cl^-が体内のBr^-と置換し，腎からのBr^-の排泄を促す．生理食塩水の負荷に反応しない症例は，ループ系利尿剤またはマンニトールで治療する．血液透析は生理食塩水や利尿剤に反応しない症例の局所神経障害を改善する．治療しないとBr^-の半減期は12-14日であるが，生食負荷では65時間に，生食負荷と利尿剤では1.65時間に減少する．さらに早期に血液透析をすると1.38時間に減少する．

簡易検査法：ニトロベンジルピリジン試薬（有機リン系殺虫剤の検出試薬）を加え，100℃，20

分加熱後，テトラエチレンペンタミンを添加し，3-ペンタノンで抽出すると，有機溶媒層が薄い紫色を呈する．

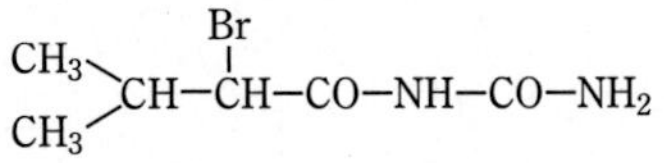

$$CH_3\text{-}CH\text{-}CH\text{-}CO\text{-}NH\text{-}CO\text{-}NH_2$$
（CH₃, Br 置換基付き）

図 6.21　ブロムワレリル尿素

(3) 三環系抗うつ薬（TCA；tricyclic antidepressant）中毒

Case 6.9

　患者は 4 歳の男児で，自宅で意識不明のところを発見され搬送された．発見時ベッドサイドにはほとんど空になった薬の容器があった．入院前に胃洗浄と活性炭の投与が行った．アミトリプチリンの摂取量は 70 mg/kg と推定された．患者は昏睡状態（GCS：3）で，不規則な浅い呼吸，徐脈（心拍数＜ 30/min），低血圧が認められた．毒物のスクリーニングはできなかった．気管内挿管を行い，アドレナリンと炭酸水素ナトリウムを繰り返し投与し蘇生した．徐脈が改善した後，20 mL/kg の生理食塩水を急速静注し，続いて炭酸水素ナトリウムを投与した．ドパミン投与後，ドブタミンを 10 μg/kg/min の速度で点滴投与した．入院 30 分後に強直間代発作を起こした．0.1 mg/kg のミダゾラムを投与した後，フェニトインを負荷投与量 20 mg/kg，維持投与量 5 mg/kg/day を 2 クール投与した．発作が持続したため，ミダゾラムとチオペンタールの持続注入を行った．そのとき，心室細動が観察された．1 mg/kg のリドカインを投与したが改善しなかったため，ただちに電気的除細動を行った．

　その後，心電図上で心室性二段脈を伴う結節性の脈となり，続いて心室性頻拍が観察された．心室性頻拍を改善する目的で，硫酸マグネシウムを，負荷投与量 2 g を 30 分かけ投与し，続いて維持投与量 3 mg/min を持続注入した．硫酸マグネシウムを投与した後，不整脈は改善した．投与後，脈が正常化し発作も起きなくなったことから，血液灌流は行わなかった．脈が正常化してから 24 時間後には硫酸マグネシウムを徐々に減量し 3 日目には終了した．24 時間後にはチオペンタールの投与を終了した．ドパミン，ドブタミン，ミダゾラムも 3 日目に終了した．5 日目には抜管し，脳波と頭部 MRI に異常はなく，フラッシュ刺激による視覚誘発電位は増加した．患者は 12 日目に退院した．

　TCA は，イミノベンジル環という三環構造を有する抗うつ薬である．セロトニンやノルアドレナリンの神経終末への再取り込みを阻害し，シナプス間隙にあるこれらの神経伝達物質の量を増やす．現在，うつ病治療の第一選択は，より副作用の少ない SSRI や SNRI であるが，効果不十分の場合などは TCA が用いられる．また，TCA は，神経障害性疼痛の鎮痛補助薬としても用いられる．

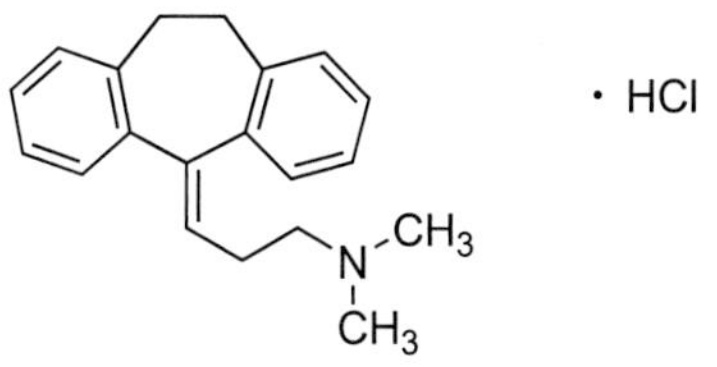

図 6.22 塩酸アミトリプチリン

1) 日本の TCA 製剤（表 6.17）

表 6.17 日本で販売されている三環系抗うつ薬一覧

一般名	商品名	剤形	用法用量	分布容積 (Vd)	蛋白結合率 (PBR)	logP 値（脂溶性の指標）
ドスレピン	プロチアデン	錠：25 mg	1 日 75～150 mg	78.4 ± 28.6 L/kg	93.7～94.4%	4.49
アミトリプチリン	トリプタノール	錠：10 mg, 25 mg	1 日 30～150 mg 最大 1 日 300 mg まで	15 ± 3 L/kg	94. ± 0.8%	1.87
ノルトリプチリン	ノリトレン	錠：10 mg, 25 mg	1 日 10～25 mg 最大 1 日 150 mg まで	21.1～31.1 L/ kg ·h	94%	1.80
イミプラミン	トフラニール	錠：10 mg, 25 mg	1 日 25～200 mg 最大 1 日 300 mg	11.1 ± 1.9 L/kg	85%	4.80
トリミプラミン	スルモンチール	錠：10 mg, 25 mg 散：10%	1 日 50～200 mg まれに 300 mg	30.9 ± 3.5 L/kg	94. ± 0.3%	―
クロミプラミン	アナフラニール	錠：10 mg, 25 mg	1 日 50～100 mg 最大 1 日 225 mg	16.6 ± 4.9 L/kg	96%	3.79
ロフェプラミン	アンプリット	錠：10 mg, 25 mg	1 回 10～25 mg 1 日 20～150 mg	―	99.3%	
アモキサピン（第 2 世代抗うつ薬）	アモキサン	カプセル：10 mg, 25 mg, 50 mg 細粒：10%	1 日 25～300 mg	―	90%	3.38

・① 蛋白結合率が 90% 以上の薬物，② Vd が 2 L/kg 以上の薬物，③ 蛋白結合率が 80～90% かつ Vd が 1～2 L/kg の薬物は，血液透析で除去されにくい．
・logP 値が 0 以上で脂溶性，0 未満で水溶性，ブピバカインの logP 値は 3.41

2) 中毒量・致死量

10～20 mg/kg で中等度から重度の中毒症状があらわれ，小児の場合，15 mg/kg で致死的となる可能性が高い．

血中濃度は，治療域は通常 0.3 μg/mL 以下で，中毒域は親物質（アミトリプチリン）とその代謝物（ノルトリプチリン）の合計が 0.5～1 μg/mL．一般的に毒性の指標としては，QRS の延長

や臨床症状の方が信頼でき判断が早いため，血漿濃度は使用されない．

3) 主な中毒症状と治療法

TCA に特徴的な中毒症状は Three C's and A（Coma 昏睡，Convulsion 痙攣，Cardiac arhythmia 心毒性，Acidosis アシドーシス）である．

① 昏睡（coma）

鎮静・昏睡は抗コリン作用による．抗コリン作用は摂取後 30 分から 2 時間にあらわれる．意識障害の程度は Glasgow Coma Scale（GCS）や Japan Coma Scale（JCS）で表現される．JCS では数字が大きいほど，GCS では数字が小さいほど重症である（表 6.18）．

表 6.18 昏睡のスケール（JCS と GCS）

Japan Coma Scale	Grasgow Coma Scale
Ⅰ．覚醒している（1 ケタの点数で表現） ・0　意識清明． ・1（Ⅰ-1）見当識は保たれているが意識清明ではない． ・2（Ⅰ-2）見当識障害がある． ・3（Ⅰ-3）自分の名前・生年月日が言えない． Ⅱ．刺激に応じて一時的に覚醒する（2 ケタの点数で表現） ・10（Ⅱ-1）普通の呼びかけで開眼する． ・20（Ⅱ-2）大声で呼びかけたり，強く揺するなどで開眼する． ・30（Ⅱ-3）痛み刺激を加えつつ，呼びかけを続けると辛うじて開眼する． Ⅲ．刺激しても覚醒しない（3 ケタの点数で表現） ・100（Ⅲ-1）痛みに対して払いのけるなどの動作をする． ・200（Ⅲ-2）痛み刺激で手足を動かしたり，顔をしかめたりする． ・300（Ⅲ-3）痛み刺激に対し全く反応しない．	E, V, M の合計点数で表現され，正常は 15 点満点で深昏睡は 3 点．点数は小さいほど重症である． 開眼機能（E；eye opening） ・4 点：自発的に，またはふつうの呼びかけで開眼 ・3 点：強く呼びかけると開眼 ・2 点：痛み刺激で開眼 ・1 点：痛み刺激でも開眼しない 言語機能（V；verbal response） ・5 点：見当識が保たれている ・4 点：会話は成立するが見当識が混乱 ・3 点：発語はみられるが会話は成立しない ・2 点：意味のない発声 ・1 点：発語みられず 運動機能（M；motor response） ・6 点：命令に従って四肢を動かす ・5 点：痛み刺激に対して手で払いのける ・4 点：指への痛み刺激に対して四肢をひっこめる ・3 点：痛み刺激に対して緩徐な屈曲運動 ・2 点：痛み刺激に対して緩徐な伸展運動 ・1 点：運動みられず

② 痙攣（convulsion）

痙攣は脳内または他の中枢神経におけるノルエピネフリン，セロトニンの再取り込み阻害作用による．対症療法として抗痙攣薬（ジアゼパムやフェニトイン，バルビツール系など）を投与する．一般にチオペンタールは 5〜6 mg/kg を 8〜10 分以上かけ静脈注射した後，0.5〜3.0 mg/kg/hr の速度で持続注入する．

③ 心毒性（cardiac arrhythmia）

TCA の心血管系に対する毒性は

- 抗コリン作用と神経のカテコラミン再取り込み阻害作用による頻脈，軽度の高血圧．
- 抹消の α 受容体遮断作用による血管拡張と低血圧．
- ナトリウムチャネルを阻害することによって膜興奮を抑制し（キニジン様），心筋収縮力を抑制．

その結果，PR，QRS，QT の延長，房室ブロック，心室性期外収縮，心室性頻拍，心室細動，血圧低下などを引き起こす．そのため，TCA 中毒では心電図を少なくとも 48 時間はモニタリングを行う．血圧の正常値は 130/85 mmHg 未満，低血圧は収縮期血圧が 90 mmHg 未満になった状態をいう．

基準値はそれぞれ QTc（0.40 ± 0.04 秒）QRS（0.10 秒以下）であり QRS 延長は 0.12 秒以上をいう．

心室細動：臨床上もっとも重要な不整脈で，3～5 秒でめまい，5～15 秒で意識消失，3～4 分持続すると脳の不可逆的変化が生じ，死にいたる．心肺蘇生法（心臓マッサージと人工呼吸），電気的除細動を行う．除細動に成功した後に，薬物投与（塩酸リドカインを 5% 糖液 500 mL に 1000～1500 mg を溶解し 1～2 mg/min で点滴）を行い，心室性不整脈の予防と治療を行う．

心室性二段脈：心室性期外収縮で期外収縮の出現が規則的なとき．ほとんどは経過観察でよい．

心室性頻拍：心不全や低血圧（拡張期 90 mmHg 未満）を惹起し，心室細動へ移行し致死的になりうる重症不整脈である．心電図上，QRS 延長を示す．リドカインやアミオダロン，炭酸水素ナトリウムを投与する．QRS の延長や低血圧には炭酸水素ナトリウムを 1～2 mEq/kg を静脈注射し，pH を 7.45～7.55 に保つ．これは細胞外ナトリウムの増加と pH 変化によるナトリウムチャネルへの影響によって膜興奮異常を改善する．低血圧が改善しない場合，ドパミンやノルエピネフリンを投与する．ドパミン投与量は 10 μg/kg/min で，必要に応じ 5 μg/kg/min ずつ増量する．20 μg/kg/min を超える場合，ノルエピネフリンを投与する．

④ アシドーシス（acidosis）

代謝性アシドーシスは末梢循環障害による酸性代謝物の蓄積によって起こり，二次的に低血圧や痙攣を引きおこす．動脈血ガスの pH は 7.35～7.45 が正常で，アシドーシスはその pH が低下した状態である．治療は，原疾患の治療（輸液，昇圧剤の投与）とともに炭酸水素ナトリウムや乳酸リンゲル液を投与する．代謝性アシドーシスでは血清 K^+ 値が上昇する．高 K^+ 血症では P 波の消失，QRS 延長がみられ，心室性頻拍をおこし死にいたる．

4）治療薬

①硫酸マグネシウム（$MgSO_4$）

作用機序：マグネシウムは細胞内でカリウムの次に多く存在し，ATP からエネルギーを産生するなど多くの生化学的経路の酵素補助因子として働く．マグネシウムは心臓や神経組織で，Na^+K^+-ATPase ポンプに直接働きかける．さらにカルシウムと拮抗する．心筋の骨格筋や平滑筋の収縮を修正や血管拡張による血圧低下と気管支拡張を引き起こし，中毒時の痙攣を減少，消失させることができる．Na^+K^+-ATPase ポンプはすべての動物細胞の細胞膜に存在し，ATP 加水分解により Na^+ を細胞外へ，K^+ を細胞内に輸送し濃度勾配を形成・維持する．ジギタリス製剤の作用部位である．本文では細胞内 K^+ 濃度を高くすることで膜を安定化し抗不整脈作

用を得ることができ，そのためのマグネシウムの投与はカリウム投与より効果的であると考察している．

解毒薬としての適応：torsade de pointes 型の心室性頻拍（p.53，2.4 薬剤性循環器障害参照）．

投与量・投与経路：不整脈（低マグネシウム血症を伴う心室性頻拍，心室細動）の治療では，成人に対し 1〜2 g（8〜16 mEq）を 20% 以下に希釈し，1〜2 分かけ静脈投与（1 g/min を超えない）．負荷投与量として投与する場合，1〜2 g（8〜16 mEq）を生理食塩水 50〜100 mL に希釈し 5〜60 分かけて静脈投与．一般的に 2 g を 20 分かけて静脈投与．本症例では，2 g を 30 分かけて静脈投与後，3 mg/min の速度で持続注入した．

副作用：顔面紅潮，発汗，低体温，深部腱反射障害，弛緩性麻痺，呼吸麻痺，心機能抑制（特に急速に投与した場合），低血圧，徐脈などの循環障害．本症例では血圧の低下がみられたがそれ以外は出現していない．

投与中の注意：投与中血中マグネシウム濃度をモニターしながら副作用に注意して使用する．

血清電解質基準値　Mg：1.0〜1.8 mEq/L（1.2〜2.3 mg/dL），Na：139〜146 mEq/L，K：3.7〜4.8 mEq/L，Cl：101〜109 mEq/L，

注射用製剤：マグネゾール® 2 g/20 mL/A（306 円），マグセント®10 g/100 mL/瓶（2250 円）

②**炭酸水素ナトリウム**（重炭酸ナトリウム，重炭酸ソーダ，重曹，ベーキングパウダー，ふくらし粉）（NaHCO₃）

炭酸ナトリウムの飽和水溶液に二酸化炭素を通じて得る白色微細な結晶．水に溶解して微アルカリ性を示し，加熱すると二酸化炭素と水を放出して炭酸ナトリウムとなる．消火剤，洗剤，研磨剤，医薬品として使用される．pH は 8.5（1% 水溶液，25℃）．制酸作用を期待した消化性潰瘍治療目的の散剤，配合剤の他，pH 調整のために，各種解毒薬（デトキソール，アセチルシステイン内用液），抗生物質などに添加剤として含まれている．また，造影補助剤の発泡錠，透析液，腹膜透析液，ヘパリンナトリウム注射液，など多岐にわたっている．

・メイロン静注薬（7%，8.4%），他，1.26% 静注薬（MW：84）

アシドーシスには，一般に通常用量を次式により算出し，静脈内注射する．必要量（mEq）＝ 不足塩基量（Base Deficit mEq/L）× 0.2 × 体重（kg）

・メイロン静注 8.4% の場合

必要量（mL）＝ 不足塩基量（Base Deficit mEq/L）× 0.2 × 体重（kg）薬物中毒の際の排泄促進，動揺病等に伴う悪心・嘔吐およびめまい並びに急性蕁麻疹には，炭酸水素ナトリウムとして通常成人 1 回 12〜60 mEq（1〜5 g：本剤 12〜60 mL）を静脈内注射する．なお，いずれの場合も年齢，症状により適宜増減する．

6.5 代表的な毒物や化学物質混入事例

キーワード

シアン化合物，ヒドロキソコバラミン，チオ硫酸ナトリウム，亜硝酸塩，メラミン，ジエチレングリコール，ダイオキシン，アジ化ナトリウム

6.5.1 シアン化合物

(1) 中毒事例

Case 6.10 自殺例

京都府警北署は30日，京都市北区小山下内河原町の公衆トイレで服毒自殺した男性（30）＝同市右京区＝が持っていたはずの瓶入りシアン化カリウム（青酸カリ）の行方が分からなくなっていると発表した．最大で160～80人分の致死量に当たる約25グラムが残っているとみられる．北署によると，29日午前7時ごろ施錠されたトイレの個室で男性の遺体が見つかり，血液検査で青酸カリの服用が判明．所持していたレシートから，28日に自宅近くの薬局で茶色の遮光瓶（直径約7センチ，高さ約12センチ）入り約25グラムを購入していたことが分かった．致死量は0.15～0.3グラム．男性の服用量や残量は不明という（2009年9月30日 毎日新聞）．

Case 6.11 土壌汚染：土壌と地下水，致死量超すシアンー三重の工場

金属熱処理会社「旭千代田工業」（本社・愛知県尾張旭市，里見菊雄社長）は1日，同社鈴鹿工場（三重県鈴鹿市大池）内の土壌と地下水から猛毒のシアン化合物が高濃度で検出されたと発表した．地下水での検出量は1リットルあたり最大350ミリグラムで，人の致死量（60～120ミリグラム）を大幅に上回る．同社は昨年12月に汚染を確認したが，1年近く三重県に報告していなかった．周辺住民や従業員に中毒が疑われる例はないが，同県は11月29日から緊急立ち入り検査を実施している．同社は昨年8，9月に敷地内の土壌25地点で調査を実施．15地点で土壌溶出基準値を超えるシアン化合物が検出され，最大値は1リットルあたり84ミリグラムだった．さらに16地点で地下水を調べたところ，今年5月，最大で同350ミリグラムのシアン化合物が検出された（2006年11月）．

1) 帝銀事件（1948年01月26日）東京・豊島区椎名町

東京都豊島区の帝国銀行椎名町支店で，「区役所の者」と名乗る男が，集団赤痢が発生したと偽って行員ら16人に青酸カリ溶液を飲ませた．行員12人が死亡，男は現金10数万円を奪って逃走した．捜査は難航したが8月21日，画家の平沢貞通容疑者（57歳）を逮捕．決定的証拠がないまま1955年に死刑判決が確定した．しかし，捜査・裁判に疑問が出され，再審請求や恩赦申し立てが繰り返された．平沢死刑囚は無罪を主張したまま87年，95歳，拘置先で死亡した．

2) その他

・1977.1.4—港区高輪電話ボックス内のコーラに混入．高校生2名死亡
・1984—森永・グリコ事件：食品企業脅迫事件続発

- 1982, 1986―米国タイレノール事件（8名死亡），1986―エキセドリン（2名死亡）
- 1979.11.19―南米ギアナ，人民寺院集団自殺（911名）

(2) シアン化合物（Cyanide）

シアン（CN^-）は3価の鉄イオン（Fe^{3+}）と強い親和性を持ち，呼吸酵素であるシトクロム酸化酵素と結合し，酵素機能を阻害する．その結果，細胞内ミトコンドリアではシトクロムオキシダーゼと結合し，エネルギー産生が停止，組織では酸素を利用出来ない状態となり，まず中枢神経に影響が見られる．

① シアン化カリウム（Potassium cyanide）KCN（mw：65）

最小中毒量：14 mg/kg，最小致死量：170 mg（成人），致死量（200～300 mg）

② シアン化水銀，シアン化第二水銀（Mercuric cyanide, Mercury cyanide（Hg(CN)2）

$N \equiv C - Hg - C \equiv N$

③ アセトニトリル（Acetonitrile）

ニトリル類（RCN）3群に分かれる（表6.19）．アセトニトリル曝露後は，全身をせっけんで洗い，うがいをする．

表6.19　ニトリル類

第1群	生体内でシアンを遊離し，これが主な毒作用となる	アクリロニトリル，アセトニトリル，
第2群	生体内でシアンは遊離するが微量で，主な毒作用はニトリル本体による．	クロロアセトニトリル
第3群	シアンを遊離しない．	ベンゾイルニトリル

- 1歳6か月乳児，除光液（98～100％アセトニトリル）15～30 mLを摂取後20で嘔吐，翌朝死亡．血中シアン濃度は 3.1 μg/mL であった．

④ 臭化シアン，シアン化臭素（Cyanogens bromide）（CN）Br

加熱すると分解し，猛毒で腐食性，引火性の臭化水素ガス及びシアン化水素を生成，また水，水蒸気および酸と反応し，臭化水素，シアン化水素を生成するので注意が必要である．

吸入毒性：LC_{Lo}：92 ppm・10分

20 ppm・1分，耐えられず

8 ppm・10分，耐えられず

1.4 ppm・10分（最低刺激濃度）

(3) 血中CN濃度 CN^-（mw = 26）

最初の6 hrは，半減期約1 hr，最終相の半減期6～66 hr．

- 1978－化学者が413 mgのKCNを経口摂取，1時間後のピーク濃度は 3.8 μg/mL．意識不明，重篤な代謝性アシドーシス，心肺停止状態になったが，支持療法にて8時間後に覚醒．
- 中毒濃度 1～2.3 μg/mL（100 μmol/L = 2.6 μg/mL），
- 致死濃度 0.4～230 μg/mL（平均 37 μg/mL）

・健常人（血清中（全血）CN濃度：非喫煙者 4 ng/mL（16 ng/mL），喫煙者 6 ng/mL（41 ng/mL））
・測定法：比色法，ヘッドスペース GC 法

(4) 解毒薬

亜硝酸ナトリウム，亜硝酸アミル，チオ硫酸ナトリウム，およびヒドロキソコバラミンがある．

① 亜硝酸塩

亜硝酸塩によりメトヘモグロビンを生成させると，シアンはチトクロムオキシダーゼから解離してシアノヘモグロビンとなり，チトクロムオキシダーゼは保護される．亜硝酸ナトリウムは，試薬より無菌的に院内調製され注射薬として用いられる．亜硝酸アミルは，亜硝酸ナトリウムが準備されるまでの間，応急的に吸入させる（図6.23）．

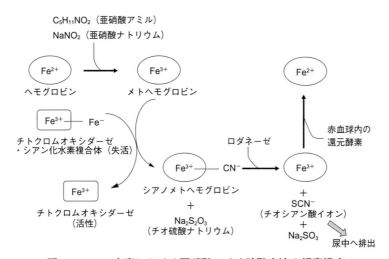

図 6.23　CN 中毒における亜硝酸－チオ硫酸療法の解毒機序

② チオ硫酸ナトリウム（sodium thiosulfate）

デトキソール® 静注液 2 g

分子式：$Na_2S_2O_3 \cdot 5H_2O$

分子量：248.18

【適応】シアン及びシアン化合物による中毒，ヒ素剤による中毒

【用法】チオ硫酸ナトリウム水和物として，通常，成人 1日 1～2 g 静注．シアン及びシアン化合物中毒には 1回 12.5～25 g 静注（増減）シアン化合物中毒に対し，ミトコンドリア内の酵素であるロダナーゼによりシアンと反応し，毒性が弱く尿中排泄しやすいチオシアン酸塩生成によるとされている．

③ 酢酸ヒドロキソコバラミン（hydroxocobalamin acetate）

ヒドロキソコバラミンは，水酸化活性型ビタミン B_{12} で，3価のコバルトイオンにリンクした水酸基と置換して結合，シアノコバラミン（図6.24）となって腎より排泄される．5.0 g（2.5 g/

vial を 2 本）を，生食 200 mL に溶解，15 分かけて静注．必要に応じて，2 hr までに 5.0 g を追加（全量 10.0 g）する．分子量の比（CN：KCN：hydroxocobalamin = 26：65：1346.36）から考慮すると，シアンの 50 倍以上，シアン化カリウムの 20 倍の投与量が必要である．チオ硫酸ナトリウムとの併用がよい．仏ではヒドロキソコバラミン 4 g とチオ硫酸ナトリウムを別々に投与．酸素吸入を併用する．有害作用は，赤色尿（100％），紅潮（20〜44％），紅斑（94〜100％），血圧上昇（18〜28％）

製剤：点滴専用　急性シアン中毒解毒剤「シアノキット®」
ヒドロキソコバラミン注射用 2.5 g　2 バイアル，日本薬局方生理食塩液（100 mL）2 本，溶解液注入針 2 個，輸液セット（22 ゲージ翼付注射針付き）1 セット，及び 23 ゲージ翼付注射針 1 セットより構成される．

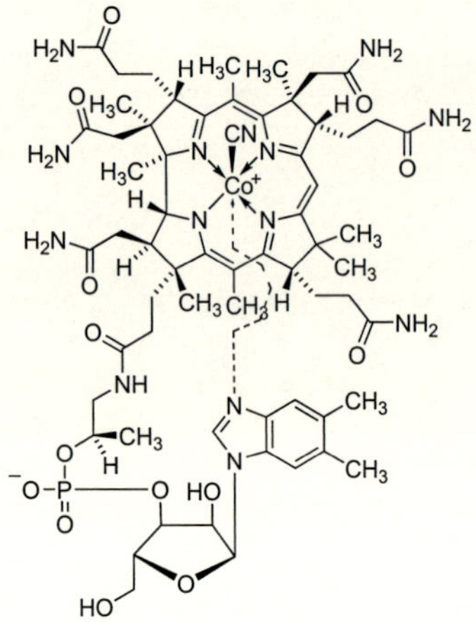

図 6.24　シアノコバラミン（ビタミン B_{12}）

6.5.2　メタノール

Case 6.12

　52 歳，男性．酒と間違えてメタノール約 250 mL を服用し（メタノールとメチルアルコールは別のものと思って飲んだらしい），7 時間後に来院した．来院時，意識レベル II-3，軽度視力障害を訴え，pH 6.733，$PaCO_2$ 27 mmHg と著しい代謝性アシドーシスであった．血液透析，エタノール療法（ウイスキー投与），ロイコボリン投与を行い，翌日には pH 7.491，$PaCO_2$ 38.1 mmHg，BE-5.6 mEq/L とアシドーシスは改善したが視力障害が徐々に進行し，両側視神経委縮により両眼とも失明した．

(1)　メタノール

　メタノール（methanol，メチルアルコール）は，もっとも単純な構造を持つアルコールで，可燃性のある無色・透明の液体である．

一般名：Methanol

別称：methyl alcohol, wood spirit, wood alcohol
分子量；32.04　　比重；0.791　　融点：－97.8℃　　沸点：64.7℃

揮発性があり，引火しやすい．蒸気の重さは空気とほぼ同程度なので，広く拡散して爆発性混合ガスをつくりやすい．

(2) 人体への影響

液体にくり返して触れると，炎症を起こす．吸入または飲み下すと，頭痛・めまい・悪心を起こし，視神経が侵され失明する．また，中枢神経も侵され死亡することがある．代謝性アシドーシスも起こる．蒸気濃度が 1,000 ppm で，軽い中毒症状が現れ，1,3000～18,000 ppm では 4～8 時間で生命危険となる．慢性中毒では，結膜炎，頭痛，めまいなどの他，思考力低下，不眠，胃腸障害などをまねく．

(3) 中毒量・致死量

ヒト経口致死量：100％メタノールとして　30～240 mL（20～150 g）
ヒト経口失明惹起量：100％メタノールとして　10 mL
ただし，40％メタノール 15 mL の服用での死亡例や，100％メタノール 4 mL 服用での失明発症例の報告がある．
中毒濃度：≧ 100 μg/mL　　　　致死濃度：≧ 400 μg/mL

(4) 毒性メカニズム

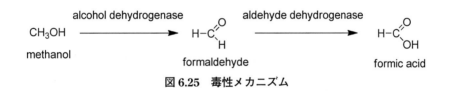

図 6.25　毒性メカニズム

　メタノールは肝臓でアルコール脱水素酵素によりゆっくりと分解され，ホルムアルデヒドが生成，さらにアルデヒド脱水素酵素により，ギ酸に代謝される．ギ酸は二酸化炭素と水になるが，その代謝速度は遅いので蓄積されやすい．メタノール本体より，ホルムアルデヒドやギ酸の方が，毒性が強い．経口・経皮または吸入によって吸収される．60％以上は肝臓で代謝され，10～20％は呼気中に，3％は尿中にそれぞれ未変化体として排泄される．メタノール中毒の本態は加水分解により生じたギ酸である．人を含む霊長類においてはギ酸の代謝が遅く，蓄積しやすいため代謝性アシドーシスをきたす．ギ酸はシトクロムオキシダーゼ活性阻害作用を有し，組織酸素欠乏を引き起こすことで乳酸の蓄積をもたらす．これも代謝性アシドーシスを加速させる要因となる．

(5) 中毒症状 （表 6.20）

表 6.20 中毒症状

経過時間 (h)	症状
0.5〜6	粘膜刺激作用による消化器症状，中枢神経抑制作用による酩酊エタノール中毒に類似した症状
6〜30	潜伏期間
30〜	視力障害，アニオンギャップ開大性代謝性アシドーシス，過呼吸，昏睡，痙攣，呼吸麻痺

1) 視力障害

メタノール中毒で特徴的な視力障害は網膜や視神経におけるシトクロムオキシダーゼ活性の阻害作用によるものであると考えられている．また網膜への影響は代謝産物であるホルムアルデヒドの網膜への選択的損傷によるものだとする報告もある．

2) 脳障害

特徴的なの中枢神経障害として，両側対称性の被殻壊死がある．頭部 CT では被殻の低吸収域を認め，MRI では T2 強調画像で被殻とその周囲の組織や皮質下白質などが高信号域となる．被殻に病変を呈する理由としては被殻にギ酸が蓄積しやすい，被殻がギ酸による組織中毒性低酸素に弱い，被殻がアシドーシスに弱いといったことが考えられている．

臨床症状：筋固縮，寡動，振戦，仮面様顔貌，痴呆などのパーキンソン様症状．

(6) 急性中毒時の解毒薬

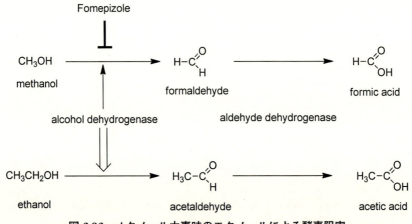

図 6.26 メタノール中毒時のエタノールによる酵素阻害

1) エタノール

エタノールは，メタノールと競合してアルコール脱水素酵素により代謝を受けるが，この酵素に対する親和性がメタノールより約 20 倍高いので，エタノールの投与により，メタノールの代謝が抑制され，結果的にそれより毒性の強いギ酸の生成が抑制される．

エタノール療法（体重 50 kg）→血中濃度を 100 mg/dL 程度に維持する．→同時に血液透析法を施行する．

経口：50％エタノール液　初期投与量：75 mL

維持量：10～20 mL/ 時　　　　　　　　（ただし，血液透析中は 20～35 mL/ 時）

静注：10％エタノール液　初期投与量：375 mL

維持量：50～100 mL/ 時　（ただし，血液透析中は 100～200 mL/ 時）

2）ホメピゾール（図 6.27）

2015 年 1 月 27 日に，エチレングリコール・メタノール中毒用剤『ホメピゾール点滴静注 1.5 g®「タケダ」』〔ホメピゾール点滴静注液〕が発売．137,893 円 / バイアル．

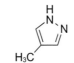

図 6.27　ホメピゾール

製剤名：ホメピゾール点滴静注 1.5 g「タケダ」

一般名：fomepizole　IUPAC：4-methyl-1H-pyrazole

適用：エチレングリコール・メタノール中毒

規格・剤形：1.5 mg/ 本・点滴静注液

用法・用量：初回は 15 mg/kg，2 回目から 5 回目は 10 mg/kg，6 回目以降は 15 mg/kg を，12 時間ごとに 30 分間以上かけて点滴静注する．

使用上の注意：日局生理食塩液又は日局 5％ブドウ糖注射液にて，1.0～15.0 mg/mL となるように希釈し，30 分間以上かけて静脈内に点滴投与する．

表 6.21　血液透析の併用

透析開始時	直前の本剤の投与から 6 時間未満の場合は，透析直前に投与しない．
	直前の本剤の投与から 6 時間以上経過している場合は，透析直前に投与する．
透析中	透析開始から 4 時間ごとに投与する．
透析終了時	直前の本剤投与から 1 時間未満の場合は，透析終了時には投与しない．
	直前の本剤投与から 1 時間以上 3 時間未満の場合には，通常容量の 1/2 量を透析終了直後に投与する．
	直前の本剤投与から 3 時間超経過している場合は，透析終了後に投与する．
透析終了後	直前の本剤投与から 12 時間ごとに投与する．

半透膜（透析膜）を介し，拡散を利用して血液中の物質を透析液へ移動させ排出する治療法．除去できる物質は透析膜を通過できる物質に限られるため，中毒起因物質が以下の条件に当てはまらないと適用できない．

－血液透析の適用－

① 分子量が小さい，② 蛋白結合率が低い，③ 分布容積が小さい，④ 脂溶性が低い

メタノールの分子量は低く，分布容積は 0.7 L/kg，蛋白結合率が 0％であることから血液透析は有効である．

3）葉酸

製剤名：日本薬局方葉酸注射液フォリアミン注射液

規格・剤形：1 mL/本・皮下または筋肉注射液

用法・容量：通常成人1回15 mg（本剤1管）を1日1回，皮下又は筋肉内注射する．

作用機序：葉酸は補因子として働き，ギ酸の二酸化炭素と水への分解を誘導する．

4）重炭酸ナトリウム（炭酸水素ナトリウム）

製剤名：日本薬局方炭酸水素ナトリウム注射液

規格・剤形：20 mL/本・皮下または筋肉注射液

生体内の代謝異常または諸疾患に起因する体液中の酸性物質の発生，または停滞によっておこるアシドーシスに使用し，正常な液性に戻す．メタノール中毒においては代謝で生じるギ酸が酸性の物質であるため，左へ傾いた平衡を補正するために投与される．

$$HCO_3^- + H^+ \rightleftharpoons CO_2 + H_2O$$

6.5.3　メラミン

(1)　中毒事例（メラミンの混入事件）

2008年9月，中国では中国産の粉ミルクを飲用した乳幼児に腎結石が相次いでいるという問題が起きた．この時点で1万2892人の乳幼児が入院治療を受けており，うち104人が重症だった．また，同様に医療機関を受診し，すでにほぼ回復している乳幼児が3万9965人を数えた．入院中の乳幼児をあわせると，あわせて5万人を超える被害があった．また，医療機関を受診した乳幼児の約82％が2歳以下であり，被害者のほとんどが，三鹿グループ製の粉ミルクを飲用した．原因は粉ミルクに混入していたメラミンという化学物質であった．中国で製造された牛乳にもメラミンが混入していたため，厚生労働省は20日，全国の検疫所と輸入業者に対し，中国製の牛乳を使ったすべての食品を輸入する際，メラミン混入の検査を義務付ける通知を出した．また流通している食品も点検し，結果を報告するよう求めた．メラミンには農薬のような残留基準がなく，これまで検査されていなかった．厚労省によると，1年間に中国からの牛乳・乳製品の輸入は216トン，菓子（冷凍も含む）の輸入は87,356トンあるが，乳製品を含むものがどの程度あるかは不明という．また菓子以外で，原料に牛乳が使われている食品もあった．これを受けて日本の食品・菓子メーカーがメラミン混入の可能性がある商品を自主回収する騒ぎが続いた．その後，中国で，泌尿器系に異常が見つかった患者数は約29万6千人，入院患者の累計数は約5万2千人以上，すでに退院した患者の累計数は約5万1千人であった（2009年1月8日現在）．また，死亡者数は2008年5月から11月までに9人となった（2008年11月27日8時現在）．

また，それより数年前，中国産の小麦グルテンや米タンパク質濃縮物を原料にしたペットフードを食べたイヌやネコが腎臓疾患で相次いで死亡し，製造元のカナダのペットフードメーカーが6000万個に上る自主回収を行う事件があった．FDAの調査の結果，メラミンが大量に混入されていることが判明し，小麦グルテンの中国からの輸入を中止した．またペットフードの一部は，養豚場，養鶏場でも使用されており，それらを食べた豚や鶏がすでに市場に出回っていた．飼料

に使われていたペットフードはごく一部のため，人体への重大な脅威にはならないというFDAの声明があった．

(2) メラミン (melamine)

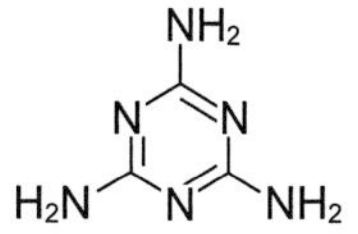

別名：2,4,6-トリアミノ-1,3,5-トリアジン

$C_3H_6N_6$：126.12

無色の結晶である．1830年にドイツの科学者により発明された．1930年代後期に，プラスチックやラミネートに用いられる材料となった．ホルムアルデヒドと高温で反応し，メチロールメラミンを生成する．メチロールメラミンは熱硬化性樹脂（メラミン樹脂）の原料となる．メラミン樹脂は耐熱，耐水，機械強度などの点で優れ，工業的に大量に製造されている．メラミンのラットでの経口LD_{50}は1-3 g/kgで，メラミン自体の急性毒性は比較的低い．この事件ではメラミンと，メラミンに含まれるメラミン合成時の副成品であるシアヌル酸（cyanuric acid）が尿中で反応し生成した結晶（melamine cyanurate）が，腎不全を引き起こしたものと考えられる．メラミンはタンパク質の水準を高く見せかける効果があるため，飼料価格を左右するタンパク質含有量（窒素含有量）を多く見せかけるために混入された．粉ミルクや牛乳も同じ目的であった．

図6.28 メラミン

6.5.4　ジエチレングリコール

(1) 中毒事例（パナマクライシス）

2006年9月，パナマ市の公立病院に特異な症状の患者が押し寄せた．身体機能が停止，麻痺し，呼吸困難に陥った患者もいた．死亡者も続出したが，原因は不明だった．症状は下痢と発熱で始まり急性腎不全，麻痺，死亡に至るもので，初め患者は60歳以上の男性が多かった．パナマ保健省は医師らの疾病報告に基づき対応を協議し，米国疾病予防管理センター（CDC）や米国食品医薬品局（FDA）などに原因究明のための国際協力を要請した．

当初は西ナイル熱，デング熱，インフルエンザなどが疑われたが，家族内や医療従事者に発症がないことから，感染症の可能性は低いことがわかった．CDCチームは，患者の家で見つけた高血圧の薬や咳止めシロップなどの医薬品を分析した．疫学調査の結果，咳止めシロップが患者らに見られる共通因子のひとつであり，最終的には，咳止めシロップ剤に混入したジエチレングリコール（図6.29）が原因であると判明した．問題の風邪薬は，2006年5月，パナマ保健当局が長期にわたる雨期を控え，26万本製造し，配布したものだった．当初，パナマ当局が風邪薬の材料を調達する際，せき止め薬や解熱剤によく使われる「グリセリン」と容器には書かれていたが，実際に入っていたのは価格が半分程度の産業用「ジエチレングリコール」であった．2007年までに申告された死亡者数は365人で，このうち当局の調査で確認された死亡者数は100人余りに達し，大部分の被害者は母親が与えたシロップを飲んだ幼児だった．

パナマ保健当局は，ジエチレングリコール混入医薬品及び混入の疑いがある医薬品を病院から直ちに回収すると共に，国民に対してそれらの使用を中止するよう緊急告知した．問題の医薬品はすべてパナマ社会保障機関の工場で製造されたものであり，これらの医薬品になぜジエチレン

グリコールが混入したのか，その原因について故意，事故等の観点から調査が進められた．
　ニューヨーク・タイムズは，パナマ事件に関連する書類と役人らの証言を通じ，この風邪薬の出どころを追跡して行った．その結果，パナマ・コロン港を通じて「99.5％純粋グリセリン」が，北京の貿易会社とスペイン・バルセロナの貿易会社を経て輸入されていたことが判明した．この試薬は，アジア，欧州，中米の3大陸を経て売買されたが，この間書類だけを交わし，誰も薬の内容をきちんと確認していなかったことも明らかになった．製造したのは，上海近郊の恒祥に位置するある化学薬品工場だった．工場が位置する揚子江三角州工業団地では，無許可の偽造薬品製造工場らとブローカーらが公然と活動している，と2007年5月，ニューヨーク・タイムズは公表した．

(2) ジエチレングリコール（diethylene glycol）

　エチレングリコール2分子が脱水縮合した水溶性の無色無臭の粘稠な吸湿性液体で，甘味がある．医薬品原料，食品添加物としての使用が認められている国はない．工業用溶剤，ブレーキ液，不凍液，燃料添加剤などさまざまな用途に用いられる．

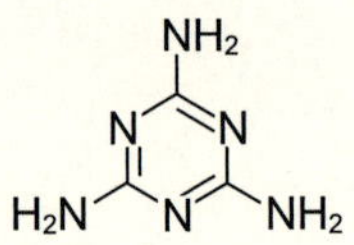

図 6.29　ジエチレングリコール

　中毒例の多くは経口摂取によるものであり，中毒症状は吐き気，嘔吐，頭痛，下痢，腹痛で，大量のジエチレングリコール（図 6.29）に曝露されると腎臓，心臓，神経系に影響を及ぼす．経口摂取による死亡例では，下痢や嘔吐が続き，最終的には腎不全に至り死亡するケースが多い．甘味を有するため不凍液の誤飲や，ワインなどに添加物として混入されて中毒事件を引き起こす．エチレングリコールも同様の性質を有するが，ジエチレングリコール（LDL0 1000 mg/kg）より強い急性毒性（LDL0 710 mg/kg）を持つ一方，環境中での半減期は短い．ジエチレングリコールを摂取したことによる死亡例は多く，1937年にアメリカで薬品の中にジエチレングリコールが混入し，105人が死亡．
　パナマの事件で共通点として，
- 医薬品等の製造業者は，DEGが混入したグリセリンの原材料の同定検査をしていなかった．
- 製造業者は，グリセリンの供給業者からの分析証明書（certificate of analysis：COA）を信用していた．
- グリセリンの製造元を究明するのは難しかった．COAは輸入業者のものでありなんどか転売されてきたため，どの時点でDEGが原材料のグリセリンに混入したかは不明である．

6.5.5 アジ化ナトリウム

(1) 中毒事例

表 6.22 日本におけるアジ化ナトリウム中毒事例

発生年	タイトル	企図	概要
1998/8/11	新潟市の木材加工会社支店のポットやお茶にアジ化ナトリウム[1]	意図的混入	茶に含まれていた濃度：7 mg/mL．社員 10 名が吐き気やめまいで入院．患者の胃洗浄で出た内容物からアジ化水素が発生，医師ら 6 名がめまい，吐き気．
1998/10/16	津市の三重大学生物資源学部でポットのお湯に混入[1]．	意図的混入	お茶などを飲んだ学生ら 6 人が吐き気やめまい，失神．推定混入時間は午後 1 時～同 3 時までの約 2 時間
1998/10/27	愛知県岡崎市の岡崎国立共同研究機構でポットのお湯に混入[1]．	意図的混入	お茶を飲んだ職員ら 4 人が動悸，めまい，頭痛，失神．推定混入時間は午前 9 時 20 分～同 10 時 25 分の約 1 時間
1998/10/28	京都市の国立療養所「宇多野病院」の医師専用休憩室のポットに混入[1]．	意図的混入	コーヒーなどを飲んだ医師 8 人が嘔吐．推定混入時間は午前 8 時 30 分～同 9 時の 30 分間
1998/11/6	国立豊橋技術科学大学薬品室から 1 本紛失 (20g)[1]	紛失	出入りの女性が服毒死
1999/9/20	実験試薬の経口による自殺[2]	自殺	25 歳，女性，摂取後 1.5 h 7.0 µg/mL, 25 h 死亡
2002/1/31	宇治徳洲会病院で入院患者の死亡事故[1]	誤飲	急性心筋梗塞入院患者（66 歳，男性）に，看護師が尿検査用のアジ化ナトリウムを誤って服用させて，翌日死亡．

1) 朝日新聞　2) 中毒研究

(2) アジ化ナトリウム（sodium azide）NaN_3

分子量：65.01．常温で無色無臭無味の結晶（六方晶系）．加熱により分解してナトリウムと窒素になる．水溶液はアルカリ性．日本では，工業的にヒドラジンと亜硝酸ナトリウムより，年間 3000～4000 トン生産される．酸，多くの金属（鉛，真ちゅう，銅，水銀，銀，亜鉛）と接触すると火災と爆発の危険性がある．1998 年に日本で飲食物への混入が多発し，1999 年 1 月 1 日，毒物に指定される（表 6.22）．

1) 用途

起爆剤（自動車のエアバッグに 100～200 g．点火装置の酸化鉄，酸化銅と反応，爆発して窒素が発生し一瞬で膨らむ）に使われる．現在，代替薬による非アジ化が進んでいる．

臨床検査室で生体試料の防腐剤として用いられる（24 時間蓄尿では 0.01％（W/V）添加）．

水質検査：溶存酸素（dissolved oxygen：DO）は，生態系に重大な影響を及ぼすため，水質類型に応じて環境基準が定められている．ウィンクラー－アジ化ナトリウム変法が用いられる．

有機合成に試薬として用いられる（アジ化水素，アジ化鉛，ナトリウムの合成）．

「アジ化鉛」が国産大型ロケット「H2」の起爆管の一部，自走式・据え付け式の榴弾砲（大砲）の信管の，着弾時の起爆薬，抗生物質のテトラゾールの原材料．電化製品などで使われるIC基板を造る半導体業界では，光を当てると窒素ガスを放出して樹脂を固める作用のある「感光剤」としてプリント基板やテレビのブラウン管の製造過程で使われる．その他，自動血球カウンター，実験試薬の防腐剤，除草剤，殺線虫剤などの農薬．

2）作用

ミトコンドリア内のチトクロム酸化酵素（シトクロムCオキシダーゼ，カタラーゼ，H^+-ATPアーゼなど）を阻害し細胞呼吸を障害する．強力な血管平滑筋弛緩作用により血管を拡張し血圧を低下させる．

3）中毒症状

経口摂取，経皮，吸入により有害性を示す．産業毒性は主に吸入が多く，研究室や自殺企図は経口が多い．作用発現は直後から遅れる場合もあり，回復には数日から数か月かかることもある．

経口摂取すると，早期に血圧低下，頻脈，頭痛，不穏，めまい，失神などが生じる．また，悪心・嘔吐，下痢などの消化器刺激症状も出現する．重症例では痙攣，意識障害，不整脈，心不全，呼吸不全などがみられる．吸入すると刺激臭を感じ，眼・鼻・喉・気道への刺激症状，肺水腫などが生じる．

4）臨床検査

白血球増多，乳酸アシドーシス，肝機能障害，心電図でのT波変化などがみられる．

中毒量・致死量：ヒト中毒量は5〜10 mg，ヒト経口最小致死量は700 mg（10 mg/kg）とされる．アジ化水素の吸入毒性：致死量1024 ppm（60 min, mice）

許容濃度：TLV：（ヒドラゾ酸蒸気として）0.11 ppm（天井値）Λ4；（アジ化ナトリウムとして）0.29 mg/m3（天井値）A4（ACGIH 2001）

5）治療

特異的解毒薬や特異的な治療法はない．服用後早期には胃洗浄，活性炭投与，緩下薬の投与などの初期治療を行う．透析，血液吸着療法の適応はない．循環管理を中心とした対症療法を行う．胃酸が反応すると粘膜刺激作用があるアジ化水素（hydrazoic acid）が発生する．アジ化水素は同様の毒性をもつので医療関係者の二次被害にも注意すべきである．

6.6　金属・元素化合物による中毒とその対策

キーワード

タリウム，鉛，ヒ素，プルシアンブルー，キレート剤，ペニシラミン，EDTA，ジメルカプロール，デフェロキサミンメシル酸塩

6.6.1　タリウム中毒

(1) 中毒事例
Case 6.13

　48歳，男性，運転中に発症した両四肢の痛みを主訴に救急センターに紹介された．患者は耐えられない痛みにより運転を中止し，道路脇から救急車を呼んだ．彼の痛みは凍傷に似ていた．彼はその他の併発症状は否定したが，知覚異常は唇や舌に広がっていた．理学診より，膝の反射運動と両下肢の振動運動能力の低下が見られた．脳神経および精神状態を含む神経学的検査は正常であった．心臓，肺，腹部検査も正常で，ミー線（Mee's line：指の爪に横走する白い線で，慢性ヒ素中毒やタリウム中毒，時に癩に見られる）も脱毛も見られなかった．臨床検査では軽度の蛋白尿が検出されたが，他は特筆すべきことはなかった．造影剤なしの脳CTも正常範囲内であり，脳脊髄液で蛋白の上昇が見られた（60 mg/dL）．この地方では西ナイル脳炎が流行していたため，神経及び感染症の専門家の意見を聞いた．

　問診により，同居の女友達とのトラブルがあったことが判明．女友達が栄養剤といって飲ませ始めた飲み物は変な味がしたが，飲み続けた．数週間後，消化器症状がでて体重が減少した．入院前夜，女友達が作ったツナのサンドイッチは，特にまずく，数口食べたが残りを捨てた．翌朝，彼は車で家を離れた．

　患者は入院後48時間で，症状が悪化した．構語障害，意識障害，眼瞼下垂，失見当識，虚弱，下肢の深部腱反射の喪失などが見られた．2度目の腰椎穿刺で得られた脳脊髄液中の蛋白濃度は100 mg/dlでそれ以外は問題がなかった．患者の最近の事件や臨床症状からタリウムが疑われ，尿，血清サンプルが採られ，プルシアンブルーによる伝統的な治療が推奨された．患者から無作為に採られた尿検体のタリウム濃度は50,000 μg/Lであった（正常＜5 μg/L）．検体分析中に，患者は心停止を起こし救命できなかった．西ナイルウイルス検査のために採取された脳脊髄液の一部はタリウム分析に回された．また，腰椎穿刺をした同日に血清検体も採取した．司法解剖により急性，慢性タリウム中毒が死亡原因であることが確定した．入院第1病日の血清および脊髄液中タリウム濃度はそれぞれ8700 μg/L（正常＜2 μg/L），1200 μg/L（脳脊髄液中の正常値は不明）．第3病日の濃度は，血清中は7200 μg/L，脊髄液は2100 μg/Lに上昇．タリウムイオンの生体内半減期は1.7から1.9日と短く，51％は糞便に26％は腎排泄される．カリウムと同様に，細胞内に大量に分布し，分布容積は3.6 L/kgである．

1)　グラハム・フレデリック・ヤング Graham Frederick Youngによる毒殺事件

　1962年，14歳の時，義母が亡くなった．学校教師が偶然，彼のノートを発見し通報．自宅より300名以上の致死量に相当する様々な毒物と関連書籍が見つかった．精神医療刑務所（保護施設）にて9年過ごした後，1971年，光学レンズ関連会社に就職．レンズ製造にタリウムが使用されていた．彼の仕事のひとつは休憩時にお茶を配ることで，すぐに会社中に具合の悪くなるものが増え，2名がウイルス性神経障害の疑いで死亡した．彼の過去より容疑が向けられ，自室より毒殺の対象とした人物の名前と，毒物の効果の記述が見つかった．1972年，2名の殺人，2名の殺人未遂，2回の毒殺の罪により終身刑となった．1990年，42歳で心臓発作のため死亡している．

2) 日本での事例
① 硫酸タリウムの殺鼠剤による集団中毒
1976年, 沖縄で鶏小屋付近にまかれた, 硫酸タリウムの殺鼠剤をしみ込ませた食パンを幼児6名が誤食し, 脳症状, 顕著な脱毛などを発症した. 尿中よりタリウムが検出された1名が死亡した.

② 静岡タリウム事件
2005年, 少女（16）が8月から10月にかけて, 自宅などで母親の食事や飲み物にタリウムを混ぜて殺害しようとしたとして, 2005年10月31日に殺人未遂容疑で静岡県警三島署に逮捕された. 2006年3月末まで鑑定留置中. 自宅近くの薬局より「ビス（硫酸タリウム）」500 g を購入した.

(2) タリウム（Tl：thallium）

ギリシャ語 thallos に由来. Thallos は新芽を意味し, タリウムが炎色反応で鮮緑色を示したことから, ウィリアム・クルックスが命名した. 帯青白色の非常に柔らかい金属である. 空気に暴露すると灰色になる. 通常は, 硫酸や酢酸, 硝酸塩として使われ, 医薬用外劇物として指定されている. Tl_2SO_4 は白色の粉末, 水に易溶である. 原子番号：81　原子量：204.4.
用途：光学レンズ, 半導体, シンチレーションカウンターなどの製造, 殺鼠剤（液剤, 粒剤）

1) 医薬品としてのタリウム
1950年初めまでは多毛症の治療に酢酸タリウム軟膏が脱毛剤として使用されていたが, 毒性が高く使用が中止された.

現在は, 塩化タリウム -Tl201 注射液（放射性医薬）が1992年から販売開始され使用されている. その適応は以下の通りである.
1. 心筋シンチグラフィによる心臓疾患の診断
2. 腫瘍シンチグラフィによる脳腫瘍, 甲状腺腫瘍, 肺腫瘍, 骨・軟部腫瘍及び縦隔腫瘍の診断
3. 副甲状腺シンチグラフィによる副甲状腺疾患の診断

2) 毒性と体内動態
タリウムはグルタチオン代謝に影響を及ぼし, 酸化的ストレスやカリウム制御のホメオスターシスを妨害することにより細胞や組織に毒性を示す. タリウムは Na^+/K^+-ATPase のカリウムと置換して, カリウム依存性の生理作用や代謝家庭に影響を及ぼす. 吸収されて血液循環に入ると, 組織や器官に蓄積し, 血液脳関門を通過して脳に分布される. ヒトでは, タリウムは腎臓で主に代謝されるが, 少量は唾液, 胆汁, 糞便, 乳汁, 涙液にも見られる. 消失半減期は摂取後1～3日だが, 完全に消失するまでには数か月かかる.

推定致死量：8～12 mg/kg, 1 g. 硫酸タリウムは2 g, 硝酸タリウムは5～10 g, マロン酸タリウムは10 g, 酢酸タリウムは930 mgの報告がある. 小児（5～10歳）において, 酢酸タリウムとして85～89 mgの不慮の摂取で死亡した.

中毒濃度：100 μg/L 以上（全血）

正常値：24時間尿（＜5 g/L）, 全血＜2 g/L

（許容濃度：0.1 mg/m³, 脱出限界濃度：15 mg/m³）

経路：消化管，気道，皮膚より吸収される．

3) 中毒症状・特徴

大量に摂取すると，12～24時間後，感覚異常，灼熱痛，脱力，筋肉痛が下肢より始まり体幹，頭頸部，上肢に及ぶ．頭痛，不眠，嗜眠，幻覚を伴う精神症状の後，急性灰白髄炎，脳脊髄膜炎と診断される．便秘，腹痛，嘔吐，下痢などの消化器症状．色覚異常，脳神経麻痺が起こる．特徴的な症状は，脱毛と皮膚，爪の症状がある．脱毛は1～3週間経過しないと現れない．爪の成長がいったん停止し，三日月状の白線（Mee's line）が現れ，0.1 mm/dayの速さで先端に移動する（図6.30）．

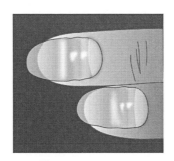

図6.30　Mee's line

4) 解毒薬治療

ヘキサシアノ鉄（Ⅱ）酸鉄（Ⅲ）水和物　$Fe_4[Fe(CN)_6]_3$（図6.31）

別名：プルシアンブルー（Ferric Ferrocyanide, Potassium ferric hexacyanoferrate[Ⅱ]，ベルリン青（Berlin blue），紺青（Iron blue））．フェロシアン化第二鉄 $Fe_4[Fe(CN)_6]_3$ を主成分とする顔料である．紺青独特の深みのある青色で，無機顔料として，は着色力も大きい．顔料としてのカラーコードはPigment Blue 27である．

医薬品製剤：ラディオガルダーゼ® カプセル500 mg

2010年12月ラディオガルダーゼが放射性セシウム吸着剤として発売され，2012年12月にタリウム中毒に対する適応が追加となった．消化管内でタリウムと結合し，排泄を促進する．

1回3 g（6カプセル）を1日3回経口投与する．尿中24時間排泄量が5 μg/L以下に正常化するのを目標とする．キレート剤はタリウムの脳内への取込を増加するので，避けるべきである．ジメルカプロール，塩化カリウムは無効であり，危険である．

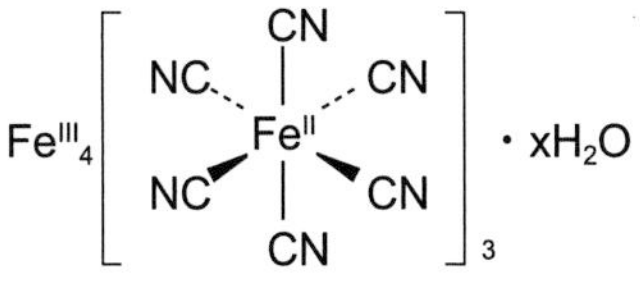

$$Fe^{III}_4\left[\begin{array}{c}NC\diagdown\overset{CN}{|}\diagup CN\\Fe^{II}\\NC\diagup\underset{CN}{|}\diagdown CN\end{array}\right]_3 \cdot xH_2O$$

図6.31　ヘキサシアノ鉄（Ⅱ）酸鉄（Ⅲ）水和物

6.6.2　鉛中毒（lead poisoning）

(1)　中毒事例
Case 6.14

　2006年2月半ば，小頭症と発育障害の既往のある4歳，男児が嘔吐を主訴にMinneapolis, Minnesotaの小児救急外来に搬送された．ウイルス性胃炎と診断され，小児はオンダンセトロンと制吐剤が投与された．両親は水分摂取が指示され，彼は退院した．2日後，激しい嘔吐，食欲不振，「ぽんぽんが痛い」，虚脱により再び搬送された．小児は脱水状態で血清ナトリウム値は正常であったが，BUNが上昇していた．輸液投与が開始し，入院となった．

　翌日，入院10時間後，小児は興奮し始め戦闘的に暴れ回った．放射線科に行く途中，痙攣を伴った呼吸停止をきたし，心肺蘇生がなされ，人工呼吸器が装着された．頭部と胸部のCTと腹部の透視検査が行われた．CTスキャンによって，びまん性の脳浮腫が明らかになり，緊急の脳室造瘻術（小頭症の治療）と減圧開頭術が行われた．腹部X線にハート形の物質が見られたが，彼に装着していた放射線不透過性の体温プローブと考えられた．再度，X線写真を精査し，その物質が胃内の異物であることが確認され，重金属濃度検査が指示された．翌日，血中鉛濃度（BLL）は180 μg/dLであることが報告された．脳血流検査をしたところ脳内に血流は確認出来ず，臨床的脳死を診断された．第4病日，人工呼吸器がはずされ死亡した．剖検の結果，「Reebok」とプリントされたハート形の飾りが彼の胃内より摘出された．母親は，子供が訪問した家の別の子供の靴についていた飾りであることを確認した．母親は息子がその飾りを誤飲したことを気付かず，食物でないものを誤飲した記録はなかった．死亡後翌日，小児の自宅が検査されたが鉛含有のペンキは使われていなかった．誤飲した飾りは酸吸収試験によって，鉛が99.1%含有していることがわかった．

　（出典：Death of a Child After Ingestion of a Metallic Charm-金属製アクセサリー誤飲後の小児の死亡 -Minnesota, 2006 *Morbidity and Mortality Weekly Report*x（MMWR）*Wol55/March 23, 2006*）

1)　リーボックが景品回収　鉛中毒で4歳児死亡

　米スポーツシューズ大手，リーボック・インターナショナルは24日までに，子供靴の景品として配布したブレスレットを誤飲したミネソタ州の幼児（4歳）が鉛中毒で死亡したとの報告を受け，ブレスレットの回収を開始したと発表した．同社によると，ブレスレットは全長約20センチで，ハート形の飾り付き．米国で2004年5月から2005年3月まで子ども用の靴の購入時に30万個が配布されたという（図6.32）．ロイター通信によると，同社はカナダに約2000個，欧州連合（EU）内にも17万2000個を出荷しており，回収する方針．このほかアジア，中南米にも出荷したとみられ詳細を調査中．日本については不明．（ニューヨーク24日共同，2006年3月25日）

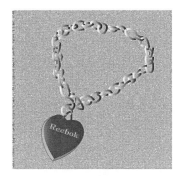

図 6.32　鉛中毒

2) 「金属製アクセサリー類等に含有する重金属類の安全性に関する調査」（2006.3.6）

東京都が，東京都消費生活条例第 9 条に基づき実施した．

対象：価格は 100〜1,000 円程度で，都内で市販されている金属製アクセサリー類等（指輪，ネックレス，ブレスレット）携帯ストラップ等 76 品目

調査項目と結果：

- 調査品に含有する鉛の濃度：米国消費者製品安全委員会（The U.S. Consumer Product Safety Commission：CPSC）の基準（0.06％）を超える濃度で鉛を含有しているパーツを含む調査品は 46 品目あった．そのうち，50％以上の高濃度で鉛を含有しているパーツを含む調査品は 32 品目あった．
- 胃酸を想定した溶液に調査品から溶出する鉛の量：最大で米国 CPSC の基準（175 マイクログラム）の 56 倍の鉛が溶出する調査品があった．
- 鉛の毒性，規制状況等に関する文献調査：鉛は毒性の強い物質で，特に乳幼児に対しては脳神経系への影響が懸念される．

3) 消費者への注意喚起

今回調査を行った比較的安価な金属製アクセサリー類等は，外見からは，鉛が含まれているか否か判断できない．もし，鉛を含んでいる製品を乳幼児がなめる，口に入れる，飲み込むなどした場合，鉛を摂取する危険性がある．乳幼児がいる家庭では，これらの金属製アクセサリー類等に乳幼児が接触しないよう大人が取扱いに注意する．鉛含有のペンキが 6 歳未満の小児における鉛中毒の最も一般的な曝露源である．しかし，ある報告ではロサンゼルス地区にいる 6 歳未満の鉛中毒小児の 34％が家庭に持ってきた鉛を含む製品によって曝露していた．これらの製品とはキャンディ，民間薬，セラミックの食器，金属製おもちゃや装身具であった．これら製品による暴露は 100 μg/dL 以上という致死的な血中鉛濃度（BLLs）を引き起こす可能性があった（BLLs の上昇：小児では 10 μg/dL 以上，成人では 25 μg/dL 以上）．

(2) 鉛（Lead）

Pb　82 番　mw：207.2　比重：11.34

青みを帯びた銀白色の柔らかい金属で，気にふれるとすぐに黒ずむが，表面に酸化被膜が形成されるため，腐食が内部に進みにくい．

用途：電子製品の基盤のハンダ（合金），釣りの重し，ペンキなどの塗料，食器等の顔料，アクセサリー，おもちゃ，ガソリン（現在，自動車用は無鉛化，航空用には有鉛ガソリンが使われている）等

1) 毒性作用

鉛は，主に呼吸器や消化器を介して人体に吸収され，骨と結合して蓄積される．呼吸により肺から吸入された鉛の30～40％が血中に移行し，そのほとんどが赤血球と結合し，最終的には骨に沈着する．鉛のヒト体内での生物学的半減期は約5年と長いため，長期間にわたる蓄積が生じやすい．経口摂取した鉛は成人で約10～15％吸収される．小児の方が成人より吸収率が高く45～50％吸収される．大気中の鉛は，肺からも吸収される．血中の赤血球に結合した後，各臓器に分布し，主に骨に蓄積する．鉛を添加したガソリンの使用規制により，世界的に血中鉛の濃度は低下傾向にある．

2) 特徴的な症状・徴候

急性症状として貧血や腹痛などを呈し，さらに末梢神経障害や脳症，腎機能障害などを発症する．血液系にみられる異常では貧血や赤血球中の好塩基性斑点が知られており，ヘム蛋白合成系の酵素を阻害するためポルフィリンの代謝異常をきたす．亜急性または慢性：急性の症状に加え，嘔気，便秘，下痢，倦怠感，不快感，易怒性，不安，不眠，体重減少，性欲減退，関節痛，筋肉痛，意識障害，頭痛，振戦，知能発達異常（小児），上肢の伸筋機能減衰，腎機能障害

3) 鉛中毒予防規則

平成元年10月1日に施行された改正労働安全衛生法では，鉛を取り扱う事業所においては，「鉛中毒予防規則」に定める以下の検査が義務づけられている．

・鉛による自覚症状又は他覚症状と通常認められる症状の有無の検査
・血液中の鉛の量の検査
・尿中のデルタアミノレブリン酸の量の検査
・血中プロトポルフィリン（2次検査）

4) 診断

鉛による自覚症状又は他覚症状
1. 食欲不振，便秘，腹部不快感，腹部の疝痛等の消化器症状
2. 四肢の伸筋麻痺又は知覚異常等の末梢神経症状
3. 関節痛　4. 筋肉痛　5. 蒼白　6. 易疲労感　7. 倦怠感
8. 睡眠障害　9. 焦躁感　10. その他

① 貧血検査

赤血球恒数とは，赤血球の大きさ，赤血球に含まれるヘモグロビンの量を調べる検査．この赤血球恒数の指標に，MCV（平均赤血球容積），MCH（平均赤血球血色素量），MCHC（平均赤血球血色素濃度）がある．

基準値：MCV：80～98 fl　MCH：28～32 pg　MCHC：30～36％

MCV：79 fl以下，MCHC30％以下の場合：小球性低色素性貧血で，鉄欠乏性貧血，鉄芽球性貧血，セラセミアの疑いがある．

MCV：80～100 fl，MCHC31～35％の場合：赤血球とヘモグロビン数に異常がない貧血で，溶血

性貧血，急性出血，腎性貧血，再生不良性貧血などの疑い．

MCV：101 fl 以上，MCHC31〜35％の場合：大球性貧血で，巨赤芽球性貧血，腎性貧血の疑いがある．

② **血中鉛濃度**

鉛中毒の早期発見や曝露のモニタリングとして行われる．

・目標値：

　10 μg/dL 未満（WHO Childhood lead poisoning 2010）

　5 μg/dL 未満（CDC's Childhood Lead Poisoning Prevention Program）

　15 μg/dL 未満 （日本産業衛生学会，許容濃度の勧告 2015 年度）

　TDI（耐容1日摂取量）：3.5 μg/kg BW/day（暫定的耐容週間摂取量 25 μg/kg BW/week, JECFA1999）

※許容1日摂取量（ADI）は食品添加物や農薬等，食品の生産過程で意図的に使用されるものの安全性指標として用いられる．

・中毒濃度：

　10〜60 μg/dL：胎児等の知能障害，集中力，IQ 低下，貧血

　60〜80 μg/dL：消化器症状，腎障害

　80 μg/dL 以上：重度の腹痛，脳症

③ **δ-アミノレブリン酸（δ-ALA）（δ-aminolevulinic acid）**

デルタ-アミノレブリン酸（δ-aminolevulinic acid：δ-ALA）は，ポルフィリン体の前駆物質で，グリシンおよびスクシニル-CoA からデルタアミノレブリン酸合成酵素の作用で合成される．δ-ALA 脱水酵素によってポルフォビリノーゲンに代謝され，さらにウロポルフィリン→コプロポルフィリン→プロトポルフィリンを経てヘムの合成材料となる．鉛による生体障害の認められる場合は，造血障害すなわちヘム合成障害も δ-ALA 脱水素酵素，ヘム合成酵素，コプロポルフィリンカルボキシラーゼの阻害であり，その結果として尿中 δ-ALA，コプロポルフィリン，赤血球内プロトポルフィリン増加が見られる．

④ **赤血球プロトポルフィリン（protoporphyrin）**

プロトポルフィリンはヘムの合成系の中間代謝物であるポルフィリン体の一つで，骨髄や肝臓に存在する．ヘム合成過程に異常を示すポルフィリン症の鑑別診断のほか，鉛中毒のスクリーニ

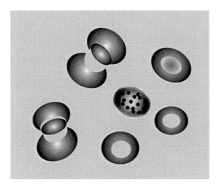

図 6.33　好塩基性斑点

ング検査に有用である．

⑤ **好塩基性斑点（basophilic stippling）**（図6.33）

普通染色で赤血球の細胞質に散在する微細青染性の封入体で，リボソーム（RNA）が凝集変性し斑点を形成したもの．

鉛中毒，サラセミアなどのヘモグロビン合成障害，赤芽球異形成を伴う疾患（悪性貧血，MDS，CDA），胎児や新生児では正常でもみられる．

⑥ **鉛の簡易検査法**

- リードチェッカー，鉛，クロム RoHS 簡易チェッカー（反応感度としては 1,000 ppm）：部品や基盤，塗装された木部や鉄部，おもちゃや食器などに含まれる鉛の含有確認を簡単に調べる先端にブラシの付いたスティック状の検知管で調べたい部分を擦り，色の変化で鉛の有無をチェック．検出可能な最少含有率：10,000 ppm（1％）1ケース：検知スティック8本入りセット．
- 実装はんだ用ピービーチェッカー（鉛検知液）：電子部品の実装はんだが，鉛系か鉛フリー系か簡単に識別できる簡易検知液．鉛系のハンダでは，5分ほどで紫色になる．

5） 治療

① **初期治療**

急性中毒（誤食など）では胃洗浄を行う．活性炭を投与（ただし効果は不明）．X線透視で鉛用物質があれば腸洗浄を考慮する．内視鏡的・外科的除去を考慮する．

② **キレート療法**

エデト酸カルシウムナトリウム（EDTA），ジメルカプロール（BAL）：血中の鉛に結合し，尿中排泄を促進させる．

脳症がある場合：EDTA の静脈投与，初回に BAL を投与し，その後4時間おきに EDTA と BAL を投与

脳症がない場合：EDTA の静脈投与．疝痛などの重度の消化器症状，血中鉛濃度 150 μg/dL 以上では EDTA を先行投与する．

モニタリング：24〜48時間の血中鉛濃度の低下を確認．その後，蓄積した組織からの再分布による血中鉛濃度の上昇が起きていないか，1週間後，3週間後にも確認する．

6.6.3 ヒ素中毒

（1）中毒事例（和歌山毒カレー事件）

1998年7月25日，和歌山市内で行われた「夏祭り」でカレーを食べた67名の住民が悪心・嘔吐，手足のしびれを訴え，救急車で搬送された．翌日4名が死亡し，残り63名が入院した．吐瀉物から簡易検査で青酸反応が出たため，当初シアン化合物による中毒混入事件と思われたが，その後，カレー鍋から「亜ヒ酸」が250g混入された事が判明した．近くに住む林真須美死刑囚（夫がシロアリ駆除業者）の自宅から亜ヒ酸が検出され，殺人・殺人未遂の容疑で起訴された．兵庫県にある大型放射光施設（Spring-8）で，現場から回収した紙コップ，カレーとシロアリ駆除に用いたドラム缶内の亜ヒ酸を鑑定した．その結果，不純物の成分がすべて一致し，同一製品

であることが確定した．2009年5月，最高裁で死刑が確定した．

(2) ヒ素

一般名及び化学名：Arsenic，ヒ素　化学式：As　分子量：74.9216

性状：銀灰色の結晶で，黄色，黒色の同素体がある．水に不溶．無臭．5価，3価の化合物を作る．

用途：国内では液晶用ガラス原料，化合物半導体・シリコン半導体材料，木材防腐剤，ヒ酸塩原料，医薬品原料などが挙げられる．なお，農薬取締法に基づき登録されていた無機及び有機ヒ素化合物の農薬は，1998年までにすべて登録が失効している．

医薬品（国内）：トリセノックス®注10 mg（再発・難治性急性前骨髄球性白血病治療剤）
　　　　　　　サルバル酸（現在は不使用），歯髄死活性亜ヒ酸パスタ．

1) 無機ヒ素と有機ヒ素

自然界に存在するヒ素は，単体としてのヒ素，無機及び有機ヒ素化合物に分類される．主な無機ヒ素化合物として，3価のヒ化水素（アルシン），三塩化ヒ素，三酸化二ヒ素（亜ヒ酸）とその塩化物，5価の五酸化ヒ素とその水和物であるヒ酸とその塩化物，金属化合物がある．有機ヒ素化合物には，生物体で合成され，生体試料に存在するモノメチルアルソン酸（MMA），ジメチルアルシン酸（DMA），アルセノベタイン，アルセノシュガーがある（表6.23）．

表6.23　無機ヒ素と有機ヒ素

無機ヒ素（名称）	分子式	LD_{50}（マウス）	用途・起源	その他
ヒ化水素（アルシン）	AsH_3	3 mg/kg (ip)	半導体製造原料．	
三塩化ヒ素	$AsCl_3$	48 mg/kg (oral)	セラミック製造原料．	ルイサイトの原料
三酸化ヒ素（亜ヒ酸）	As_2O_3	20 mg/kg (oral)	金属ヒ素の原料．ガラス製造原料．	和歌山カレー事件
五酸化二ヒ素	As_2O_5	55 mg/kg (oral)	現在国内では製造されていない．	
ヒ酸	AsH_3O_4	48 mg/kg (oral)	ガラス製造原料．	

有機ヒ素（略号）	分子式	LD_{50}（マウス経口）	用途・起源
モノメチルアルソン酸ナトリウム（MSMA）	CH_4AsNaO_3	300 mg/kg	除草剤・無機ヒ素の解毒から生じる
メチルアルソン酸二ナトリウム（DSMA）	$CH_3AsNa_2O_3$	1150 mg/kg	除草剤・無機ヒ素の解毒から生じる
アルセノベタイン	$C_5H_{11}AsO_2$	＞10 g/kg	海藻，魚介類
アルセノシュガー	$C_{10}H_{21}AsO_7$	※後述	海藻，魚介類
アルセノコリン	$C_5H_{14}AsO$	6500 mg/kg	海藻，魚介類

2) 魚介類，海藻類中のヒ素

魚介類や海藻類は陸上生物に比べて多量のヒ素を含んでいる（数 mg As/kg〜百数十 mg As/kg）．しかしヒジキは他の海産物と比べてヒ素含量もかなり高い上に無機ヒ素を著量に含んでいることがわかっている．英国食品規格庁（Food Standards Agency, FSA）は，2004年にヒジキに

は無機ヒ素が多く含有されているため食べないよう勧告を出した．一方，厚生労働省は Q and A を発表した．簡潔にまとめると以下のようになる．

・WHO が 1988 年に定めた無機ヒ素の PTWI（暫定的耐容週間摂取量）は 15 μg/kg 体重 / 週であり，体重 50 kg の人の場合，毎日 4.7 g（1 週間当たり 33 g）以上を継続的に摂取しない限り，ヒ素の PTWI を超えることはない．
・現在，ヒジキ中のヒ素に関する国際的な基準は設定されていない．
・ヒジキを極端に多く摂取しないで，バランスのよい食生活を心がければ健康上のリスクが高まることはない．

(3) 体内動態と毒性
1) 体内動態（図 6.34）

無機ヒ素化合物の経口摂取による消化管からの吸収は，ヒトにおいて 55～87％である．生体内に吸収された無機ヒ素化合物はメチル化代謝され，主として 5 価メチルヒ素化合物の一つであるジメチルアルシン酸（DMA）として尿中に排泄される．ヒトでの一般的なヒ素化合物の尿中排泄の割合は，DMA（約 40～75％），ヒ酸及び亜ヒ酸（約 20～25％）さらに他の 5 価メチルヒ素化合物であるモノメチルアルソン酸（MMA）（約 15～25％）である．海藻類や魚介類にはアルセノベタインやアルセノシュガーなどの有機ヒ素化合物が多く含有されており，海産物の摂食によりそれらの有機ヒ素化合物あるいはその代謝物が尿中に排泄される．代謝によりメチル化された MMA および DMA は急性毒性が低く，ヒ素のメチル化は生体における解毒機構と考えられている．

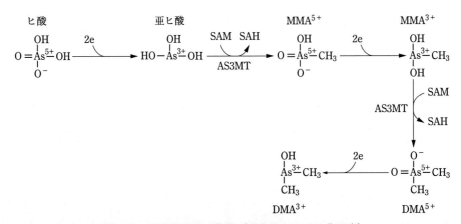

図 6.34　ヒ素化合物の代謝（酸化的なメチル化反応）

2) 毒性

無機ヒ素は有機ヒ素よりも毒性が高く，3 価化合物は 5 価化合物よりも高い．

① 毒性機序

主に SH 基と結合し生体内の細胞代謝に必要な多くの酵素活性を阻害することにより細胞死を惹起し中毒症状をきたすと考えられている．

② **中毒濃度・致死濃度**

三酸化ヒ素のヒトにおける平均推定致死量：125 mg（70～180 mg）．

③ **中毒症状**

急性中毒症状：

直後～2週間：消化器症状（腹痛，悪心・嘔吐，下痢），呼気・便のにんにく臭

直後～1週間：頻脈，血圧低下，心電図異常

3日～2週間：腎障害（蛋白尿，血尿，乏尿）

1～2週間：皮膚症状：全身性剥離脱性皮膚炎様発疹，色素沈着，角化症．中枢神経症状，筋肉の麻痺，呼吸障害，骨髄機能障害．

慢性毒性，遅発性：発がん性

3) **治療方法**

ジメルカプロール（BAL）の投与，肝・腎保護療法，皮膚症状にはステロイド剤の投与等．

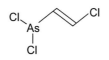

図 6.35　ルイサイト

6.6.4　金属中毒とキレート剤

1) ジメルカプロール（BAL；dimercaprol）（図 6.36）

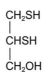

図 6.36　ジメルカプロール

　第二次大戦中，ヒ素含有の化学兵器がドイツで開発された．この毒ガスは肺や皮膚など，外気と触れるあらゆる部分にびらん性の傷害をきたす．ルイス大尉が戦争用化学剤として製造し，ルイサイトと命名された（図 6.36）．ジメルカプロールは，このルイサイトの解毒薬として，英国で開発されたことから，BAL（British Anti-Leusite）とよばれる．金属イオンに対する親和性が強く，体内の諸酵素のSH基と金属イオンの結合を阻害．既に結合が起こっている場合には，金属と結合して体外への排泄を促進し，阻害されていた酵素の活性を賦活する効果がある．酵素を再賦活化できる程度は時間経過に伴って低下するので，中毒の初期に処置すれば効果的である．ヒ素，水銀，鉛，銅中毒に有効が確認されている．しかし，鉄，カドミウム又はセレン中毒の際には，ジメルカプロールとの結合により毒性が増強する恐れがあるため，禁忌である．

　製剤：バル筋注®100 mg「第一三共」

　1アンプル（1 mL）中100 mg含有．重症で緊急を要する中毒症状には1回2.5 mg/kg，最初の

2日間は4時間ごとに1日6回，3日目には1日4回，以降10日間あるいは回復するまで1日2回筋注する．

2) エデト酸カルシウムニナトリウム（EDTA：calcium disodium edetate）（図6.37）

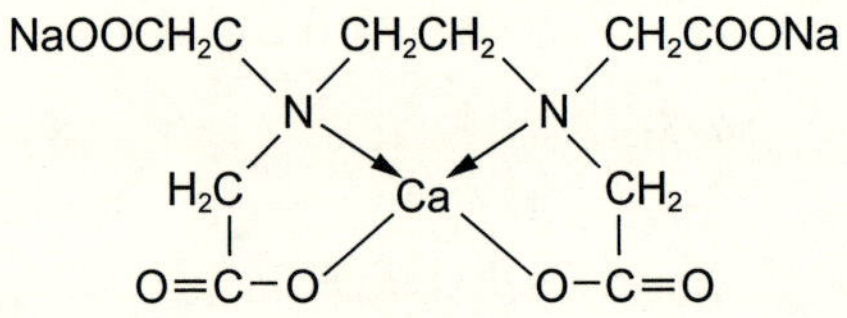

図6.37 エデト酸カルシウム・ニナトリウム

鉛中毒に対するキレート剤である．体内において Pb^{2+} と結合し，Ca^{2+} との置換作用により水溶性の鉛錯塩となり，特異的に Pb^{2+} を体外へ排泄させる．注射薬（1アンプル（5 mL）中1 g）は，1回1 g を5％ブドウ糖注射液又は生理食塩液250〜500 mL で希釈して約1時間かけて点滴静注する．最初の5日間1日2回，その後必要があれば2日間休薬して更に5日間点滴静注する．また，錠剤（500 mg）がある．

3) メシル酸デフェロキサミン（deferoxamine mesilate）（図6.38）

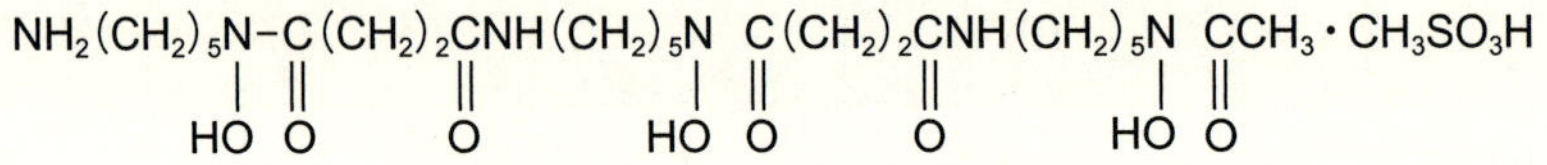

図6.38 メシル酸デフェロキサミン

鉄中毒に対するキレート剤である．3価の鉄イオンと結合して安定な水溶性のフェリオキサミンBを形成する．その安定度恒数は1031で，EDTA（1025）よりも強い（in vitro）．理論的には100 mg は3価の鉄イオン 8.5 mg と結合する．1バイアル（500 mg）を注射用水5 mL に溶解して使用する．患者が特に重篤，あるいはショックの状態の場合1回1,000 mg を 15 mg/kg/時で徐々に点滴静注し，1日量が 80 mg/kg を超えない範囲とする．尿がフェリオキサミンBの特徴的なオレンジまたは紅赤色になるのを監視し，尿の色が正常に戻るか血清鉄濃度が正常範囲内にまで減少したら治療は中止してよい．

4) ペニシラミン（penicillamine）（図6.39）

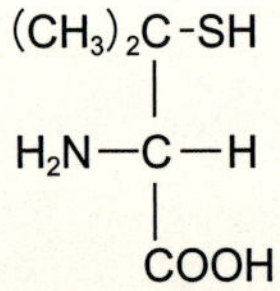

図6.39 ペニシラミン

鉛・水銀・銅の中毒に対するキレート剤である．鉛中毒患者に対しては，重症の場合には静注キレート剤による初期治療後の補助的治療とし，無症状で血中鉛濃度が 40〜60 μg/dL 以上に上

昇した場合には単独療法とする．また，血中鉛濃度が 40〜60 μg/dL 未満まで減少した場合には，中止を検討する．ただし，他のキレート剤において，中止後に血中鉛濃度のリバウンドが報告されているので，中止後も 1〜2 週間は定期的に血中鉛濃度を測定し，リバウンドがある場合には本剤の投与を検討する．1 日 1,000 mg，食前空腹時数回に分割経口服用する．

6.7 農薬による急性中毒とその対策

キーワード

有機リン系殺虫剤，コリンエステラーゼ阻害，ヨウ化プラリドキシム（PAM），硫酸アトロピン，ニトロベンジルピリジン法，カルバメート系殺虫剤，アルキルジピリジリウム塩系除草剤，ラジカル，尿パラコート定性，ノモグラム，ネオニコチノイド系

表 6.24 急性中毒の原因となる農薬

大分類		代表的な農薬	作用機序	急性中毒の治療
殺虫剤	有機リン系	フェニトロチオン，アセフェート，パラチオン，メタミドホス，ジクロルボス	アセチルコリンエステラーゼ阻害薬．酵素の活性中心のエステル結合部位にあるセリンの OH 基をリン酸エステル化する．	プラリドキシムヨウ化メチル（PAM）硫酸アトロピン
	カルバメート	カルバリル，メソミル	-O-CO-N = の構造をもつ．コリンエステラーゼの活性中心をカルバモイル化することにより，阻害する．	PAM は無効 硫酸アトロピン
	ピレスロイド	ピレスリン，ペルメトリン，	除虫菊の成分．	
	ニコチン系	硫酸ニコチン ネオニコチノイド：イミダクロプリド，ニテンピラム，アセタミプリド，チアメトキサム	神経シナプス後膜のアセチルコリン受容体と結合し，活性化する	
除草剤	ビピリジリウム系	パラコート，ジクワット	光合成の電子伝達系において，光によって励起された電子によって還元された薬剤は非常	非選択性接触型除草剤

表 6.24 （つづき）

大分類	代表的な農薬	作用機序	急性中毒の治療
		に不安定で，それが自動的に酸化される過程でできた過酸化物が細胞を急激に破壊する．	
含リンアミノ酸系	グリホサート，グルホシネート，ビアラホス	アミノ酸の生合成阻害．	

6.7.1 診断と治療

(1) 診断

1) 特有の中毒症状（トキシドローム toxidrome）

有機リン系：発汗，流涎，流涙，徐脈，血圧低下，縮瞳，視力障害，振戦

2) 患者の状態

有機リン系：有機溶媒臭，石油臭

パラコート：特有のパラコート臭，吐物・口周囲，衣服が青緑色

グルホシネート：吐物が緑色か青色になる

3) 患者の検査値

コリンエステラーゼ活性値の低下：有機リン系，カルバメート系

著明な代謝性アシドーシス：メタノール（溶剤）

4) 定性検査

パラコート・ジクワット：ハイドロサルファイト還元による尿呈色反応，検知管（血液）

有機リン系：ニトロベンジルピリジン法による尿呈色反応，尿定性キット

カルバメート系：尿定性キット

グルホシネート・グリホサート：ニンヒドリン反応を用いたペーパークロマトグラフィ

5) 定量試験（ノモグラム）

血中濃度を測定して，ノモグラムというグラフから患者の予後（今後の経過）を予測する．

・パラコート（プラウドフット Proudfoot の生存曲線）

来院時血中濃度と摂取後経過時間で生死を分ける生存曲線ができた．

・グルホシネート

日本人のデータを集積して，小山らが作成．来院時血中濃度と摂取後経過時間で生死を分ける生存曲線ができた．

(2) 治療

1) 全身状態の ABC

呼吸と循環の管理，対症療法

2) 消化管除染（胃洗浄と腸洗浄）

吐かせてはいけない．

3) 血液浄化法

パラコートは，他に効果的な治療がないので，血液吸着を行う．

6.7.2　有機リン系殺虫剤

　有機リン系殺虫剤有機リン系殺虫剤は，ドイツのバイエル社によって1940年前後に開発された．元来，神経ガスの研究から発展したものであって，パラチオンなどの初期の製品は，殺虫力が強力であるのと同時に，ヒトに対しての毒性も極めて高いものであった．その後，各国で低毒性化の研究開発が行われ，選択性の高い，低毒性の化合物が登場した．有機リン系農薬は，典型的な酵素毒であり，体内のコリンエステラーゼとの間に共有結合を作り，その活性を特異的かつ不可逆的に阻害し，体内にアセチルコリンの蓄積をもたらす．その結果として，コリン作動性の症状が現れる．毒ガスのサリン，タブン，VX，ソマンは，有機リン系殺虫剤と毒性機序が同じなので，症状，治療は同じである．

(1)　代表的な有機リン系殺虫剤

1) ジクロルボス（dichlorvos）（図6.40）

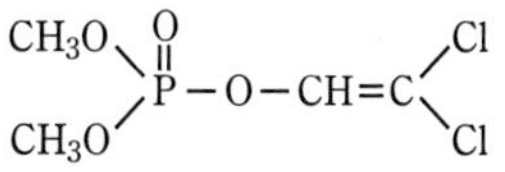

IUPAC名：2,2-dichlorovinyl dimethyl phosphate

その他の名称：dimethyl 2,2-dichlorovinyl phosphate（DDVP）

CAS番号：62-73-7

分子量：220.98

分子式：$C_4H_7Cl_2O_4P$

図6.40　ジクロルボス

　国内では，農薬（殺虫剤），動物用医薬品，家庭用殺虫剤，自治体や防除業者による防疫用殺虫剤として使用．劇物指定

2) メタミドホス（methamidophos）（図6.41）

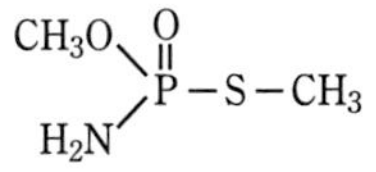

IUPAC名：O,S-dimethyl phosphoramidothioate

その他の名称：Phosphoramidothioic acid, O,S-dimethyl ester

CAS番号：10265-92-6；EC番号：015-095-00-4

図6.41　メタミドホス

分子量：141.13

分子式：$C_2H_8NO_2PS$

　中国では2004年から，メタミドホスのほか，パラチオン，パラチオンメチル，モノクロトホス，ホスファミドンの毒性の高い有機リン系殺虫剤5物質の使用を段階的に削減してきた．2007年1月1日より輸出及び緊急対応向けを除き，中国国内での使用・生産を禁止した．

　我が国で農薬登録はなく，農薬取締法に基づき国内での製造・輸入・使用は禁止されている．しかし，農薬登録され有機リン系殺虫剤として使用されているアセフェートが植物・動物体内で代謝されてもメタミドホスが生じる．

3) その他の有機リン系殺虫剤

商品名（成分名）

マラソン（マラチオン），スミチオン（フェニトロチオン，MEP），ディプテレックス（トリクロルホン，DEP），DDVP，デス（ジクロルボス，DDVP），スプラサイド（メチダチオン，DMTP），オルトラン（アセフェート），カルホス（イソキサチオン）

(2) 毒性発現機序

コリンエステラーゼ阻害の機構は，酵素の活性中心のエステル結合部位にあるセリンの OH 基をリン酸エステル化する．酵素蛋白との間に共有結合を作るため，不可逆的な阻害となる（図6.42）．パラチオン（図6.43）はシトクロム P450（CYP）で代謝されてリン酸エステル型のパラオクソン（図6.43）となり，そのジアルキルリン酸部分がアセチルコリンエステラーゼの活性中心のセリン残基に結合し，さらに加水分解を受けて，p-ニトロフェノールを離脱する．

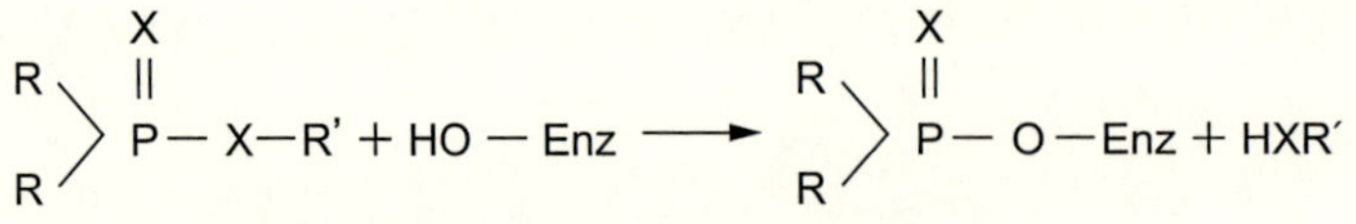

$$\begin{array}{c} R \\ R \end{array}\!\!>\!\!\overset{\overset{X}{\|}}{P}\!-\!X\!-\!R' + HO\!-\!Enz \longrightarrow \begin{array}{c} R \\ R \end{array}\!\!>\!\!\overset{\overset{X}{\|}}{P}\!-\!O\!-\!Enz + HXR'$$

図 6.42 コリンエステラーゼ阻害のメカニズム

パラチオン　　　　　　パラオクソン

図 6.43 パラチオン，パラオクソン

(3) 中毒の特徴と症状

神経伝達物質であるアセチルコリンを分解する酵素アセチルコリンエステラーゼの活性を阻害することにより，分解されずに過剰となったアセチルコリンが神経に作用し，殺虫効果を示す．

有機リン剤中毒の急性期の臨床症状（表6.25）は，末梢でのコリン作動性症状と中枢神経系の症状である．前者は，副交感神経（ムスカリン様受容体）における症状と，神経筋接合部（ニコチン様受容体）の症状に分けられる．このうち，有機リン剤中毒と診断する上で特徴的なものは，①縮瞳，②分泌の亢進，③筋線維性攣縮である．中毒からの回復は，酵素表面からリン酸エステルが加水分解されて取り除かれることによる．有機リン剤による阻害は時間経過で自然に回復する．DDVP，メチルパラチオンは摂取後 2 時間で最高の阻害を示し，12〜24 時間でほぼ回復する．フェニトロチオン（MEP）は投与後 24 時間くらいで最高の阻害を示し，回復は遅い．後遺症については，一部の有機リン剤中毒の症状として，難治性の遅発性神経障害が認められている．遅発性神経障害とは急性期を過ぎてから発症し，下肢の知覚異常，しびれ，運動麻痺が現れる．運動麻痺は下肢末端から始まり，次第に増強するとともに体幹に近付き，ひどくなると上肢とくに前腕も侵される．麻痺は対称性で知覚障害を伴うこともある．数週間で快方に向かうが，回復に数か月から数年かかる．完全に治らず，筋萎縮を残すこともある．

表 6.25　有機リン剤中毒の急性期症状

・末梢神経系の症状
　ムスカリン様作用（＝副交感神経系）
　　　　　呼吸器 気道分泌の亢進，気管支の収縮，喘鳴，呼吸困難，肺水腫
　　　　　消化管 腸分泌の亢進，蠕動の亢進，悪心，嘔吐，腹痛，下痢，失禁
　　　　　皮膚・粘膜 分泌の著しい亢進
　　　　　発汗，流涎，流涙
　　　　　循環系徐脈，血圧低下
　　　　　眼縮瞳，視力障害
　ニコチン様作用
　　　　　筋 筋線維性攣縮，全身の筋力低下
　　　　　呼吸筋麻痺
　　　　　交感神経系 頻脈，高血圧，高血糖
・中枢神経系の症状
　　　　　頭痛，不穏，運動失調，意識障害，痙攣

（4）　有機リン系殺虫剤とコリンエステラーゼ（ChE）

　体内にあるコリンエステルをコリンと酢酸に分解する酵素．大別してアセチルコリンを特異的に分解するアセチルコリンエステラーゼ（AChE）とコリンエステルのほか種々のエステルも分解する非特異的コリンエステラーゼ（ChE）が存在する．

真性 ChE：AChE は神経組織，赤血球，筋肉などに存在し神経の刺激伝達に関係．
偽性 ChE：ブチリルコリンエステラーゼ（BuChE）は，血清，肝臓，膵臓などに存在．

　健診や臨床検査ではこの非特異的な ChE を測定する．血清中の ChE は大部分が肝臓でつくられて血中に遊出したものであるため，肝機能を反映すると考えられる．このため肝硬変や慢性肝炎，肝がんなどで肝機能が低下すると ChE も合成されなくなり血清 ChE の活性は低下．BuChE の低下は通常，有機リン系殺虫剤の有意な吸収後数分から数時間以内に明らかとなり，数日から数週間持続する．一方，赤血球中 AChE は数日間最低値をとらずに減少を続ける可能性があり，ときには 1〜3 か月続くこともある．

関連する疾患：（ChE が低下）肝硬変・慢性肝炎・肝がん
　　　　　　　（ChE が上昇）糖尿病，甲状腺機能亢進症，脂肪肝，肥満
基準値：215-511 IU/L

（5）　有機リン系殺虫剤の尿中定性反応

1）ニトロベンジルピリジン法

　農薬中毒患者の尿に，4-(4-ニトロベンジル) ピリジンを加え，100℃，20 分間加熱し，テトラエチレンペンタミンを添加後，有機溶媒を加えると，有機溶媒層が赤紫〜紫色に呈色する（図6.44）．有機リン系農薬と 4-(4-ニトロベンジル) ピリジンとの特異的に反応することを利用している．同じコリンエステラーゼ阻害作用を示すカーバメート系殺虫剤では，特的解毒薬のPAM が有効でないことから，判定する意味がある．

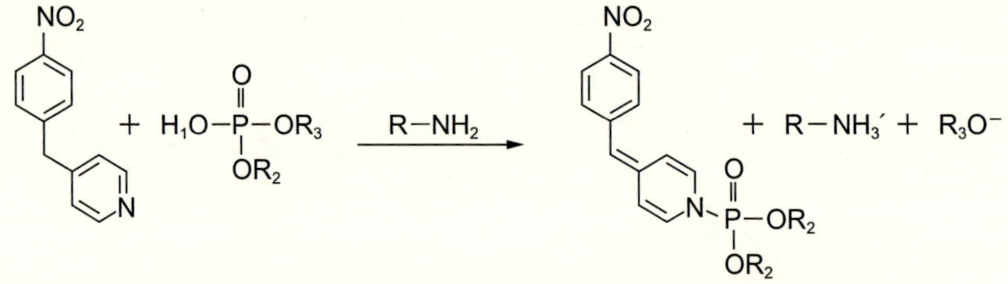

図 6.44　4-(4-ニトロベンジル) ピリジンと有機溶媒の呈色反応

(6) 治療法
1) **ヨウ化プラリドキシム (2-PAM：2-pyridine aldoxime methiodide) (図 6.45), プラリドキシムヨウ化メチル (pralidoxime iodide)**

酵素表面に結合したリン酸エステル (ジアルキルリン酸基) を除去し, アセチルコリンエステラーゼの活性を回復させる. 1アンプル (20 mL) 中 500 mg. 最初, 1gを30分かけて静注し, その後は 500 mg/h の速度で 24 時間点滴静注する. PAM はカルバメート系には無効である.

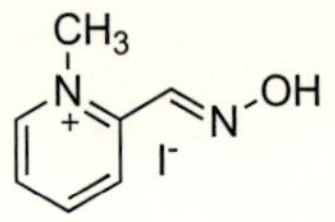

図 6.45　2-PAM

2) **硫酸アトロピン (atropine sulfate) (図 6.46)**

アセチルコリン, ムスカリン様薬物に対し競合的拮抗作用を現す (抗コリン作用). この作用は, 平滑筋, 心筋及び外分泌腺のムスカリン受容体に対し特に選択性が高く, 消化管, 胆管, 膀胱, 尿管等の攣縮を緩解すると共に, 唾液, 気管支粘膜, 胃液, 膵液等の分泌を抑制する. 心臓に対し, 低用量では通常徐脈が現れるが, 高用量では心拍数を増加させる. アセチルコリンと拮抗して対症的に治療する抗コリン薬である. 有機リン系殺虫剤中毒の場合には, 症状により, 軽症には 0.5〜1 mg を皮下注又は内服. 中等症には 1〜2 mg を皮下・筋注又は静注. 必要があれば, その後 20〜30 分ごとに繰り返し注射. 重症には初回 2〜4 mg を静注, その後症状に応じアトロピン飽和の徴候が認められるまで繰り返し注射.

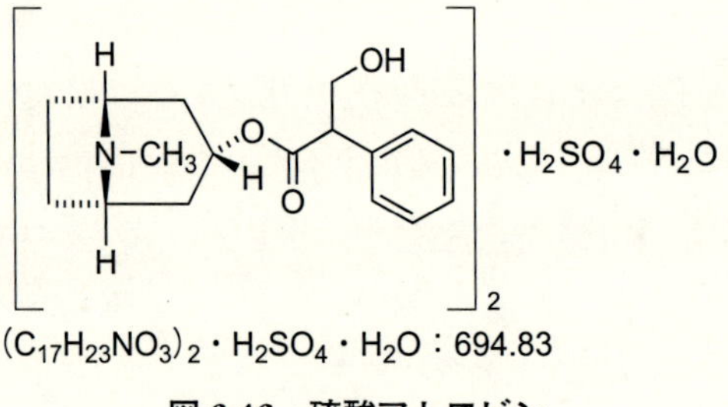

$(C_{17}H_{23}NO_3)_2 \cdot H_2SO_4 \cdot H_2O : 694.83$

図 6.46　硫酸アトロピン

6.7.3　カルバメート系殺虫剤

(1)　代表的なカルバメート殺虫剤

メソミルとカルバリル（図 6.47）

わが国では殺虫剤，劇物指定となっている．

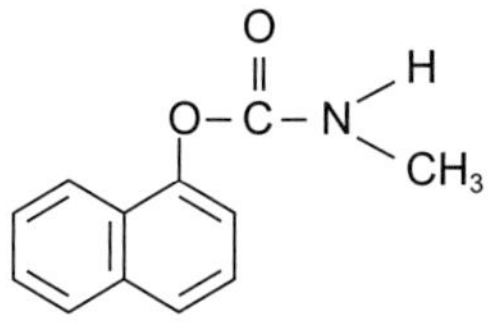

メソミル

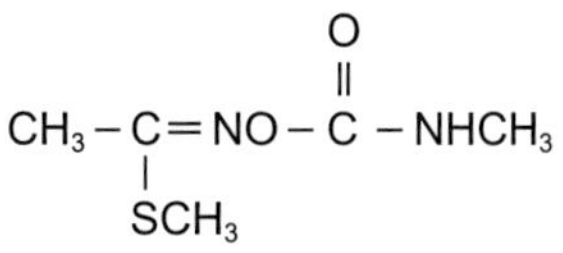

$C_5H_{10}O_2N_2S = 162.20$

カルバリル

図 6.47　メソミルとカルバリル

(2)　毒性発現機序

哺乳類において，有機リン系農薬と類似の作用を示し，自律神経系に作用してアセチルコリンの媒介によるコリン作動性症状を示す．副交感神経系ではコリンエステラーゼを阻害し，アセチルコリンの局部的な蓄積を起こす．コリンエステラーゼの活性中心をカルバモイル化することにより，阻害する．この結合はリン酸化により加水分解されやすいので，急性毒性は強くても回復が早い．

(3)　中毒の特徴

中毒症状は有機リン系殺虫剤と同様である．

(4)　治療法

硫酸アトロピンは有効であるが，PAM は無効である．

6.7.4　ネオニコチノイド系殺虫剤

ネオニコチノイド殺虫剤（図 6.48）は，タバコのアルカロイドであるニコチンをモデルに開発された殺虫剤である．ニコチンの化学構造は，ピリジン環の 3 位に *N*-メチルピロリジン環が結合したもので，天然物殺虫剤として販売されている硫酸ニコチンは，タバコの葉の粉末を水蒸気蒸留して硫酸で捕集し，濃縮したもので，現在では主として工業的に製造されている．

イミダクロプリドは，日本特殊農薬製造㈱（現バイエル　クロップサイエンス）のグループによって開発された殺虫剤で，化学構造は，ピリジン環の 6 位に塩素原子が，3 位にメチレン 1 個を介してイミダゾリン環（2 個の N 原子を含む 5 員環）が結合したもので，1991 年に上市された．ニコチン（図 6.10）やネオニコチノイド系殺虫剤は，昆虫のシナプス部分の後膜に存在するニコチン性アセチルコリン受容体（nAChR）に結合して神経を興奮させ続けることによって死に至らしめる．ヒトなどのほ乳類も中枢神経系や末梢神経系に nAChR を持っている．しかし，イミ

ダクロプリドがほ乳類に対して毒性が低いのは，それらの受容体が昆虫のものと比べると感受性が低いためといわれる．ネオニコチノイド系殺虫剤は，イネの重要害虫であるウンカ，ヨコバイ，カメムシを始めとして，果樹，野菜，花などのアブラムシ，コナジラミ，カイガラムシ，アザミウマなど広範囲の害虫に対して優れた効力を示すほか，シロアリにも有効である．その一方で，ほ乳類には毒性が低く，魚毒性も低い．現在，7剤が世界で使用されている．アセタミプリド (acetamiprid)，イミダクロプリド (imidacloprid)，チアクロプリド (thiacloprid)，ニテンピラム (nitenpyram)，クロチアニジン (clothanidin)，ジノテフラン (dinotefuran)，チアメトキサム (thiamethoxiam)．

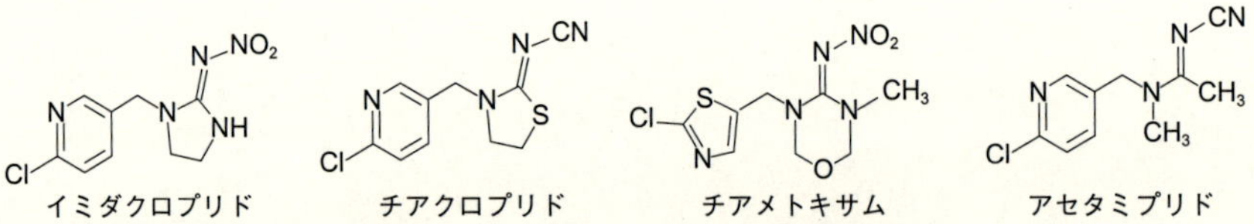

図 6.48 ネオニコチノイド系殺虫剤

(1) ヒトに対する中毒作用
（nAChR は，交感神経および副交感神経の神経節，神経筋接合部，中枢神経に存在する）
交感神経刺激作用：頻脈，血圧上昇，発熱，散瞳
神経筋刺激作用：筋攣縮，脱力感
中枢神経症状：めまい，頭痛，意識障害，傾眠・不穏，嘔気・嘔吐，痙攣
呼吸器症状：呼吸抑制，誤嚥性肺炎，呼吸不全
溶剤 N-メチル-2-ピロリドンによる症状：胃粘膜障害，出血性胃炎，高血糖
その他：縮瞳，徐脈，流涎，気管支漏（有機リン系やカルバメート系と同様な症状）

(2) 中毒濃度，致死濃度
イミダクロプリド：30 μg/mL を超えると呼吸抑制，
死亡後血中濃度：12.5 μg/mL，2.05 μg/mL

(3) 治療
対症療法（胃洗浄，吸着剤と下剤，全身管理）

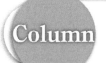

Column: 蜂群崩壊症候群（colony collapse disorder：CCD）

　2007年から2008年にかけて米国では受粉用に飼育されているミツバチの3割以上が姿を消した．コロニー崩壊は徐々に起きていたが，これほど劇的な死滅は2007年冬が初めて．世界の農産物の1/3は養蜂家が育てたミツバチに受粉を頼っており，リンゴやブルーベリー，アーモンドをはじめ100種類近くの農作物が危機に瀕している．米国では「蜂群崩壊症候群（CCD）」と名付けられ，調査が開始された．

　日本では，2009年，全国21の都県でミツバチが不足．イチゴやメロン，なすなどのハウス栽培．それに野外でのなしやリンゴ，サクランボなどの受粉をミツバチに頼っている．北海道で大量に蜂が死に，死んだミツバチから，稲につくカメムシ駆除用の農薬が見つかった．これまで日本では，花粉交配用ミツバチの17％ほどをオーストラリアやハワイから，輸入してきた．女王蜂を輸入し，国内で増殖した後これを交配に使っているのだが，オーストラリアなど輸出国でミツバチの伝染病が発生し，すべての輸入がストップしている．原因として，IAPV（イスラエル急性麻痺ウイルス）感染説や，バロアダニ，ミツバチヘギイタダニ（Varroa Mite）と呼ばれるダニの1種の寄生虫による繁殖力の低下や，ネオニコチノイド系の殺虫剤がハチの帰巣本能を低下させたという説がある．

6.7.5　含リンアミノ酸系除草剤

(1)　グルホシネート（図6.49）

　猛毒のパラコートに代わり，繁用されるようになった．人体への毒性は比較的低いとされていたが，死亡例もみられる．

1) 除草剤としての機序

　植物にとって必須の系であるアミノ酸の生合成を阻害する．グルホシネートは，グルタミン合成酵素の作用を阻害して，過剰のアンモニアを植物体内に集積し，細胞を破壊し，光合成を阻害して枯死させる．

2) ヒトの中毒作用機序

詳細は不明．主に中枢神経症状を示す．グルホシネート製剤（バスタ，ハヤブサ）の中毒は，グルホシネートによる中枢神経症状と，界面活性剤による症状が見られる．

3) ノモグラムによる予後判定ができる．

(2) グリホサネート（図6.50）

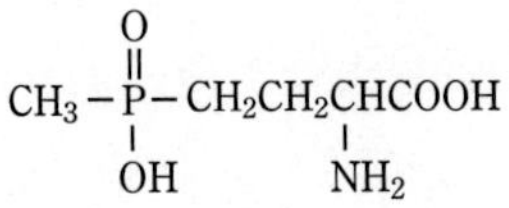

$$CH_3-\underset{\underset{OH}{|}}{\overset{\overset{O}{\|}}{P}}-CH_2CH_2\underset{\underset{NH_2}{|}}{C}HCOOH$$

図 6.49　グルホシネート

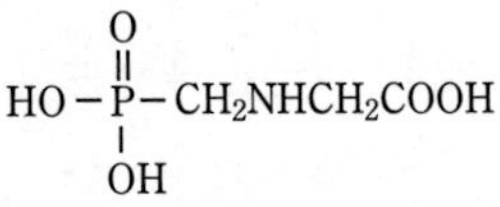

$$HO-\underset{\underset{OH}{|}}{\overset{\overset{O}{\|}}{P}}-CH_2NHCH_2COOH$$

図 6.50　グリホサネート

6.7.6　アルキルジピリジリウム塩系（ビピリジリウム）

　パラコートは，わが国では1965年頃より使用されているアルキルジピリジリウム塩系の除草剤である．これによる中毒死が発売開始より年々増加し，1986年には1161例となり社会問題となった．自殺目的による服用あるいは誤飲によって起こる事故を軽減するために，催吐性物質，臭気性物質，青色色素を添加した．また，パラコート単剤製剤の販売を中止し，毒性の軽減したパラコート・ジクワット混合製剤に切り替わった．しかし，パラコート中毒の死亡率は60～80％と高く，農薬中毒の場合，早期にパラコートが原因であるか否かを調べることは，たいへん重要となる．パラコート（paraquat）（図6.51）は医薬用外毒物，ジクワット（diquat）（図6.52）は医薬用外劇物に指定されている．

化学名：1,1′-ジメチル-4-4′-
ビピリジリウムジクロリド

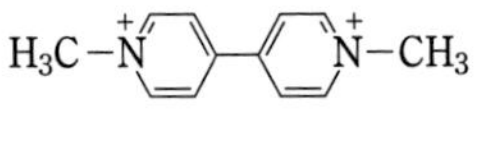

$H_3C-N^+\!\!=\!\!\!=\!\!\!=\!\!N^+\!\!-CH_3$ (ビピリジル骨格)

分子量：C12H14N2Cl2
用途：除草剤
急性経口毒性 LD50（mg/kg）：
ラット♂585，♀495（毒）

図 6.51　パラコート

化学名：1,1Z7-エチレン-2,2′-
ビピリジリウムジブロミド

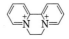

分子量：C12H14N2Brl2
用途：除草剤
急性経口毒性 LD50（mg/kg）：
ラット♂2083，♀2191（劇）

図 6.52　ジクワット

1) 農薬製品
パラコート（paraquat）：（プリグロックスＬＲ：パラコートジクロリド5％，ジクワットジブロミド7％）
ジクワット（diquat）：（レグロックスＲ：30％）

2) 毒性発現機序
　ヒトが摂取すると，体内でパラコートラジカルになり，さらにスーパーオキサイドライジカル，水酸ラジカル，過酸化物などを生成し，細胞膜の脂質を障害して，臓器障害をきたす．

3) 中毒の特徴

ヒトの致死量はパラコート原液で10～15 mL, ジクワットで70～100 mL. 経口, 経皮, 吸入でも毒性発現. 経口摂取の場合, 嘔吐, 腹部不快感, 下痢を起こし, 口唇, 口腔, 咽頭, 食道, 消化管の粘膜の炎症, びらんによる疼痛が起こる. 大量摂取でショック, 痙攣, 昏睡を起こす.
2～3日後, 肺水腫, 肺出血, 腎臓, 肝臓の機能障害. 乏尿, 無尿, 黄疸が現れる.
2～3日から10日目頃に咳嗽, 喀痰, 呼吸困難が出現し, 間質性肺炎, 肺線維症に至り死亡する.

4) 治療法

特異的な解毒薬, 拮抗薬はない. 吸収を阻害するために, いかに迅速に消化管内から取り除き, 血液肘から除去するかが決め手となる. 催吐, 胃洗浄などの初期処置, 吸着剤（天然ケイ酸アルミニウム, 陽イオン交換樹脂, 活性炭）, マンニトール, 下剤, 直接血液灌流などをおこなう. 酸素投与は原則禁忌である.

5) 分析

① 尿パラコート定性反応（図6.53）

アルカリ性でヒドロサルファイトNa還元剤により一電子還元を受け, 安定なラジカルになり, パラコートは青色に, ジクワットは黄緑色になる.

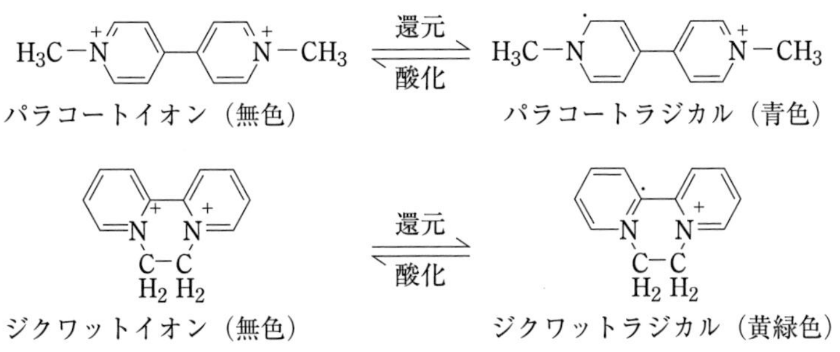

$$H_3C-\overset{+}{N}\diagup\!\!\!\diagup\!\!\!\diagdown\overset{+}{N}-CH_3 \underset{酸化}{\overset{還元}{\rightleftarrows}} H_3C-\overset{\cdot}{N}\diagup\!\!\!\diagup\!\!\!\diagdown\overset{+}{N}-CH_3$$

パラコートイオン（無色）　　　　　　　パラコートラジカル（青色）

ジクワットイオン（無色）　　　　　　　ジクワットラジカル（黄緑色）

図6.53　尿パラコート定性反応

② Proudfootの生存曲線

1979年, Proudfootがパラコート中毒患者の血清中パラコート濃度を経口摂取後経過時間にプロットしたノモグラムを提案した. 図6.54に示すようにあるラインを境に患者の生死が分れたことから,「Proudfoot」の生存曲線と呼ばれた. このノモグラムを用いて, 血中濃度より患者の予後を判定する.

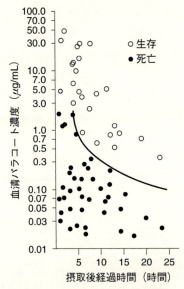
図 6.54　Proudfoot の生存曲線

6.7.7　農薬中毒症例

(1)　日本中毒学会で最近発表された農薬中毒症例（表 6.26）

表 6.26

年度	発表件数	有機リン	カルバメート	アミノ酸系	ネオニコチノイド	アニリン系	殺菌剤・抗真菌剤	硫黄石灰剤
2009	7	7		12	7	1	1	
2010	6	2		1	1			
2011	4				1			1
2012	8	1	2	1		1	1	

- 有機リン剤：農薬という情報がなく，症状と吐物や下痢から有機溶媒臭で診断．
- アミノ酸系：グリホサートカリウム塩による高カリウム血症．
- アニリン系：含有していた塩化ベンゼンによる中毒．
- 硫黄石灰剤：胃酸との反応により，救急外来で硫化水素ガスによる2次汚染．
- ネオニコチノイド系：毒性は強くないが，使用頻度が高くなり，中毒も増加．溶剤のジエチレングリコール（97％）中毒．
- 新規の農薬による中毒：ピリダリル中毒
- 合剤による2成分の中毒が複合：スタム乳剤（カルバメートによるコリンエステラーゼ阻害と酸アミドによるメトヘモグロビン血症）
- ペットボトルへの移し替えによる誤飲

(2)　農薬が主な原因ではなかった中毒

Case 6.15　農薬の溶剤メタノールが中毒の主役だった！

48歳，男性．自殺企図による薬物中毒で2回入院の既往がある．15時頃，自殺目的に有機リン系殺虫剤ディプレックス® 約200 mL を，日本酒1〜2合とともに飲用した．飲用後約1時間で

救急センターに搬送．意識清明，縮瞳，発汗，流涎，コリンエステラーゼは低下．動脈血液ガス分析で，呼吸性アルカローシス，代謝性アシドーシス．

診断と治療：ディプレックス®は，有機リン殺虫剤トリクロホルンとメタノール50%．血中メタノール濃度56.4 mg/dL（50以上で重症，100で致死的）

治療：有機リン中毒：硫酸アトロピン，2-PAM.

メタノール中毒：エタノールの点滴，炭酸水素ナトリウムの点滴，血液透析

（佐久間，他：中毒研究，23：232-237, 2010）

Case 6.16　除草剤中毒の主役はカリウムだった

65歳，女性，統合失調症にて精神科に通院中であった．16時，駐車場に倒れているところを発見される．ラウンドアップマックスロード®350 mLとサンフローラン®250 mLという2つのグリホサート含有除草剤のボトルが置いてあった．血圧低下，徐脈，発汗，代謝性アシドーシス，血清K値9.22 mEq，心電図異常．

診断と治療：ラウンドアップマックスロード®はグリホサートカリウム塩を含有．350 mL中にカリウム890.4 mEq.

カリウム中毒：8.5%グルコン酸カルシウム，炭酸水素ナトリウムの点滴，ブドウ糖－インスリン療法，イオン交換樹脂の注腸，利尿剤，血液透析

（坂東，他：中毒研究，23：246-249, 2010）

ラウンドアップマックスロード®はグリホサートカリウム塩が48%，界面活性剤58%からなる．救急医療側の常識としては，グリホサート中毒の中毒症状は，含有する界面活性剤による嘔気，嘔吐，腹痛などの消化器症状，消化管粘膜の浮腫やびらん，ショックなどが主となる．つまり，界面活性剤中毒に対する治療を行う．イソプロピルアミン塩，アンモニウム塩，トリメシウム塩を含有したものが多く，カリウム塩が入った製剤の経験はあまりなかった．

6.8　ガス中毒

キーワード

一酸化炭素，硫化水素，ヘリウム，高圧酸素療法

6.8.1　一酸化炭素ガス

一酸化炭素（CO）は，無色，無臭，無味，無刺激な，空気よりやや軽い気体である（比重0.97）．炭素を含む物質が不完全燃焼を起こした時，発生する．有毒ガスは，日本において中毒による死亡原因の第1位で，その中でもCOガス中毒が最も多い．

(1) 原因

火災事故，炭鉱事故，自殺企図による練炭の不完全燃焼や，自動車の排気ガス引き込み事例，換気の不十分な環境での灯油ストーブやプロパンガス湯沸かし器の不完全燃焼など，原因は様々

である．
事例1：石油ストーブを終診時に消火せず，気密性の高い閉めきった室内で長時間使用した人が，CO中毒で死亡した．
事例2：絵画教室で練炭で暖をとっていた参加者がCO中毒で搬送された．

(2) 空気中のCO濃度

空気中のCO濃度が0.01％（100 ppm）で2時間曝露されると症状を呈する．0.05％で1時間曝露されれば，血中COHb（Carboxyhemoglobin））濃度は50％に達し，0.1％で1時間曝露されれば昏睡状態となる．また，3％以上では，血中COHbは70％以上となり死亡する．
火災現場のCO濃度は薬10％以上，灯油などの不完全燃焼では5％，ガソリン車の排気ガス中では1〜10％といわれる．

(3) 病態

COはヘモグロビン（Hb）と容易に結合し，その親和性は酸素の250倍といわれる．COがHbと結合しCOHbを生成すると酸素運搬能が低下し，酸素の供給量は減少する．また，ミトコンドリア内のシトクロムオキシダーゼが賦活化し，細胞内呼吸も阻害される．CO存在下では，末梢組織でHbからの酸素の解離が阻害されるため，組織は高度の低酸素症となる．特に酸素需要が多い臓器である中枢神経系が最も影響をうけやすい．COはヘムタンパクのミオグロビンとも結合するため，心筋や骨格筋も障害を受ける．心機能の障害は，心拍出量の減少を招き，さらに低酸素症が進行する．組織での低酸素により血管透過性が亢進して，脳では脳浮腫による意識障害が，肺では肺水腫による呼吸不全が起こる．一般に，非喫煙者の成人でのCOHb濃度は0.1〜1.0％，喫煙者では5〜13％，ヘビースモーカーでは15〜17％ととなる．新生児のCOHbは7％であるが，喫煙妊婦は14％，その新生児は10％弱となる（表6.26）．

(4) COHb濃度と重症度（表6.27）

(5) 遅発性脳症（DNS：dylayed neuropsychiatric sequelae）

急性期にはめまい，頭痛，悪心・嘔吐が起こり，意識障害は一過性である．症状が改善した後，無症状の期間をはさんで数日から数週間経って精神神経症状を来すことがある．成人では，見当識障害，歩行障害，集中力低下，自発性低下，記銘力障害，失行，失認，パーキンソン様症状が多い．小児のDNSでは意識変容が多く，てんかん，麻痺，精神障害などの症状があり，視力障害が特徴的といわれる．DNSは脳の深部白質の脱髄が原因と考えられている．

表 6.27　COHb 濃度と中毒症状

	血中 COHb 濃度（%）	中毒症状
軽症	5%以下	なし，または軽い頭痛
	10〜20%	軽い頭痛（前頭部頭重感），激しい体動で息切れ，小児で不機嫌，興奮
	20〜30%	拍動性の頭痛，息切れ，易疲労感，いら立ち，耳鳴，悪心，嘔吐，失見当識（記銘力・計算力低下），判断力低下
中等度	30〜40%	激しい頭痛，脱力，興奮，めまい，視力低下，難聴
重症	40〜50%	過呼吸，頻脈，意識障害，混迷，失神，幻覚を伴う錯乱，運動失調（歩行障害，平衡障害）
	50〜60%	Cheyne-Stokes 呼吸，循環虚脱，昏睡，痙攣，皮膚蒼白，体温低下，時に死亡
	60〜70%	呼吸不全，心拍減弱，ショック，意識喪失，間代性痙攣，尿便失禁，散瞳，対光反射消失
	70%〜	死亡

(6)　診断

特異的な症状が乏しいため，発見時の現場の状況をよく聴取することが重要である．動脈血を採取し，血液ガス分析装置を用いて COHb を測定する．最近では，酸素化 Hb と COHb を識別して，血中 CO 濃度を測定できる CO オキシメータが活用されている．また，頭部 CT では，淡蒼球病変や白質を中心として浮腫や脱髄が特徴的である．

(7)　治療

CO 中毒の治療は，体内に残る COHb を速やかに低下させ，組織の低酸素を改善することである．急性期は全身管理とともに，酸素需要量を減少させるために安静にし，迅速に 100%酸素を投与する．COHb の半減期は空気下で 4 時間，100%純酸素投与下で 80 分，3 気圧の高圧酸素で 23 分である．このため，高気圧酸素療法（HBO；hyperbaric oxygen therapy）が推奨されてきた．しかし，有効性や合併症などの問題から，まだ議論が分かれる．

6.8.2　硫化水素（H_2S）ガス

硫化水素は自然界の様々な状況で発生する．汚泥の撹拌や化学反応によって，急激に高濃度の硫化水素ガスが空気中に発散することがある．嗅覚の麻痺や眼の損傷，呼吸障害，肺水腫を引き起こし，死に至る場合もある（表 6.28）．

表 6.28

硫化水素濃度	症状等
5 ppm 程度	不快臭
10 ppm	許容濃度（眼の粘膜の刺激下限界）
20 ppm ↓	気管支炎，肺炎，肺水腫
350 ppm ↓	生命の危険
700 ppm	呼吸麻痺，昏倒，呼吸停止，死亡

6.8.4 その他の気体

1） 塩素ガス

塩素系洗剤と酸性洗剤と混ぜると塩素ガスが発生する．洗剤を使う時は使用上の注意をよく読んで，複数の洗剤や漂白剤を混ぜて使用しないことや，換気を十分することが重要である．

6.9 生活の中で起きる化学物質による急性中毒とその対策

キーワード

タバコ，ニコチン，ニコチン含量，ニコチン収量，アルコール，飲酒と急性中毒，マウスウオッシュ，消費者製品安全委員会（CPSC），中毒防止包装法（PPPA），安全キャップ，カフェイン

6.9.1 タバコ中毒

家庭内で起こる中毒事故の一番の犠牲者は 5 歳以下の乳幼児である．（公財）日本中毒情報センター（JPIC）では，年間 3 万 6 千件もの中毒に関する電話問い合わせを受けているが，5 歳以下の乳幼児に関する問い合わせが 80％を占めており，そのすべてが不慮の事故による中毒である（2011 年度受信報告）．また，日米を比較してみると，日本では 1 歳未満の乳児の問い合わせが米国の 3〜4 倍も多く，家庭内で有害なものを口に入れて中毒を起こす事故が多いのが特徴である．また，高齢化が進んでいる今，次に心配なのは認知症の高齢者である．中毒の事故ではいつも，危険なものか否か，判断ができない弱者が被害を受ける．特に 5 歳以下の乳幼児にとって一番危険なものは何だろうか．

2011 年度，中毒事故原因のトップとなったのは家庭用品（39.8％）で，医療用医薬品（11.4％），一般用医薬品（6.1％）と続く．その家庭用品の内訳をみると，単独の製品では圧倒的にタバコ製品が多く，化粧品全般に次いで 15.1％を占める．1986 年に JPIC が初めて電話問い合わせの統計を取り始めてから現在まで，乳幼児にとって原因のトップは常にタバコ製品である．そのため，

JPICではタバコ専用応答電話（テープによる情報提供）を設置している．一方，米国ではタバコ製品はトップ20位にも入らないことから，これも日本の社会に特徴的な現象である．なぜ日本ではタバコ誤飲（cigarette ingestion）が多いのか，その理由と対策を考える足がかりとして，ニコチン中毒についてまとめてみる．

(1) ニコチンと毒性

タバコ中毒の原因となる成分はニコチンである．ナス科タバコ属（*Nicotiana tabacum* L.）の乾燥葉にクエン酸，リンゴ酸の塩として2～8％存在する．主要毒性成分であるニコチン（nicotine：化学名 1-methyl-2-(3-pyridyl) pyrrolidine）は，苦味のある無色無臭の水溶性アルカロイド（b.p., 247℃）で，水によく溶け強い塩基性を示す（pKa = 6.16,10.96）．空気中に放置すると徐々に褐色に変色し，タバコ特有の臭い（ヤニ臭）を発する（図6.55）．

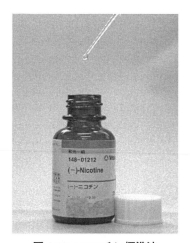

図6.55 ニコチン標準液

ニコチン（図6.10）は皮膚，呼吸器，粘膜（口腔や直腸）から速やかに吸収される．ニコチンを経口で摂取した場合，消化管からの吸収は不完全で，肝臓で初回通過効果を受け，ほとんどは不活性な代謝物（コチニン等）に変換される．ニコチンは，急性毒性の指標となるLD_{50}（ラット）が 50 mg/kg と猛毒である．純度の高いニコチンのヒトでの成人致死量は40～60 mg，乳幼児の致死量は10～20 mgといわれる（表6.28）．

(2) ニコチン含量とニコチン収量

本学中毒学研究室では，タバコ誤飲時のニコチン摂取量の目安を明らかにするため，日本で繁用されている紙巻きタバコ製品の刻みに含まれているニコチンを測定した．図6.56の中の「ニコチン含量（nicotine content）」は「紙巻きタバコ1本あたりの刻みに含まれるニコチンの量」のことで，小児が誤飲した時や，自殺企図で煮出し液を飲んだ場合に問題となる実際のニコチン量である．測定の結果，紙巻きタバコ1本にはニコチンが28.3～9.0 mg含まれていることがわかった．一方，タバコの外箱の側面に「ニコチン」と表示されているのは，「紙巻きタバコ1本

あたりの煙に含まれるニコチンの量」で,「ニコチン収量（nicotine yield）」といい,喫煙時にヒトが摂取するニコチンの目安となる．例えばピースならば「タール 28 mg, ニコチン 2.3 mg」と表示され, スモーキングマシーンという機器を用いて測定される（図 6.56）．発がん性物質が含まれているタールが少ない低収量タバコが現在, 主流となっている．現在, 販売されている紙巻きタバコの煙の中のタールとニコチン収量は, それぞれ 28～7 mg, 2.3～0.1 mg の範囲である（表 6.29）．

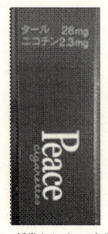

図 6.56　紙巻きタバコの包装表示

表 6.29　紙巻きタバコのニコチン含量とニコチン収量

銘柄	ニコチン含量 (mg)	ニコチン収量 (mg)	銘柄	ニコチン含量 (mg)	ニコチン収量 (mg)
ピース*	28.31	2.3	マイルドセブンエキストラライト	13.30	0.3
ケントウルトラ 1 100's	20.89	0.1	マルボロライトボックス	13.00	0.5
ピースフィルター	20.64	1.9	マイルドセブンオリジナル	12.92	0.8
ハイライト	19.47	1.4	マイルドセブンワン 100's	12.72	0.1
パーラメント 100's	18.51	0.7	マイルドセブンスーパーライト	12.56	0.5
ケントウルトラ 1 100's メンソール	18.13	0.1	マイルドセブンライト	12.52	0.7
ケントウルトラ 1	16.83	0.1	キャスターマイルド	12.49	0.4
ラークマイルド	16.68	0.8	キャビンウルトラマイルド	12.49	0.2

表6.29 （つづき）

銘柄	ニコチン含量 (mg)	ニコチン収量 (mg)	銘柄	ニコチン含量 (mg)	ニコチン収量 (mg)
ラッキーストライク	16.28	0.9	マルボロライトメンソール	12.24	0.6
セブンスター	15.90	1.2	マルボロウルトラライトメンソール	11.76	0.3
マイルドセブンスーパーライト100's	15.81	0.5	ピアニッシモワンメンソール	11.07	0.1
ラークフルフレイバー	15.64	1.0	マルボロブラックメンソール	10.43	0.6
キャスターワン100's	15.35	0.1	フィリップモリススーパーライト	10.34	0.4
クールマイルドボックス	15.35	0.7	マイルドセブンワン	10.26	0.1
マルボロボックス	15.15	1.0	エコー	10.06	1.0
ホープフィルター	14.39	1.1	フロンティアライト	9.79	0.1
キャビンマイルドボックス	14.13	0.6	フィリップモリスワン	9.32	0.1
チェリー	14.05	1.1	ネクスト	9.03	0.1
キャメル（マイルド）	14.05	0.6			
			平均（±SD）	14.37 (3.83)	0.62 (0.51)

*両切りタバコ

　煙の中のニコチン収量は，製品によっては実際のニコチン含量の1/30のものもあり，両者はまったく相関しない．そのため，混同するとタバコ誤飲時のニコチン摂取量を低く見積もる恐れがある．また，日本中毒学会では，「外箱の表に大きく表示されているタール収量を，ニコチン含量」と救急医が誤認してニコチン摂取量を見積もって報告した例もある．少なくとも医療関係者は，これらの数字の意味を正しく理解して欲しい．

　1本の紙巻きタバコに含まれるニコチン含量は多いものでは乳幼児の致死量に相当するが，紙巻きタバコを誤飲しても重篤な症状を示すことはまれである．これはニコチンが嘔吐中枢を刺激して吐き気・嘔吐を催すため，胃に残存するタバコの葉の多くは吐出されること，pHの低い胃内ではタバコの刻みからのニコチンの放出が制限されること，肝臓での初回通過効果により速やかに不活性化されコチニンになることなどがその理由としてあげられる．

　また，紙巻きタバコではニコチンは水素イオンが付加した形を取り酸性を示し，ほとんどイオン化されているため，口腔粘膜からの吸収はあまりない．一方，葉巻やパイプタバコ，無煙タバコ（嗅ぎタバコ（snuff），噛みタバコ（chewing tobacco））では塩基性を示し，口腔粘膜から吸収

されるため，経口摂取した場合中毒が起こりやすい．禁煙補助剤として市販されているニコチンガムも塩基性のレジン複合体のガムベースにニコチンが含有されているため，中毒事故の原因となる恐れがある．また，ニコチンは水中に紙巻きタバコを静置しているだけで，常温，30分で100％浸出される．つまり，吸い殻の入った灰皿の中の水や灰皿代わりに用いた缶ジュースの残液は，生の紙巻きタバコや吸い殻よりニコチン濃度が濃く，毒性が強くなる．

(3) ニコチン中毒の症状

ニコチンは末梢神経系および中枢神経系に，最初刺激・興奮作用を示し，のちに持続的な抑制作用を示す．自殺企図でタバコを煮出した液（浸出液）を大量摂取した場合は，硫酸ニコチン含有の農薬中毒と同様に致死的な症状がでる．経口摂取すると，口腔，咽頭内に焼けるような感覚を覚え，摂取後15～30分で流涎（唾液分泌の亢進），吐き気，嘔吐，腹痛，時に下痢を呈する．その他のコリン作用として発汗，縮瞳，一過性心停止，発作性心房細動が起こることもある．また，頭痛，めまい，聴覚や視覚の障害，混乱，倦怠，失見当識などが報告されている．中枢神経系の興奮作用として振戦や時に痙攣が起こり，その後，散瞳，血圧低下，昏睡が起こる．呼吸器に対する作用として，初期に呼吸促迫，のちに呼吸困難が起こり，呼吸数が減少し，チアノーゼが見られる．呼吸停止は数分以内に起こり，1時間以内に死亡する．

(4) 診断と治療

問診，周囲の状況，口腔内や吐物内のタバコ葉の確認やタバコ臭で診断する．特異的な解毒薬はなく，消化管の除染と対症療法を行う．

1) 紙巻きタバコの誤飲事故

① 経過観察（無処置）　摂取量を推定することは難しいため，摂取後30分以上経過しても症状がない場合は処置を行わない．4時間以上無症状であれば問題はない．

② トコンシロップによる催吐　乳幼児の摂取量が紙巻きタバコ1本以上であり，嘔吐していない場合は，トコンシロップを投与するか，活性炭（1 g/kg）を投与し経過観察する．ただし，2012年，トコンシロップ（ツムラ）は販売中止となった．現在，日本には誤飲時に使う事ができる催吐剤はない．

2) 浸出液の経口摂取

自殺企図で浸出液を大量摂取した場合は摂取後1時間以内であれば，胃洗浄を行い，活性炭・下剤を投与する．

3) 対症療法

副交感神経刺激症状（徐脈，流涎，縮瞳など）に対しては硫酸アトロピンを投与する．
処方例　硫酸アトロピン注　1回0.5 mg　静注（成人），1回0.02 mg/kg 静注（乳幼児・小児）．改善するまで反復投与（最大2 mg）する．

(5) 中毒事故の防止方法

特に乳幼児や認知症の高齢者のいる家庭では，手に届くところに紙巻きタバコや吸い殻の入った灰皿を置かない，灰皿に水を入れない，安易にジュースなどの空き缶を灰皿代わりに使わない，

禁煙補助剤（ニコチンガムやニコチンパッチ）もまた中毒の原因となるので，手の届かないところに保管する，等を注意することが大事である．

(6) なぜ日本で紙巻きタバコ誤飲事故が多いのか

タバコにかぎらず，家庭内での誤飲事故の件数がいつまで経っても減少しない．これを防止するためには，前提として小児の発達を理解する必要がある．

「寝ていただけの子どもの首がすわり，そして，寝返りをうつようになり，やがて手を出すようになる．次には手を出してものをつかむようになり，そして，つかんだものは必ず口にもっていくようになる．これが赤ちゃんの正常な発達のステップなのだ．

乳児は，発達の過程として，5か月を過ぎると，手にしたものはなんでも口にもっていくのが当然で，逆に，それができないことの方が問題だ」（山中龍宏著：子どもの誤飲・事故を防ぐ本より引用）

特に日本を始めとして床や畳にすわって生活する習慣のある国では，子どもの手の届くところにいろいろなものが置いてある．さらに，小さい時から子供部屋が与えられ，乳幼児はベビーサークルの中で育てられる欧米に比べ，日本では日中，家族全員がいて，なにもかもが置いてある居間で，乳幼児が育てられるというライフスタイルも影響していると考えられる．赤ちゃんが発達していくステップの時期にこのような環境があれば，当然のこととして誤飲事故は発生する．中毒事故は，中毒の原因物質と被害者が接触（コンタクト）することから始まる．原因となりやすい物質について正しい知識を持ちながら，コンタクトの機会を減らす努力をする事が中毒事故防止のポイントである．

6.9.2 アルコール中毒

同じ嗜好品の中で，タバコと同じように2つの中毒の顔をもっている癖に，タバコほどは敵視されていないのが，アルコールである．こちらも普段，アルコール中毒（アル中）というと，アルコール依存症のことを意味することが多い．しかも，依存性の方は世界保健機構（WHO）でも依存性薬物としてお墨付きだ．もちろん，仲間と楽しく飲むうちは，気分も高揚し，いい気持ちになる．しかし，深酒をしていくうちに酩酊状態となり，顔は紅潮し，胃がむかつき，気分が悪くなってくる．完全に悪酔い状態になるのは，アルコールが体内で代謝されてできるアルデヒドのせいである．このアルデヒドはさらに代謝されて酸と水になる．主なアルコールの作用は中枢神経を抑制する作用で，判断力が鈍り，気分が滅入ってくる．同じような作用を持つ依存性薬物の代表にはアヘンやモルヒネがあり，長く続けて飲んでいると，精神的な依存だけではなく，身体的な依存に陥りやすい．アルコール（酒）は，誰でも簡単に手に入れやすいため，さらにやっかいである．

(1) 飲酒と急性アルコール中毒

一度に大量に飲んだ時，死ぬ事もあるという事実を突きつけられるのは，4月の歓迎コンパのシーズンだ．会社や大学のクラブの歓迎会で，飲めない酒を無理矢理一気飲みさせられて，救急車で運ばれるケースは後を断たない．人によっては死ぬ事もある．ヒトが嗜好品として適量なら

飲んでもさしつかえないアルコールは，エチルアルコールである．このアルコールの急性中毒致死量は5～8 g/kgである．小児の場合の致死量は3 g/kgである．酒や焼酎など瓶に入ったものには，大人の注意も働くが，缶のビールやカクテルはうっかり飲みかけをテーブルに置きがちである．いずれもコンビニで誰でも簡単に手に入れやすい．缶のカクテルやサワーは特にジュース類と見間違うデザインで，甘いため小児が間違えてしまう場合が多い．さらに最近ではノンアルコールのものも出てきているので，簡単には判別できなくなっている．特に甘いカクテルやサワー類は，小児が間違って飲まないように「お酒です」の表示がついていて，不慮の事故を防ぐ工夫はされている．しかし，字がまだ読めないような乳幼児の事故を未然にふせぐのはやはり大人の役割である．

(2) 家庭用品の中のアルコール

ほかに，酒以外にアルコールの含まれているものは，家の中にないのだろうか．実は洗面台や化粧台にどんな家庭でも何本かあるのではないだろうか．化粧水，ヘアケア製品などだ．こどもは特にきれいな色や匂いがついたものがだいすきで，親が鏡の前でなにやら一生懸命つけているものには興味しんしんである．化粧品に配合されるアルコールは，さわやかな清涼感を与えたり，肌を一時的に引き締め，清涼感を出す等の目的で配合されている．成分表示では「エタノール」，「無水エタノール」と表記されているが，残念ながらどのくらい配合されているかは明記されていない．普通の化粧水で0～4％，トニック4～15％，アストリンゼント～35％くらいと言われている．ヘアスプレーには速乾性のためにアルコールを入れてあるものがある．さらに，ヘアトニックには基剤として30～90％のアルコールが含まれている事が有り，小児が間違って口にするとたいへん危険である．また，新型インフルエンザの流行をきっかけに，以前は病院にしかなかったポンプ式の手指消毒用アルコールが学校やお店の入り口においてある．一般の家庭にも普及して，インフルエンザが流行する時期に玄関先におく家庭も増えてきた．アルコール含量としては100 mL中に70～80 mLくらい入っているものが多い．小児の手の届かないところに保管するように注意が書かれているが，小児に使わせている場合が多く，この注意書きは実効を持たない．

(3) マウスウォッシュ製品とアルコール

さらに盲点なのは，洗面台においてあるマウスウオッシュ（洗口液）である．日本には現在54銘柄のマウスウォッシュ製品が販売されており，その59.3％にはアルコールが含まれているが，実際に含まれている量の記載はない．一方，米国では1970年より，消費者製品安全委員会（CPSC）が制定した中毒防止包装法（PPPA）により，特に小児にとって危険な成分が一定以上含有している製品には安全キャップの装着が義務づけられている．対象となるのは31品目の家庭用品と19品目の医薬品で，成分としてはアルコール（エタノール）や石油，溶剤，酸・アルカリなどが含まれる．そのなかで，マウスウォッシュ製品は1容器当たりアルコールが3 g以上含有の場合，安全キャップの装着が義務づけられている．この安全キャップというのは，普通にキャップを回しただけでは開かず，一度キャップを押しながら回さないと開かないしくみになったキャップのことをいう．外国製品のビタミン剤や健康食品の瓶はそのようなキャップがついて

いることが多い．

そこで日本のマウスウオッシュ製品にはどのくらいアルコールが含まれているかを，代表的な製品を販売している8社のお客様相談窓口に電話をして聞いてみた．そのうち3社はノーコメントで，具体的には20%前後，18%，10%，5%という回答が得られた．さらに，アルコール検知管という分析器具を使って，半定量してみたところ18.75%～1.88%という結果が得られた．最高濃度を示したリステリン®では，ブランデーとほぼ同じ濃度のアルコール含んでいる．普通，1本500 mLの容器で販売されているので，1容器あたりのアルコール含有量は93.75 gとなる．50 mLで約3 kgのこどもの致死量に相当する．マウスウォッシュは，ふだん，洗面所などに置かれ，口に含んで使用するヘルスケア製品だ．鮮やかな着色や芳香があり，親が口に含みうがいするところを見て，こどもが真似て誤飲する危険性が高い．

6.9.3　カフェイン

(1)　中毒事例

Case 6.17　健康食品の大量摂取によるカフェイン中毒

22歳，女性，既往歴はない．自殺企図により救急センターに搬送された．患者は以前アスレティックジムで購入した脂肪燃焼剤を50錠摂取した．ボトルのラベルには，エフェドラ，コラナット，ホワイト・ウイローバークが含有されていると記載されていた．患者は他にアルコールも薬も飲んでいないと訴えた．さらに，その日は運動もしていなかった．搬入時，口渇，頭痛，腹痛，胸痛を訴え，何度か嘔吐した．検査時，四肢末端は汗で湿っぽく，不安，過呼吸，興奮などの症状が見られた．バイタルサインは，体温37.5℃，血圧122/66 mmHg，脈拍110 bpm 呼吸数25/minであった．動脈の酸素飽和度は99%であった．瞳孔は両側とも拡張し反応性であった．中等度の圧痛以外に，理学診では特に異常は見られなかった．臨床検査データは表1に示す．血清カリウム値が非常に低かったため（1.6 mmol/L），検査は数回行われた．また血清乳酸値は非常に高かった（7.2 mmol/L）．

心電図は，ST下降とU波を示す洞性頻脈を示していた．塩化カリウムが20 mmol/hの速度で投与された．さらにリン酸ナトリウムカリウムが投与された．患者は血行動態モニタリングのため，集中治療室（ICU）へ移動した．250 ml/hの多尿が見られた．その後も興奮は治まったが，吐き気，嘔吐，腹痛を訴えた．呼吸数はまだ22/minであった．頻拍は消失した．血清カリウム値は1.6から3.8 mmol/Lに増加した．血清乳酸値は3.5 mmol/Lまで減少した（表1）．患者は病棟に移動し第7病日退院した．

(2) カフェイン（図 6.57）

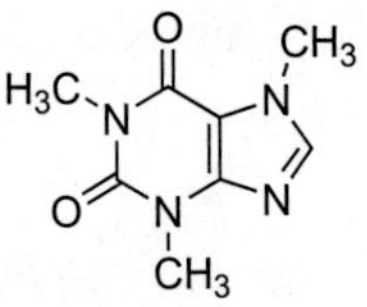

図 6.57　カフェイン

一般名：カフェイン（caffeine）
化学名：3,7-dihydro-1,3,7-trimethyl-1H-purine-2,6-dione monohydrate
分子式：水和物（$C_8H_{10}N_4O_2 \cdot H_2O$）もしくは無水物（無水カフェイン，$C_8H_{10}N_4O_2$）
分子量：212.21
性　状：本品は白色の柔らかい結晶又は粉末で，においはなく，味はやや苦い．

　コーヒー豆，ココア豆，コラナット（kola nut：コラノキの果実），茶の葉に重量比で約2％含まれている弱塩基性アルカロイド．

1）体内動態

　カフェインはキサンチン誘導体（1,3,7-trimethylxanthine）の1つで，テオフィリンとよく類似している．経口摂取後完全に吸収され，20～75分でピーク濃度に達する．見かけの分布容積は0.6 kg/Lである．肝臓で代謝され，主な活性代謝物のparaxanthine, theobromineおよびtheophyllineになる．これらの代謝物は肝臓でさらに分解し尿中には1-methyluric acidや1-methyl xantineなど約12の代謝物が検出される．中等度の摂取量では健康成人で消失半減期は3～6時間である．しかし，カフェインの代謝は用量に依存し，摂取量が増加すると代謝の飽和が起こり，クリアランスが減少する．

2）食品に含まれるカフェイン量（表6.30, 表6.31）

表 6.30　代表的な飲み物に含まれるカフェイン含量

コーヒー	80～120 mg，40～150 mg/杯 コーヒーのカフェイン量：五訂食品成分表より，コーヒー抽出液150 mL当たりカフェイン60 mg．
緑茶系の日本茶	含有量は玉露，抹茶が3％～4.5％と最も多く160 mg．番茶，焙じ茶などは30～50 mg．
紅茶	50～60 mg．
ココア	10～20 mg．
コーラ	コカ・コーラ（350 mL）で45 mg．

表 6.31 カフェインを含む医薬品, 食品

眠気さまし	商品名	カフェイン含有量
ドリンクタイプ	アオーク (大正製薬) 50 mL	200 mg 配合.
	エスタロンモカ内服液 (エスエス製薬) 30 mL	150 mg 配合.
	ベッセンティー (日本医薬品工業) 50 mL	200 mg 配合.
	眠眠打破 50 ml	120 mg
	激烈!一発起太郎 50 mL	150 mg
	阪本漢法製薬シャキット 50 mL	170 mg
	強強打破 50 mL	120 mg
ドロップタイプ	カフェロップ (第一製薬) コーヒー味	カフェイン 12 粒中 500 mg 配合. 1 回 4 粒 1 日 3 回.
カプセル	カフェイン 55 カプセル	1 カプセル 60 mg
錠剤	トメルミン 12 錠 (ライオン)	1 日 3 錠 (500 mg)
	エスタロンモカ 12 20 錠	1 回 2 錠 (200 mg) 1 日 2 回
粉	カフェクール 200	1 日 1 回 1 包 (200 mg)
ガム	ブラックブラックガム	

3) 中毒症状・毒性

症状：潮紅, 悪心, 刺激, 食欲不振, 虚脱, 振顫, 頻脈, 嘔吐, 発熱, 痙攣, 心室性不整脈, 昏睡, 死亡

新生児：375 mg 摂取で振戦, 呼吸促拍 (摂取後 26 時間 55 μg/mL)

1 歳：1～1.5 g 摂取で興奮, 頻脈, 利尿, 高血糖 (摂取後 9 時間 46 μg/mL)

成人中毒濃度：49～59 μg/mL (中枢神経興奮作用), 200～400 μg/mL (頻脈, 昏睡)

成人致死濃度：153～210 μg/mL (10～20 g 摂取例の剖検)

成人致死量：5.3～50 g

4) 薬理作用

治療量では, 中枢神経系に軽度の刺激作用を持つ. 作用機序は完全にわかっていないが, 3 つのメカニズムがあると考えられている. ① 中枢および末梢のアデノシン受容体の拮抗作用, ② ホスホジエステラーゼの阻害作用, ③ 細胞内貯蔵からのカルシウムの放出. 脳内でアデノシン受容体とカフェインが結合すると, 中枢神経を刺激して交感神経の緊張が増加する. シナプス前アデノシン受容体を遮断することにより, 交感神経ニューロンからのカテコラミン放出が増加する. カテコラミン放出はアルファアドレナリン作用の血管収縮と共に, ベータ 2 作用によりカリウムイオンの細胞内液への移動が起こる. さらにアデノシン受容体の遮断は細胞膜の ATP 依存性カリウムチャネルを通したカリウムイオンの流出を阻害する. そのため低カリウム血症が発現する. カフェインの第 2 の作用はホスホジエステラーゼ阻害に関連していると考えられ, カテコラミン作用を増加させる cyclic-AMP 濃度を増加する. しかし, この作用機序は, 治療量で見られるより高濃度のカフェインが必要である. 第 3 の作用機序は細胞内貯蔵からのカルシウムの放出である. 細胞内カルシウム濃度の増加により様々な細胞機能が刺激される.

5) 治療

治療は吸収の阻害，排泄の促進および支持療法が行われる．胃洗浄は摂取後1～2時間後なら推奨される．活性炭や下剤の投与も同様である．排泄は血液透析により促進される．循環，呼吸，中枢神経への支持療法が中心となる．さらに電解質と酸塩基バランスを調整すべきである．低カリウム血症，代謝性アシドーシス，血糖上昇，ケトン尿症なども起こる．心電図はモニターすべきである．洞性頻脈はよく見られ，もし血行動態が不安定ならばβブロッカー（プロプラノロール等）を投与する．その結果として低カリウム血症の補正が見られる．また重篤な興奮や痙攣がある場合はベンゾジアゼピンが投与される．横紋筋融解症はミオグロビンの排泄を促し，腎不全を予防するために生食の点滴が必要である．低カリウム血症を補正するために炭酸水素ナトリウムを投与も考えられる．

6.10 CBRNeとNBC―兵器や災害による健康被害とその対策―

キーワード

CBRNe，テロ，化学兵器，化学兵器禁止条約，ジュネーブ議定書，化学兵器禁止機関，生物兵器，炭疽菌

CBRNe（シーバーン）は，化学（chemical）・生物（biological）・放射性物質（radiological）・核（nuclear）・爆発物（explosive）のアクロニム（頭文字）である．これらによって発生した災害をCBRNe災害と称する．一方，NBC災害とは核（nuclear），生物（biological），化学物質（chemical）による特殊災害をいう．この中には事故からテロリズム，事件まで幅広い事象が含まれる．我が国における核災害では広島・長崎の原子爆弾投下（1945）から始まり，現在進行中の東日本大震災における福島第一原子力発電所事故まで含まれる．生物災害ではO157集団発生事件（1996）や雪印食中毒事件（2000）があげられる．化学災害に関しては松本サリン事件（1994），東京地下鉄サリン事件（1995），さらには和歌山カレー毒物混入事件（1998）がある．

6.10.1 化学兵器とその災害

(1) 化学兵器（表6.32）

化学兵器は，化学剤を含む弾薬等を爆発等させることにより，一度に大量の人を殺傷するものであり，大量破壊兵器の一つである．これまでに化学兵器として開発された毒性化学物質には，大きく分けて「血液剤」（塩化シアンなど血液中の酸素摂取を阻害し身体機能を喪失させる），「窒息剤」（ホスゲンという気管支や肺に影響を与え窒息させる），「びらん剤」（マスタードなど皮膚や呼吸器系統に深刻な炎症を引き起こす），「神経剤」（サリンのように神経伝達を阻害し筋肉痙攣や呼吸障害を引き起こす）などの種類がある（表6.32）．化学兵器禁止条約（CWC）は，条約第2条1項及び「化学物質に関する附属議定書」において，CWCによる禁止の対象となる

表 6.32 化学兵器の分類と特徴

分類	化学物質名	英名	略号	特徴
びらん剤（Blister/Vesicants）	ナイトロジェンマスタード	Nitrogen Mustard	HN-1, HN-2, HN-3	ほとんど無臭．マスタードガスより水，酸化に強いため，除染が困難．
	ルイサイト	Lewisite	L	湿度があると持続性は非常に短い．
	ホスゲンオキシム	Phosgene Oxime	CX	強烈で不快な刺激臭．アルカリ性で加水分解．
	イペリット（蒸留マスタード）	Yperit（Distilled Mustard）	HD	ニンニク臭，からし臭，ネギ臭 水に溶解すると加水分解する．
血液剤（Blood）	シアンガス（シアン化水素）	Hydrogen Cyanide	AC	苦味のあるアーモンド臭．揮発性が高く拡散しやすい．
	ヒ素（アルシン）	Arsine	SA	刺すような刺激臭．アルカリ溶液に溶ける．
窒息剤，肺への傷害（Choking/Lung/Pulmonary Damaging）	ホスゲン	Phosgene	CG	干し草，トウモロコシの臭い．肺水腫を起こす．
	ジホスゲン	Diphosgene	DP	干し草，トウモロコシの臭い．
	塩素	Chlorine	CL	
無力化剤（Incapacitating）	フェンタニル類	Fentanyls		医療用麻酔薬として用いられる．
	リゼルグ酸ジエチルアミド	D-Lysergic acid diethylamide	LSD	無臭，吐き気，妄想，幻覚，頻拍などが見られる．
神経剤（Nerve）	タブン	Tabun	GA	強酸，強アルカリ性下で速やかに加水分解．通常の天候では液体は1～2日間持続する．
	サリン	Sarin	GB	強酸，強アルカリ性下で速やかに加水分解．揮発性が高い．
	ソマン	Soman	GD	タブン，サリンNより安定性が低く，揮発性が高い．
	VX	VX	VX	液体は地上で数週間残存する．
暴動の制御，催涙剤（Riot Control/Tear）	クロロアセトフェノン	Chloroacetophenone	CN	

表 6.32 （つづき）

分類	化学物質名	英名	略号	特徴
	クロルピクリン	Chloropicrin	PS	刺すような刺激臭．燃焼により催涙性の有毒ガスを生じる．工業用燻蒸剤として使用．
催吐剤（Vomiting）くしゃみ剤	アダムサイト	Adamsite	DM	曝露による症状の発現には数分かかる．このため，被害者は最初，曝露に気づかない．
	ジフェニルクロロアルシン	Diphenylchloroarsine	DA	眼や粘膜の刺激，鼻汁，くしゃみ，咳．吸入後30分から数時間作用が持続する．
	ジフェニルシアノアルシン	Diphenylcyanoarsine	DC	ニンニク，苦味のあるアーモンド臭

毒性化学物質等を定めている．

(2) 化学兵器禁止条約

化学兵器禁止条約（Chemical Weapons Convention：CWC，正式名称は「化学兵器の開発，生産，貯蔵及び使用の禁止並びに廃棄に関する条約」）は，サリンなどの化学兵器の開発，生産，保有などを包括的に禁止し，同時に，米国やロシア等が保有している化学兵器を一定期間内（原則として 10 年以内）に全廃することを定めたものである．これは，厳しい国際検証の下に，定められたスケジュールに従って，全カテゴリーの大量破壊兵器を撤廃することを規定した最初の多国間軍縮・不拡散条約である．

化学兵器に関しては，1925 年のジュネーブ議定書により「窒息性ガス，毒性ガス等の戦争における使用」が禁止されていたものの，その開発，生産および貯蔵までは禁止されていなかった．1969 年，国連などの場で化学兵器の禁止が活発に議論され，その後 1980 年から軍縮委員会（その後の軍縮会議）において化学兵器禁止特別委員会が設立され，1992 年 9 月に条約案が軍縮会議において採択され，1993 年 1 月 13 日にはパリで署名式が開催された．発効は 1997 年 4 月 29 日．同年 5 月には CWC の実施に当たる国際機関として化学兵器禁止機関（OPCW）がハーグに設立された．わが国は 1993 年 1 月に署名し，1995 年 9 月に批准した．2013 年 10 月現在の締約国は 190 カ国．イスラエル（署名国），ミャンマー（署名国），北朝鮮，アンゴラ，エジプト及び南スーダンが未締結である．

(3) 化学兵器禁止機関

化学兵器禁止機関（Organisation for the Prohibition of Chemical Weapons：OPCW）は，国連と緊密な関係のもとに CWC の実施作業を進める独立した国際機関である．「化学兵器の開発，生産，

貯蔵および使用の禁止並びに廃棄に関する条約」の実施を監視する．OPCWは182の締約国で構成される．1997年以来，締約国は，検証の下に，4万3,000トンの化学剤を廃棄した．これは，7万1,000トン以上に及ぶ申告済み全化学剤の60パーセント以上を占める．OPCW査察官は，81カ国の軍事・産業工場で4,000回以上の査察を行った．これらの査察は，化学兵器生産施設が生産不能となって破壊され，もしくは検証可能な形で認められた目的に転用されるようにする．査察官はまた，化学兵器が破壊施設において査察官の立会いの下に破壊されることも検証する．

6.10.2 生物兵器とその災害

(1) 生物兵器とは（表6.33）

　生物兵器とは，天然痘ウイルス，コレラ菌，炭疽菌，ボツリヌス毒素等の生物剤や，これらを保有・媒介する生物を使用して，人，動物，又は植物に害を加える兵器であり，大量破壊兵器の一つである．生物兵器は，使用された場合でも自然発生の疾病との区別が困難であり，また感染

表6.33　米国疾病管理センターによる生物兵器のカテゴリー分類

カテゴリー (Category)	疾病 (Diseases)	人畜共通感染症	感染症新法	生物兵器 (Agents)
A	炭疽 (Anthrax)	○	4類	炭疽菌 (*Bacillus anthracis*)
	ボツリヌス症 (Botulism)（*乳児ボツリヌス症のみ）		4類	ボツリヌス毒素 (*Clostridium botulinum* toxin)
	ペスト (Plague)	○	1類	ペスト菌 (*Yersinea pestis*)
	天然痘 (Smallpox)			痘瘡ウイルス (*Variola major*)
	野兎病 (Tularemia)	○		野兎病菌 (*Francisella tularensis*)
	ウイルス性出血熱 (Viral hemorrhagic fevers) 例：エボラ出血熱，マールブルグ熱，ラッサ熱		1類	
B	イプシロン毒素 (Epsilon toxin)			ウェルシュ菌 (*Clostridium perfringens*)
	ブルセラ症 (Brucellosis)	○		*Brucella species*
	食物汚染の脅威—食中毒 (Food safety threats)	○	3類	サルモネラ (*Salmonella species*)，腸管出血性大腸菌 (*E.coli* O157：H7)，赤痢菌 (*Shigella*)
	鼻疽 (Glanders)	○		*Burkholderia mallei*
	類鼻疽 (Melioidosis)	○		*Burkholderia pseudomallei*
	オウム病 (Psittacosis)	○		オウム病クラジミア (*Chlamydia psittaci*)

表 6.33 (つづき)

カテゴリー (Category)	疾病 (Diseases)	人畜共通感染症	感染症新法	生物兵器 (Agents)
	Q熱 (Q fever)	○	4類	Q熱リケッチア (*Coxiella burnetii*)
	リシン毒素 (Ricin toxin from *Ricinus communis*)			ヒマの種 (castor beans)
				ブドウ球菌エンテロトキシンB (Staphylococcal enterotoxin B)
	チフス熱 Typhus fever	○		発疹チフスリケッチア (*Richettsia prowazekii*)
	ウイルス性脳炎 (Viral encephalitis)			アルファウイルス (alphaviurses)
	水汚染の脅威 – Water safety threats 例:コレラ (cholera)		2類	コレラ菌 (*Vibrio cholerae*) クリプトスポリジウム (胞子虫) Cryptosporidium parvum
C	新興感染症*の脅威– Emerging infectious disease threats			ハンタウイルス hantavirus

*新興感染症:最近20年間くらいの間に新たに出現した感染症.

性のあるものについては,一旦使用されるとその効果が広範かつ長期的に持続するという特性を有す.また,消毒することにより証拠隠滅が可能なため,開発・生産の現場を検知することが困難である.

(2) 生物兵器禁止条約

生物兵器禁止条約 (Biological Weapons Convention:BWC,正式名称は「細菌兵器(生物兵器)及び毒素兵器の開発,生産及び貯蔵の禁止並びに廃棄に関する条約」)は,生物・毒素兵器(以下,生物兵器(注1))を包括的に禁止する唯一の多国間の法的枠組みである.化学兵器及び生物兵器の戦時における使用を禁止した1925年のジュネーブ議定書を受け,生物兵器の開発,生産,貯蔵等を禁止するとともに,既に保有されている生物兵器を廃棄することを目的とする.ジュネーブ議定書では有毒ガス・細菌兵器の戦時使用を禁止する一方,開発・生産・保有は禁止していなかった.国連事務総長の報告書等を受け,軍縮委員会における議論を経て,1971年に同委員会において生物兵器禁止条約(「細菌兵器(生物兵器)及び毒素兵器の開発,生産及び貯蔵の禁止並びに廃棄に関する条約」)が作成された.この条約は同年の第26回国連総会決議の採択を経て,1972年4月に署名のために開放され,1975年3月に発効した.我が国は1982年に同条約を締結し,締約国数は173か国となっている.締約国による運用検討会議が5年毎に開催される.

(3) 代表的な病原菌

　生物兵器となりうる幾つかの病原体による意図的な感染に対する臨床的な処置についてまとめた．散布のしやすさ，接触感染性，致死率，公衆衛生上の重大性，パニック発生の可能性，特別な備えの必要性の情報と歴史的な発生頻度に基づき，連邦防疫センター（CDC）が病原体と毒素をA，B，C3つのリスクカテゴリーに分類した．最も危険度が高いカテゴリーAに属する病因から起こる疾患は表6.34に示す通りである．

表6.34　カテゴリーAに属する病原体と疾患

Anthrax	炭疽
Smallpox	天然痘
Plague	ペスト
Botulism	ボツリヌス中毒症
Tularemia	野兎病

(4) 炭疽と炭疽菌

　炭疽菌（Anthrax）はコッホが発見し，その後パスツールがワクチンを開発した．炭疽菌は世界の土壌のどこにでもいる細菌で，主に草食動物が口や皮膚の傷口から感染し，突然死の原因となる．アフリカや北米では象，シマウマ，鹿，バファローなどの野生動物にも感染するが，多くの国で問題になるのは家畜への感染で，牛，馬，羊，山羊，豚に加えてヒトの感染が毎年，多数WHOに報告されている．2009-2010年，ヨーロッパでヘロイン注射に関連して流行が起こった．経口，経皮，吸入，注射の4つの経路がある．

1）バイオテロに関する情報

　米国における炭疽菌によるバイオテロはマスコミ関係者，議会関係者，郵便関係者，政府関係者から一般市民にまで発病者・死者を出すに至った（確定感染者18名，肺炭疽12名，皮膚炭疽7名，死者5名，2001年11月28日現在）．

2）病原体

　炭疽菌（*Bacillus anthrasis*）はバチルス属（食中毒菌のセレウス菌，納豆製造に用いられる枯草菌と同じ属）に属し，好気性で芽胞を形成する．芽胞の形で土壌中や動物製品に付着して数10年間生存する．芽胞は各種消毒に強い抵抗性がある．亜型はほとんどなく，各種抗生物質に感受性で，耐性株はまれである．

3）症状

　ヒトの炭疽の主な病型に皮膚炭疽，腸炭疽，肺炭疽，髄膜炭疽の4つがある．

皮膚炭疽：全体の95％以上を占める．炭疽菌の侵入後1～7日の潜伏期の後，かゆみを伴った小丘疹が出現し，水疱，中央部の黒い壊死，痂皮形成と進む．治療しないと菌血症から敗血症へと進展して約20％が死亡するが，適切な治療を行えば予後は良い．

3 肺炭疽：肺に吸入した菌により発症するが，吸入頻度に比べて発症例が非常に少なかったのは通常の環境下では発病するのに必要な菌数を吸入しないからだと考えられていた．潜伏期は通常1～7日だが最長60日に及ぶと考えられている．感冒様の症状で始まり，呼吸不全，ショックか

ら死に至る．縦隔リンパ節が腫れるのが特徴である．

　米国疾病管理センター（CDC）は2001年の肺炭疽10例とインフルエンザ及び他の病原体によるインフルエンザ疾患との症状を比較しているが，大きく比率の異なる症状を（肺炭疽，インフルエンザ，他の病原体によるインフルエンザ様疾患）の順に並べると息切れ（80％，6％，6％），嘔気・嘔吐（80％，12％，12％）は肺炭疽に多く見られ，鼻水（10％，79％，68％）は後者の2疾患に高頻度に，見られる．発熱，悪寒，咳，全身倦怠感などは3疾患ともに高率に見られるため鑑別のための価値は低い．

腸炭疽：菌で汚染された食肉の摂取により感染するもので腸管に急性の炎症が起こる．悪心，嘔吐，発熱などの初期症状に続いて，腹痛，吐血，激しい下痢，血便へと進展し患者の25〜60％が死亡する．

髄膜炭疽：上の3つの病型から続発することが多く死亡率は100％近い．強い髄膜炎症状，髄液圧の上昇，血性髄液から急速な意識障害を経て死に至る．

　なお，感染しても発病しないで自然に治ってしまうケースもあると考えられている．

4）予防・治療

　炭疽を発病しているか，感染した可能性があるか，炭疽菌に高度に暴露された場合，抗生物質の投与が検討される．ペニシリン，クロラムフェニコール，テトラサイクリン，ニューキノロンなど多くの抗生物質が有効である．早期に治療すれば皮膚炭疽の死亡率は1％以下と低い．肺炭疽，腸炭疽，髄膜炭疽，進行した皮膚炭疽などでは抗生物質に加えて抗毒素血清投与が有効であるとの考えもある．CDCはシプロフロキサシン，ドキシサイクリンを用いた肺炭疽に対する暫定的な予防投与ガイドラインを作成している（表6.35）．ヒトに使用できるワクチンは日本にはない．

　米国では，2つの抗体に基づいた療法が行われている．RaxibacumabはFDAが認可したモノクローナル抗体で，毒素の防御抗原成分をターゲットとしており，単回投与される．動物実験では抗生物質と併用しないと致死的な疾患に高い予防効果がみられる．一方，抗生物質と併用する場合，治療効果は明らかであるが，この予防効果は重要でなくなる．同様の所見が，炭疽免疫グロブリンにおいても見られる．CDCは全身性の炭疽症例には抗毒素治療を推奨している．しかし，抗生物質が有効であった患者に相加的なメリットがあるかどうかははっきりしない．

表6.35　肺炭疽症予防投与のための暫定的ガイドライン

カテゴリー	予防薬および用量	投与期間
成人 （妊婦，および免疫不全に有る患者も含む）	シプロフロキサシン　経口　500 mgを1日2回（1000 mg　分2） または， ドキシサイクリン　経口　100 mgを1日2回（200 mg　分2）	60日間

表 6.35 （つづき）

カテゴリー	予防薬および用量	投与期間
子供	シプロフロキサシン　経口 1回量 10 – 15 mg/kg を 1 日 2 回（1 日総量 20 – 30 mg/kg） または， ドキシサイクリン　経口 8歳以上　体重 45 kg 以上では，100 mg　1 日 2 回　（200 mg　分 2） 8歳以上　体重 45 kg 以下では， 　1回量 2.2 mg/kg を 1 日 2 回　（1 日総量 4.4 mg/kg） 8歳以下 　1日量 2.2 mg/kg を 1 日 2 回　（1 日総量 4.4 mg/kg）	60 日間

米国疾病管理センター：CDC　2001 年 10 月 17 日付け
（日米医師会総合政策研究機構主任研究員　五味晴美訳）

一般用語索引（和文）

あ

亜塩素酸ナトリウム	164
アカシジア	87
悪性症候群	80
悪性症候群診断基準	81
アコニチン	210
アジ化ナトリウム	163, 243
アジサイ	209
アシドーシス	231
亜硝酸塩	235
アスパラギン酸アミノトランスフェラーゼ	33
アスピリン	195
アセタミプリド	264
アセチル化能緩徐型	29
アセチルコリン	208
アセチルシステイン	224
アセトアミノフェン	188, 221
アセトアミノフェン中毒	28
アセトニトリル	234
アセフェート	260
アゾール系抗真菌剤の薬物代謝酵素阻害	131
アトロピン	208
アニキサチン	206
アフラトキシン	165, 167
アヘン	210
アヘンアルカロイドの類似物質	149
アマニタトキシン	213
アマニチン	213
アミオダロン	165
アミノグリコシド系	133
アメリカ中毒センター協会	170
アラニンアミノトランスフェラーゼ	33
アルカリ	195
アルカリホルファターゼ	33
アルカロイド	210, 219
アルカロイドの呈色反応	213
アルキル化剤	121
アルキルジピリジリウム塩系	266
アルコール中毒	277
アルコール類	194, 195
アレルギー性肝障害の診断基準案	34
アレルギー性特異体質	29
アロマターゼ阻害薬	71
アントラサイクリン系	125
アンモニア	163
α-グルコシダーゼ阻害薬	69
α-ソラニン	219

い

イェッソトキシン	217
医原病	8
イシナギ	216
異常脂質	217
胃洗浄	192
イソキサチオン	260
イソキノリン環	210
依存症の治療	139
依存性	135
イダルビシン	164
イチョウ酸	220
一酸化炭素ガス	269
遺伝的素因	9
遺伝的薬物代謝異常	29
イヌサフラン	208, 212
イプシロン毒素	285
異物	176
イホスファミド誘発膀胱障害抑制剤	203
イミダクロプリド	264
医薬品安全性情報	5
医薬品医療機器総合機構	5
医薬品添付文書	9
医薬品の副作用	166
医薬品副作用救済制度	6
医療用マリファナ	155
陰イオン交換樹脂	205
飲酒	277
インターフェロン製剤	49
インドール誘導体	153
EC療法	118

う

ウイルス性出血熱	285
ウイルス性脳炎	286
うっ血性心不全	57
うつ病	23

え

エクスタシー	153
エタノール	238
エチレングリコール	194, 195
エデト酸カルシウム二ナトリウム	256
エフェクター細胞	29
塩酸	163
塩酸アミトリプチリン	229
炎症性抗がん剤	120
塩素	163
塩素ガス	272
塩素酸塩類	164
塩類下剤	205
AC療法	118
AMIA法	189
APAP濃度	222
AST/ALT比	33
HMG-CoA還元酵素阻害剤	131
MPNの毒性機序	221
MTXの投与方法	123
MTX・ロイコボリン救援療法	123
N-アセチルシステイン	224
N-アセチルパラベンゾキノニミン	221

お

応急処置	174
欧州中毒センター・臨床毒性学協会	191
黄疸	11, 33
オウム病	285
横紋筋融解症	73, 76, 132
黄リン	163
オカダ酸	217
オキサリプラチン	164
悪心・嘔吐	118
オピオイド受容体	68
オルトラン	260

か

カーバメート系農薬	188
外因性物質	167
灰白症候群	12
貝類	216
カエンタケ	214
化学物質	167
化学兵器	282
化学兵器禁止機関	284
化学兵器禁止条約	284
カキシメジ	213, 214

可逆性後白質脳症	86
核黄疸	11
覚せい剤	143, 189
覚せい剤原料	143
学童	10
過酸化水素	163
ガス中毒	269
風邪薬	104
ガソリン	172
角化症治療芳香族テトラエン誘導体	15
顎骨壊死	72
活性炭	192, 194
活性炭吸着器	193
家庭内での中毒事故	168, 171
家庭用品	173
家庭用品の中のアルコール	278
カドミウム化合物	163
カビ	167
カフェイン	279, 280
紙巻きタバコ	276
カリウム	194
過量投与	5, 166
過量投与の治療薬	202
カルバメート	257
カルバメート殺虫剤	263
カルホス	260
カルボプラチン	164
加齢	12
感覚器	107
肝機能低下	19
環境	166
環境汚染の指標	163
肝細胞障害型	30
肝疾患	19
間質性腎炎	43
間質性肺炎	59
ガンジャ	154
肝障害の重篤度分類	35
感染症	165
感染症治療薬	133
肝臓	27
含嗽	117
乾燥剤	172
乾燥予防	117
肝毒性発現ライン	222
カンナビノイド	154
カンフル	173
含リンアミノ酸系	258
含リンアミノ酸系除草剤	265
γ-GTP	34
γ-グルタミルトランスペプチダーゼ	34

き

偽アルドステロン症	51
起因物質	166
起壊死性抗がん剤	119
気管支喘息	20
既吸収物質の排泄の促進	194
危険ドラッグ	140
ギ酸	163
キサンチン誘導体	280
キダチチョウセンアサガオ	207
拮抗薬	196
気道確保	179
キノコ中毒	165
キノリン環	210
偽アルドステロン症	51
偽膜性大腸炎	65, 66, 133
嗅覚器	109
嗅覚器障害	112
救急医療	176
救急医療機関	182
救急医療体制	177
救急救命士制度	178
救急治療薬	204
球形活性炭	193
急性アルコール中毒	278
急性肝不全の診断基準	35
急性血液浄化法	195
急性呼吸窮迫症候群	64
急性呼吸促拍症候群	64
急性腎盂腎炎	45
急性腎不全	39
急性膵炎	68
急性中毒	166, 168, 185, 191, 218, 257
急性中毒患者	186
急性中毒時の解毒薬	238
急性中毒の初期治療	191
急性中毒標準診療ガイド	191
急性肺損傷	64
急性薬毒物中毒加算	188
救命救急処置	178
救命救急センター	186
救命の連鎖	180
競合的結合免疫学的測定法	189
胸水貯留	63
強制利尿	195
強迫の使用	137
胸膜炎	63
魚介類, 海藻類中のヒ素	253
巨赤芽球性貧血	94
キレート剤	200
キレート療法	252
禁忌	9
緊急毒物解析システム	186
キンシバイ	215
金製剤	91
金属中毒	200
金属中毒とキレート剤	255
禁断症状	137
ギンナン中毒	220
Q 熱	286

く

クサウラベニタケ	213, 214
くしゃみ剤	284
クリグラー-ナジャー症候群	11
グリホサネート	266
グルコース-6-リン酸デヒドロゲナーゼ (G6PD) 欠損症	9
グルタチオン	221
グルタチオン抱合	28
グルタミン酸	220
グルホシネート	188, 265, 266
クレアチニンクリアランス	40
クロチアニジン	264
グロリオサ	208
クワズイモ	209

け

経口ステロイド薬	71
経口ブドウ糖負荷試験	48
警告	9
痙攣	231
劇症肝炎の診断基準	35
劇物	163
劇薬	164
化粧品類	173
血液	89
血液灌流法	196
血液吸着カラム	193
血液凝固因子	33
血液剤	283
血液浄化法の種類	195
血液像	91
血液透析法	195
血管外漏出	119
血腫	11
血漿交換療法	105
血小板	90

血小板減少症	100	高窒素血症	39	サキシトキシン	217
血清オステオカルシン	70	紅茶	280	酢酸エチル	156
血清カリウム値	40, 56	抗てんかん薬	71	酢酸ヒドロキソコバラミン	235
血清クレアチニン	40	高度救命救急センター	186	殺虫剤	257
血清毒	218	口内炎	115	サリチル酸	188
血清骨型アルカリフォスファターゼ	70	口内炎の重症度分類	116	サリドマイド事件	8
血清マグネシウム値	56	高ビリルビン血症	11, 37	酸化マグネシウム製剤	46
血中CN濃度	234	興奮，幻覚等の作用	164	三環系抗うつ剤	189
血中鉛濃度	251	抗ヘパリン・強塩基性ポリペプチド	203	三環系抗うつ薬一覧	229
血中尿素窒素	40	高マグネシウム血症	46	三環系抗うつ薬中毒	56, 228
血中濃度と肝毒性	222	高用量ヒト免疫グロブリン静注（IVIG）療法	105	三環系・四環系抗うつ薬	193
血中濃度モニタリング方法	124	高齢者	12	三酸化ヒ素	164
血糖	48	誤嚥	176	三，四環系抗うつ薬	188
解毒薬	196, 235	誤嚥性肺炎	176		
解毒薬治療	224	コーヒー	280	**し**	
ケトン症	48	コーラ	280	シアン化カリウム	234
ケトン体	48	コカアルカロイド	151	シアン化合物	194, 234
解熱鎮痛薬	221	コカイン系麻薬	189	シアン化臭素	234
下痢	67, 118	呼吸管理	179	シアン化水銀	234
下痢性貝毒	216	呼吸器	58	シアン化第二水銀	234
幻覚剤	152	国際標準化比	34	シアン中毒	233
健康障害	165	ココア	280	シーバーン	282
原則禁忌	9	誤食	176	ジエチレングリコール	241, 242
		コダチチョウセンアサガオ	207	視覚器	108
こ		骨格筋	69	視覚障害	112
故意の摂取	185	骨髄	88	シガテラ	215
誤飲	176	骨髄抑制	118	シガテラ毒	217
抗悪性腫瘍性抗生物質	124	骨粗鬆症	70	シガトキシン	215
抗悪性腫瘍白金錯化合物	127	コバイケイソウ	206, 209	ジギタリス	209
抗ウイルス剤	15	個別化医療	9	シキミ	206, 209
好塩基性斑点	252	コルヒチン	212	ジクマロール	134
高カロリー輸液	49	コレラタケ	214	ジクロルボス	259, 260
抗がん剤	68, 115	コロニー形成単位	89	ジクワット	266
工業用溶剤	155	昏睡	230	ジスキネジア	87
抗菌薬	66	昏睡のスケール	230	ジストニア	87
高血糖	48, 50	コンパートメント症候群	73	シスプラチン	164
高血糖高浸透圧昏睡	50	コンパニオン診断薬	24	ジスルフィラム様作用	130
口腔ケア	117			自然毒	165
抗甲状腺薬	91	**さ**		シタラビン誘導体	122
口腔内の冷却	117	催奇形性	14	指定薬物	142
高脂血症治療薬	76, 131	催奇形物質	14	指定薬物制度	141
甲状腺機能亢進症	24	再生不良性貧血	97, 99	自動体外式除細動器	181
甲状腺機能低下症	53	催吐	174	シトクロムP450酵素	221
合成カチノン	141	サイトカイン	30	ジノテフラン	264
合成カンナビノイド	141	催吐禁忌物質	175	ジノフィシストキシン	217
抗精神病薬	68	催吐剤	284	シビレタケ	214
向精神薬	145	裁判化学	167	ジフェニルヒダントイン	49
向精神薬取締法	148	催涙剤	283	ジフェンヒドラミン	226
向精神薬の構造式	146	サイロシン	214	ジフェンヒドラミン中毒	225
抗生物質	133			ジフェンヒドラミンの代謝	227
				脂肪肝	30

ジメルカプロール	255	心不全	57	前立腺肥大症	21
シモン反応	144	C型慢性肝炎	15		
ジャガイモ	165, 218	G6PD欠損症	9	**そ**	
臭化シアン	234			臓器機能の低下と合併症	19
シュウ酸	163	**す**		造血	88
重症筋無力症	22	水銀	163	造血幹細胞	88
臭素	163	水銀化合物	163	造血器障害	90
重炭酸ナトリウム	240	水酸化ナトリウム	163	造血細胞への障害	118
主作用	5	スイセン	209	造血障害	118
出血性膀胱炎	45, 121	スキサメトニウム	165	総蛋白	40
腫瘍崩壊症候群	44	スギヒラタケ	215	総ビリルビン	32
循環管理	180	スコポラミン	208	ソラニン	165
循環器	53	スティーブンス・ジョンソン症候群	102	ソラマメ中毒	10
消化管粘膜の障害	118	ステロイド全身投与	105	**た**	
消化管の除染	191	ステロイドパルス療法	62	第2世代抗精神病薬	49
消化器系	65	ストリキニーネ	210	大茴香	206
消化性潰瘍	23, 67	スプラサイド	260	ダイオキシン	167
硝酸	163	スベスベマンジュウガニ	215	体温計の水銀	171
小児	10	スミチオン	260	胎児	13
樟脳	173	スルホン酸アルキル類	121	代謝	47
情報提供事業	169			耐性	135
初期（一次），二次，三次救急医療	177	**せ**		胎盤	14
食材	218	青酸化合物	188	大麻	154, 189
食中毒	165, 285	青酸カリウム	163	退薬症状	137
植物塩基	210	青酸ソーダ	163	高用量ヒト免疫グロブリン静注（IVIG）療法	105
除染	191	成人Basic Life Support	181	タキソイド系抗悪性腫瘍剤	126
除草剤	257, 265	精神依存	135	多機能性幹細胞	88
視力障害	238	成人気管支喘息	62	脱法ハーブ	140
ジルベール症候群	11	精神作用薬	225	脱毛	119
シロシビン	214	精神毒性	141	タバコ	171, 263
シロタマゴテングタケ	214	性腺刺激ホルモン（GnRH）作動薬	71	タバコ中毒	272
腎機能低下	19	生体異物	167	タマゴテングタケ	213, 214
神経剤	283	生物兵器	285	タマスダレ	209
神経・精神	78	生物兵器禁止条約	286	タリウム	246
神経組織	79	世界保健機構	5, 166	タリウム中毒	245
新興感染症	286	赤芽球癆	94	ダルク	139
腎疾患	19	赤血球酵素欠損症	9	炭酸水素ナトリウム	232, 240
心室頻拍	54	赤血球増加症	11	炭酸リチウム	195
腎障害の分類	39	赤血球プロトポルフィリン	251	胆汁うっ滞因子	30
新生児	10	摂取量	162	胆汁うっ滞型	30
腎性尿崩症	46	絶対過敏	14	炭疽	285, 287
心臓	53	セフェム系抗生物質	130, 131	炭疽菌	287
腎臓	38	セレン	163	胆のう毒	218
身体依存	135	セレン化合物	163		
心電図所見	55	セロトニン症候群	83, 84	**ち・つ**	
心毒性	231	全血球計算	91	チアクロプリド	264
シンナー	155	洗剤類	173	チアジド系利尿薬	49
心肺蘇生のABC	179, 180	喘息発作	62	チアメトキサム	264
心肺蘇生法	178, 183	専用回線	178	地域中毒センタープログラム	170
心肺脳蘇生法	178				

チオ硫酸ナトリウム	235	
致死濃度	167	
チック	87	
窒息剤	283	
遅発性（遅延）毒性	166	
遅発性脳症	270	
チフス熱	286	
着色尿	77	
チヤラス	155	
中枢神経	79	
中毒	161, 165, 167, 176	
中毒 110 番	169	
中毒医療	176	
中毒原因物質の同定・分析	187	
中毒死	185	
中毒事故	175	
中毒事故現場	174	
中毒事故を防止	175	
中毒性肝障害	27	
中毒性表皮壊死症	102	
中毒の発生	185	
聴覚器	107	
聴覚器障害	111	
チョウセンアサガオ	207, 209	
チラミン	165	
治療下限ライン	222	
治療ライン	222	
鎮痙薬	68	
ツキヨタケ	213, 214	

て

低毒性（無毒性）物質	173	
ディプテレックス	260	
テオフィリン	188	
デス	260	
鉄	194	
テトラサイクリン系	134	
テトロドトキシン	214	
てんかん	87	
テングタケ	214	
天然痘	285	
天然毒	165	
δ-アミノレブリン酸	251	

と

トウシキミ	206	
糖尿病ケトアシドーシス	50	
動脈血液ガス	60	
灯油	172	
トキシカント	167	
トキシドローム	190, 258
特異体質性肝障害	29
特異的な解毒薬	196
毒キノコ	213
ドクササコ	213, 214
毒性物質	167
毒性メカニズム	221
ドクゼリ	209
ドクターカー	178
ドクターヘリ	178
ドクツルタケ	213, 214
特定毒物	164
毒物	161, 163, 167
毒物の症候群	190
毒薬	164
毒薬・劇薬の判定基準	165
トコンシロップ	174
ドパミン D_2 受容体刺激作用	82
ドパミン D_2 受容体阻害作用	82
ドパミンアンタゴニスト	82
ドパミン作働薬	81
トポイソメラーゼ I 阻害薬	127
トポイソメラーゼ阻害型抗悪性腫瘍剤	127
ドラーゲンドルフ反応	213
トライエージ	189
トランスアミナーゼ	33
トリカブト	208, 210
トリクロルホン	260
トリメチルアミン	165
ドリンカー博士の救命曲線	179
トルエン	157, 163
トルセイド・デ・ポアンツ	54
トロンボ試験	33

な

内耳神経障害	111
ナイトロジェンマスタード類	121
内分泌	47
内分泌障害	47
ナトリウム	164
ナフタリン	173
ナフトイルインドール	142
鉛	249
鉛化合物	163
鉛中毒	248
鉛の簡易検査法	252
難聴	111

に

ニガクリタケ	213, 214
ニコチン	212, 263
ニコチン含量	274, 275
ニコチン系	257
ニコチン収量	274
ニコチン中毒の症状	276
ニコチンと毒性	273
ニテンピラム	264
ニトロプルシドナトリウム	165
ニトロベンジルピリジン法	261
ニフェジピンの効果増強	133
日本茶	280
日本中毒学会	187
日本中毒情報センター	169
日本の救急医療体制	177
ニューキノロン系	133
ニューキノロン系抗生物質	76
乳酸脱水素酵素	34
乳児	10
尿 $α_1$-ミクログロブリン	41
尿失禁治療薬	68
尿中 N-アセチル-β-D-グルコサミニダーゼ	41
尿のアルカリ化	195
尿パラコート定性反応	267
尿閉・排尿困難	46
尿 $β_2$-ミクログロブリン	41
尿路感染症	45
妊娠	12
妊婦, 授乳婦と禁忌	13

ね・の

ネオニコチノイド殺虫剤	263
年齢的素因	10
脳障害	238
脳神経の分類	80
脳の損傷	11
農薬	257
農薬中毒症例	268
飲み込むこと	176

は

パーキンソン症候群	87
パーキンソン病	24
肺	58
バイ	215, 217
バイケイソウ	206, 209
肺水腫	63
肺線維症	59
肺炭疽症予防	288
ハイリスク下限ライン	222

白質脳症	86	皮膚感覚器	110	プロトロンビン比	34
爆発性	164	皮膚障害	106	ブロムワレリル尿素	188
パクリタキセル	164	病原菌	287	ブロムワレリル尿素中毒	227
曝露	166	標準治療	191	プロラクチン異常	52
ハシッシュ	155	漂白剤	171	分子標的治療薬	128
ハシリドコロ	209	ヒョウモンダコ	215	分析対象中毒物質15品目	188
八角	206	びらん剤	283	文房具類	173
発火性	164	ピリジン系	210		
白血球	90	ピリミジン代謝拮抗薬	121	**へ**	
白血球分画	91	ビリルビン	33	平衡感覚障害	111
白血球遊走阻止試験	59	ビリルビン血症	11	米国疾病管理センター	288
鼻の構造と嗅覚	109	ビレスロイド	257	米国の中毒コントロールセンター	169
パナマクライシス	241	ピロール	210	米国臨床中毒学会	191
パパベリン	210	ビロボール	220	ヘキサシアノ鉄（Ⅱ）酸鉄（Ⅲ）水和物	247
パラケルスス	161	ビンカアルカロイド系抗悪性腫瘍剤	126	ヘキソース一リン酸シャント経路®	10
パラコート	266	ビンカアルカロイド系抗がん剤	68	ペクテノトキシン	217
パラコート・ジクワット	188	貧血検査	250	ペスト	285
パラジクロルベンゼン	173	貧血の分類	93	ペニシラミン	256
バリズム	87	頻尿	68	ベニテングタケ	214
パリトキシン	216, 217			ヘパプラスチン試験	33
バルビタール類	188	**ふ**		ヘパリン起因性血小板減少症	100
バルビツール酸系催眠薬	147	ファロイジン	213	ヘパリン製剤	71
バルビツール酸誘導体	193	ブアング	154	ベビー用品	173
バルビツール酸類	189	フェニトイン	49	ヘモカラム®	193
汎血球減少症	97	フェニトロチオン	260	ヘモソーバ®	193
反応スピード	166	フェネチルアミン誘導体	153	ベラトルムアルカロイド	206
		フェンシクリジン類	189	ベンズブロマロン	37
ひ		副作用	5	ベンゼン	156
非アルコール性脂肪肝炎	30	副作用による健康被害	7	ベンゾジアゼピン系	188
非アレルギー性機序	29	フクジュソウ	209	ベンゾジアゼピン系薬剤	205
ピクリン酸	164	副腎皮質ステロイド薬	49, 71	ベンゾジアゼピン類	189
微小管阻害薬	126	フグ中毒	165	$β_2$-MG	41
ヒスタミン	165	フグ毒	215, 217	$β$遮断薬	49
ヒスタミンの構造式	227	不随意運動	87	$β$-ラクタム系	133
非ステロイド性抗炎症薬	62	普通薬	164	$β$-ラクタム系抗生物質	91
ビスホスホネート（BP）製剤	72	フッ化水素	163		
ヒ素	163, 188	フッ化ピリミジン系抗悪性腫瘍剤	121	**ほ**	
鼻疽	285	フッ化物	194	法医中毒学	167
ヒ素化合物	163	プトレシン	165	包括指定	142
ヒ素中毒	252	プラリドキシムヨウ化メチル	262	蜂群崩壊症候群	265
ビタミンA	217	フリヨーデ試薬	213	剖検	167
ビタミンA過剰症	216	不慮の事故	185	芳香族アミン	210
ビタミンK	134	プリン代謝拮抗剤	123	ホウ酸	195
ビタミンK（VK）欠乏症	129	ブルセラ症	285	ホウ酸ゴキブリダンゴ	171
ビタリ反応	213	フルタミド	37	ボウシュウボラ	215
ヒトヨタケ	214	ブレオマイシン系	124	防虫剤の種類と鑑別方法	173
泌尿器系	38	プロテアーゼ阻害薬	50	暴動の制御	283
泌尿器障害	44	プロトロンビン時間	34	歩行障害	111
ビピリジリウム	266				
ビピリジリウム系	257				
皮膚	101				

ポジションステートメント 191	ムレキシド反応 213	有機溶剤 155
保湿 117	**め**	有機リン系 257
ホットライン 178	メシル酸デフェロキサミン 256	有機リン系殺虫剤 259, 260
ボツリヌス症 285	メスナ 121	有機リン系殺虫剤とコリンエステラーゼ 261
ボツリヌス毒素 165	メタノール 156, 163, 188, 195, 236	有機リン系殺虫剤の尿中定性反応 261
ホテイシメジ 214	メタミドホス 259	有機リン系農薬 188
骨 69	メタンフェタミン 188	有毒魚介類 215
ホメピゾール 239	メチダチオン 260	有毒植物 205
ま	メトヘモグロビン血症 96	**よ**
マイトマイシンC 164	メヌケ 216	
マウスウォッシュ製品とアルコール 278	眼の内部構造 108	陽イオン交換樹脂 205
マクロライド系 133	めまい 111	ヨウ化プラリドキシム 262
マジックマッシュルーム 138, 154, 214	メラミン 240	溶血性貧血 95
マチン 210	免疫抑制 118	葉酸 240
末梢神経 80	免疫抑制薬 49, 68	葉酸代謝拮抗剤 123
末梢神経障害 120	**も**	幼児 10
マニキュア除光液 172	毛細胞への障害 119	ヨウシュヤマゴボウ 209
麻痺性イレウス 68	モルヒネ系麻薬 189	ヨウ素 163
麻痺性貝毒 216	モルフィン 210	ヨード 194
麻薬 148	**や**	**ら**
マラソン 260	薬害 8	ライエル症候群 102
マラチオン 260	薬害事件 8	ラウオルフィア 210
マリファナ 154	薬剤疫学 7	卵巣毒 218
マルキス試薬 213	薬剤惹起性うつ病 85	乱用薬物のカットオフ濃度 189
慢性中毒 166	薬剤性過敏症症候群 106	**り**
マンデリン試薬 213	薬剤性代謝 47	リシン毒素 286
み	薬剤性貧血 92	リゼルギン酸誘導体 152
ミオクローヌス 87	薬剤の離脱障害 14	リチウム 194
ミオグロビン 74	薬剤リンパ球刺激試験 59	リチウム製剤 71
味覚器 110	薬毒物 190	硫化水素（H_2S）ガス 271
味覚障害 113	薬毒物スクリーニングキット 189	硫酸 163
未吸収物質 192	薬毒物の体内での動態 190	硫酸アトロピン 262
水汚染の脅威 286	薬毒物の毒性の強さ 162	硫酸マグネシウム 231
ミトキサントロン 164	薬毒物分析 185	緑茶系 280
ミトコンドリア 28	薬物 167	緑内障 21
耳鳴り 111	薬物規制に関する法律 138	臨床中毒 167, 186
耳の構造 108	薬物性肝障害 30	**る・ろ**
味蕾の構造 110	薬物探索行動 137	類鼻疽 285
μ受容体 68	薬物有害反応 5	ルーマック・マシュー 222
む	薬物乱用 135, 137	ロイコボリンの投与方法 124
無顆粒球症 91	薬物乱用の弊害 137	**わ**
無機酸 194	薬用炭 193	
無機シアン化合物 163	野兎病 285	ワライタケ 214
ムスカリン受容体遮断作用薬 68	**ゆ**	ワルファリン 134
無力化剤 283	有害事象 5	
	有害反応 166	

一般用語索引（欧文）

A

AACT	191
AAPCC	170
accidental exposure	186
accidental ingestion	176
acetamiprid	264
Acetonitrile	234
acidosis	231
ACLS	179
activated charcoal	192
acute lung injury	64
acute pancreastitis	68
acute poisoning	166
acute pyelonephritis	45
acute renal failure	39
acute respiratory distress syndrome	64
advanced cardiac life support	179
adverse drug reaction	5
adverse drug reactions	166
adverse event	5
AED	181
agent	166
agranulocytosis	91
airway	179
alanine aminotransferase	33
ALI	64
Alkaloids	210
allergic	29
alopecia	119
Al-P	33
ALT	33
amanitin	213
American Academy of Clinical Toxicology	191
American Association of Poison Control Centers	170
anemia	92
APAP	221, 222
aplastic anemia	97
ARDS	64
ARF	39
Ascend Multi Immunoassay	189
aspartate aminotransferase	33
aspiration pneumonia	176
AST	33
asthmatic attack due to NSAIDs	62
atropine sulfate	262
automated external defibrillator	181

B

BAL	255
BAP	70
basic life support	179
basophilic stippling	252
bhang	154
bilobol	220
Biological Weapons Convention	286
bisphosphonate-related osteonecrosis of the jaws	72
blood sugar	48
BLS	179, 181
bonealkaline phosphatase	70
bone marrow	88
bone marrow depression	118
breathing	180
bronchial asthma	20
BRONJ	72
BS	48
BUN	40
BWC	286

C

caffeine	280
calcium disodium edetate	256
cardiac arhythmia	231
Cardio-Pulmonary Cerebral Resuscitation	178
Cardio-Pulmonary Resuscitation	178
CBRNe	282
CCD	265
Ccr	40
CDC	287
CFU	89
charas	155
ChE	261
chemicals	167
Chemical Weapons Convention	284
chronic poisoning	166
ciguatoxin	215
circulation	180
clinical toxicology	167
clothanidin	264
colony collapse disorder	265
colony-forming unit	89
Coma	230
common drugs	164
compartment syndrome	73
congestive heart failure	57
Contraindications	9
Convulsion	231
CPCR	178
CPR	178
CTX	215
CWC	284
Cyanide	234
Cyanogens bromide	234

D

DARC	139
DDVP	260
decontamination	191
deferoxamine mesilate	256
DEP	260
DHP-1®	193
diarrhea	118
diarrhetic shellfish poison	217
dichlorvos	259
diethylene glycol	242
DIHS	106
dimercaprol	255
dinophysistoxin	217
dinotefuran	264
diquat	266
DLST	59
DMTP	260
DNS	270
DOA®	189
drug abuse	137
drug induced depression	85
drug-induced hypersensitivity syndrome	106
drug-induced visual disorders	112
drug lymphocyte stimulation test	59
dylayed neuropsychiatric sequelae	270
dysuria	46

E

EAPCCT	191
Ecstasy	153

EDTA	256	
environmental	166	
European Association of Poisons Centres and clinical Toxicologists	191	
exposure	166	
extravasation	119	

F

favism	10
food-borne illness	165
food poisoning	165
food-related disease	165
foreign body	176
forensic chemistry	167
forensic toxicology	167

G

GABA	220
ganja	154
gastric lavage	192
gastrointestinal decontamination	191
glaucoma	21
glutathione	221
gonkgolic acid	220
gray baby syndrome	12
GSH	221
gut decontamination	191

H

hashish	155
hematopoiesis	88
hematopoietic stem cell	88
hemolytic anemia	95
hemorrhagic cystitis	45
heparin induced thrombocytopenia	100
HIT	100
HPT	33
hydroxocobalamin acetate	235
hyoothyrodism	53
hyperbilirubinemia	11
hyperglycemia	48

I

α_1-MG	41
iatrogenic disease	8
idiosyncratic	29
Illicium anisatum	206
imidacloprid	264

Infant	10
infection	165
INH	29
INR	34
intentional exposure	185
international normalized ratio	34
interstitial nephritis	43
interstitial pneumonia	59
IP	59
ipecac syrup	174

J

Japan Poison Information Center	169
JPIC	169

L

LD	34
LD_{50}	162
LDH	34
Lead	249
lead poisoning	248
legal chemistry	167
lethal concentration	167
lethal dose 50	162
leukocyte migration inhibition test	59
leukoencephalopathy	86
LMIT	59
lower limit for high-risk line	222
lower limit for probable-risk line	222
Lyell syndrome	102

M

Mb	74
medical cannabis	155
megaloblastic anemia	94
MEP	260
Mercuric cyanide	234
Mercury cyanide	234
methamidophos	259
myasthenia gravis	22
myoclonic seizure	87
myoglobin	74

N

NAC	223
N-acetylcystein	223
N-Acetyl-p-aminophenol	221
N-acetyl-p-benzoquinonimine	221

NAG	41
NAPQI	221
NASH	30
nausea	118
neonate, newborn infant	10
nephrogenic diabetes insipidus	46
neuroleptic malignant syndrome	80
nitenpyram	264
non alcoholic steatohepatitis	30
non-allergic	29
non-steroidal anti-inflammatory drugs	62
NSAIDs	67

O

OC	70
OGTT	48
okadaic acid	217
olfactory device failure	112
OPCW	284
oral cryotherapy	117
oral mucositis	115
Organisation for the Prohibition of Chemical Weapons	284
osteocalcin	70
osteoporosis	70
overdose	5, 166

P

palytoxin	216
pancytopenia	97
Paracelsus	161
paralytic shellfish poison	216
paraquat	266
parlayic ileus	68
pectenotoxin	217
penicillamine	256
peptic ulcer	67
peripheral neuropathy	120
phalloidin	213
pharmacoepidemiology	7
physical dependence	135
pleural effusion	63
pleurisy	63
poison	161, 167
Poison Control Center	169
poisoning	161, 165, 167
poisoning, intoxication	176
poisonous drugs	164
postmortem	167
Potassium cyanide	234

powerful drugs	164	S-Cr	40	thrombocytopenia	100
PR	34	serotonin syndrome	83	Tl	246
pralidoxime iodide	262	severe diarrhea	67	tolerance	135
PRCA	94	SHS-350®	193	torsades de pointes	54
preschool children	10	Simon	144	total bilirubin	32
probable-risk line	222	SJS	102, 104	toxic agents	167
protoporphyrin	251	slow acetylator	29	toxicant	167
Proudfoot の生存曲線	267	sodium azide	243	toxic syndrome	190
pseudoaldosteronism	50	sodium thiosulfate	235	toxidrome	190, 258
pseudomembranous colitis	65	solanine	219	TP	40
psilocin	214	stomatitis	115	treatment line	222
psilocybin	214	STX	217	Triage	189
psychological dependence	135	substances	167	tricyclic antidepressant	228
psychotropic drug	145	Syndrome Malin	80	TT	33
PT	34			tumor lysis syndrome	44
pulmonary edema	63				
pulmonary fibrosis	59				
pure red cell aplasia	94				

R

regional poison control center	170	taste organ failure	113	Ventricular tachycardia	54
reversible posterior leukoencephalopathy	86	TB	32	Veratrum album	206
rhabdomyolysis	73	TCA	228	veratrum alkaloids	206
RPL	86	TdP	54	VK 欠乏症	130
Rumack-Matthew	222	TEN	102	vomiting	118
		teratogen	14	VT	54
		teratogenesis	14		
		thallium	246		

T

V

S

		the American Association of Poison Control Centers	170	WHO	5, 166
		the rapidity of the toxic response	166	World Health Organization	5, 166
Saxitoxin	217	thiacloprid	264		
school children	10	thiamethoxiam	264	xenobiotic	167

W

X

医薬品名索引

ア

アカルボース	31, 36
アクチノマイシンD	14, 117
アクラルビシン	125
アザチオプリン	68, 95, 99
アジ化ナトリウム	162
アジマリン	57
亜硝酸アミル	21, 197
亜硝酸イソブチル	138
亜硝酸ナトリウム	197
アスピチン	193
アスピリン	12, 20, 67, 99, 113, 195
アセタゾラミド	19
アセチルシステイン	197
アセチルフェニルヒドラジン	96
アセトアニリド	96
アセトアミノフェン	19, 23, 36, 41, 44, 61, 68, 104, 162, 193
アセトヘキサミド	17
アセメタシン	18
アトルバスタチンカルシウム	36, 75
アトルバスタチンカルシウム水和物	36, 86
アトロピン硫酸塩	196
亜ヒ酸	162
アブシキシマブ	100
アプリンジン	57
アプリンジン塩酸塩	56
アヘン	20, 136, 148
アヘンアルカロイド	20
アマニタトキシン	196
アミオダロン	31, 53, 57, 60, 95, 112, 165
アミオダロン塩酸塩	56, 61, 62
アミドトリゾ酸ナトリウムメグルミン	41
アミトリプチリン	21, 52, 82, 84
アミノグリコシド	111
アミノピリン	92
アミノフィリン	75
アミノプテリンナトリウム	14
アムホテリシンB	42, 76
アムルビシン	64
アムロジピンベシル酸塩	86
アモキサピン	21, 82
アモキシシリン	104
アモバルビタール	146, 147
アラセプリル	17
アルコール	136
アルサーオキシロン	23
アルドステロン	52
アルプラゾラム	21, 146
アルプロスタジル	18
アレンドロン酸ナトリウム水和物	72
アロバルビタール	146
アロプリノール	92, 99, 104, 106, 123
アンピシリン	130
アンフェタミン	136, 138, 144
α-メチルドパ	97
INH	29

イ

イオキサグル酸	41
イオキシラン	41
イオジキサノール	41
イオタラム酸ナトリウム	41
イオタラム酸メグルミン	41
イオトロクス酸メグルミン	41
イオトロラン	41
イオパミドール	41
イオプロミド	41
イオヘキソール	41
イオベルソール	41
イオメプロール	41
イソニアジド	29, 31, 36, 95, 97, 112
イダルビシン	119, 164
イットリウム	128
イトラコナゾール	16, 58, 132
イブプロフェン	20, 23, 36, 97, 111, 112
イブリツモマブ	128
イホスファミド	45, 119, 121
イマチニブ	45, 128
イマチニブメシル酸塩	58, 61, 62
イミプラミン	21, 52, 84
イミプラミン塩酸塩	85
イミペネム	42
イリドイド配糖体	78
イリノテカン	64, 67, 127
イリノテカン塩酸塩	100, 119
イリノテカン塩酸塩水和物	62
インカドロン酸二ナトリウム	72
インターフェロン	60, 113
インターフェロンアルファ	61, 85, 87
インターフェロンアルファ-2b	85
インターフェロンアルファコン-1	85
インターフェロンベータ-1b	23
インドメタシン	18, 20, 23, 41, 112
インフリキシマブ	45, 62
インフルエンザHAワクチン	63
1-フェニル-2-メチルアミノプロパノール-1	144
EPI	116, 125

エ

エスタゾラム	22, 146
エストロゲン	53
エタクリン酸	111
エタネルセプト	45, 62, 99
エタノール	162, 198
エダラボン	42
エチゾラム	21, 22, 82
エチドロン酸二ナトリウム	72
エチニルエストラジオール	132
エチレングリコール	195
エデト酸カルシウム二ナトリウム水和物	200
エトトイン	95
エトポシド	45, 64, 117, 120
エトレチナート	15, 16, 36
エノキサシン	41, 61, 132
エピネフリン	21
エピルビシン	77, 116, 118, 119, 125
エピルビシン塩酸塩	58
エフェドリン	138, 144
エベロリムス	62
エリスロポエチン	95
エリスロマイシン	68, 111, 132
エリミン	138
L-アスパラギナーゼ	68
L-カルボシステイン	104
エルゴタミン	138

L-メチオニン	199	
エルロチニブ	128	
エルロチニブ塩酸塩	62	
塩化アセチルコリン	20, 23, 24	
塩化アルクロニウム	20	
塩化アンモニウム	36, 204	
塩化カルプロニウム	23, 24	
塩化スキサメトニウム	76	
塩化ツボクラリン	20, 22	
塩化ベタネコール	20, 23, 24	
塩酸アマンタジン	16	
塩酸アマンダジン	82	
塩酸アミオダロン	113	
塩酸アルプレノロール	20	
塩酸イダルビシン	126	
塩酸イリノテカン	127	
塩酸エタンブトール	112	
塩酸エチルモルヒネ	20	
塩酸エチレフリン	24	
塩酸カルテオロール	20	
塩酸ゲムシタビン	122	
塩酸シプロフロキサシン	22, 41	
塩酸シプロヘプタジン	21	
塩酸スルトプリド	24	
塩酸タリペキソール	82	
塩酸チクロピジン	95	
塩酸テトラヒドロゾリン・プレドニゾロン	85	
塩酸デラプリル	17	
塩酸ドキシサイクリン	22	
塩酸ドネペジル	82	
塩酸トリヘキシフェニジル	21, 22	
塩酸ノギテカン	127	
塩酸パロキセチン水和物	82	
塩酸ピパンペロン	24	
塩酸ピペタナート・カンゾウ抽出物	76	
塩酸ピロヘプチン	22	
塩酸ブプレノルフィン	136	
塩酸ブホルミン	18	
塩酸フルラゼパム	22, 136	
塩酸ブレオマイシン	125	
塩酸プロカインアミド	22	
塩酸プロピベリン	21	
塩酸プロフェナミン	21	
塩酸プロプラノロール	20	
塩酸プロメタジン	21	
塩酸ペチジン	136	
塩酸ペロスピロン水和物	82	
塩酸マザチコール	22	
塩酸ミドドリン	24	
塩酸メチキセン	22	
塩酸メチルフェニデート	23	
塩酸メトホルミン	18	
塩酸モペロン	24	
塩酸モルヒネ	136	
塩酸リトドリン	24, 75	
塩酸レセルピリン酸ジメチルアミノエチル	23	
塩酸ロメフロキサシン	41	
ACR	125	
ACT-D	117	
Ara-C	122	
LMOX	130	
L-OHP	120	
L-PAM	116	
LSD	136, 138, 152	
MDMA	138, 141, 153	
mescaline	153	
methylphenidate hydrochloride	147	
morphinum	149	
MTX	60, 116, 123	
NSAIDs	42	
NVB	126	
S-1	116	
ST合剤	94, 132	

オ

オーラノフィン	23, 36, 61, 95	
オキサゾラム	22, 136, 146	
オキサリプラチン	62, 64, 100, 120, 127, 164	
オキシブチニン塩酸塩	12, 20	
オキシメタゾリン	113	
オセルタミビルリン酸塩	85	
オフロキサシン	41, 61	
オマリズマブ	63	
オメプラゾール	44, 53, 67, 97, 132	
オランザピン	49, 50, 82	
オルノプロスチル	18	
オレアンドマイシン	132	

カ

カチノン	141	
ガチフロキサシン	50	
活性型ビタミンB_6	202	
活性炭	53	
カナマイシン	41, 111	
カプトプリル	17, 113	
カプロン酸ヒドロキシプロゲステロン	17	
カプロン酸ヒドロキシプロゲステロン・安息香酸エストラジオール	17	
カペシタビン	45	
カベルゴリン	82	
カルバペネム	42	
カルバマゼピン	36, 44, 53, 85, 94, 95, 99, 100, 103, 106, 196	
カルバミン酸クロルフェネシン	36	
カルボプラチン	41, 100, 117, 164	
カルモフール	121	
ガンシクロビル	18	
甘草	51	
乾燥はぶウマ抗毒素	199	
乾燥まむしウマ抗毒素	200	
乾燥硫酸マグネシウム	205	
カンナビノイド	141	

キ

キシレン	136	
キニーネ	111, 112	
キニジン	9, 57, 96, 97, 132	
キノホルム	112	
金製剤	99, 100	
金チオリンゴ酸ナトリウム	36, 61	

ク

クエチアピン	46, 49	
クエン酸クロミフェン	36	
クエン酸フェンタニル	20	
クエン酸マグネシウム	205	
組換え沈降2価ヒトパピローマウイルス様粒子ワクチン	63	
クラドリビン	95, 123	
クラリストマイシン	104	
クラリスロマイシン	36, 44, 56, 132	
グリセオフルビン	17, 36	
グリチルリチン	52	
グリチルリチン酸・dl-メチオニン	76	
グリチロン錠	76	
クリノフィブラート	17	
グリベンクラミド	17	
クリンダマイシン	66	
グルコン酸カルシウム	53	
グルコン酸カルシウム水和物	204	
グルタチオン	113, 199	
クロキサシリン	130	
クロキサゾラム	146	
クロチアゼパム	146	

クロトリマゾール	132	
クロナゼパム	22, 84, 136	
クロピドグレル硫酸塩	92, 99	
クロフィブラート	75	
クロミプラミン	21, 84	
クロミプラミン塩酸塩	85	
クロラムフェニコール	12, 99, 112, 130	
クロルジアゼポキシド	21, 22, 113, 146	
クロルプロパミド	17, 112	
クロルプロマジン	52, 82, 92, 112	
クロルヘキシジン	111	
クロルマジノン酢酸エステル	19	
クロロエフェドリン	144	
クロロキン	111, 112	
クロロホルム	162	

ケ

ケトコナゾール	132
ケトプロフェン	20, 63
ゲニポシド	78
ゲフィチニブ	36, 45, 61, 62, 64, 68, 128
ゲムシタビン	122
ゲムシタビン塩酸塩	61, 62, 64
ゲムツズマブオゾガマイシン	128
ゲンタマイシン	41, 111, 130

コ

コカ	138
コカイン	136, 138, 151
コデイン	67, 68, 150
コハク酸ソリフェナシン	46
5-フルオロウラシル	86
コリンテオフィリン	75
コルチゾール	52
コルチゾン	14
コルヒチン	15, 67, 68
コレスチミド	53
コレスチラミン	53, 205
コンサータ	147
5-FU	116
5-FU サリドマイド	14
5-MeO-MIPT	138

サ

柴胡桂枝乾姜湯	61
柴朴湯	61
柴苓湯	61
サキナビル	50, 87

酢酸エチル	136
酢酸オクトレオチド	53
酢酸シプロテロン	23
酢酸ナファレリン	18
酢酸フルドロコルチゾン	76
酢酸メドロキシプロゲステロン	17
ザナミビル水和物	63
ザフィルルカスト	31, 36
サフロール	138
サラゾスルファピリジン	92, 94, 106, 113
サリチルアミド	61
サリチル酸塩	111
サリドマイド	15, 16, 45, 128
サリン	162
サルメテロールキシナホ酸塩	63
三酸化ヒ素	128, 164
山梔子	78
サントニン	36
3,4-メチレンジオキシメタンフェタミン	153

シ

ジアセチルモルヒネ	138, 150
ジアゼパム	21, 22, 84, 113, 146, 205
シアナミド	19
ジアフェニルスルホン	106
シアン化カリウム	162
シアン化水素	162
ジキタリス	112
シクロスポリン	41, 45, 49, 64, 85, 87, 99
ジクロフェナク	20
ジクロフェナクナトリウム	23, 31, 36, 44, 61, 63, 67, 104, 111, 112
シクロホスファミド	45, 61, 99, 116, 118, 121
シクロホスファミド水和物	62
ジゴキシン	56, 85
シスプラチン	41, 42, 44, 64, 87, 100, 111, 117, 118, 120, 164
ジスルフィラム	112, 130
ジソピラミド	21, 56, 57, 196
ジソピラミドリン酸塩	56
シタグリプチンリン酸塩水和物	68
シタラビン	64, 67, 87, 122
ジドブジン	95
ジノスタチンスチマラマー	42

医薬品名索引 *303*

ジノプロスト	17
ジヒドロストレプトマイシン	111
ジフェニルヒダントイン	49, 57
ジフェニルピラリン	21
ジフェンヒドラミン	21
ジプロフィリン	75
シプロフロキサシン	53, 132
シプロフロキサシン塩酸塩	36, 61
シプロヘプタジン	84
シプロヘプタジン塩酸塩水和物	12
シベンゾリン	57
シベンゾリンコハク酸塩	56
脂肪乳剤	199
シメチジン	52, 132
ジメルカプロール	200
ジメンヒドリナート	21
芍薬甘草湯	76
芍薬甘草附子湯	76
臭化カリウム	21, 23
臭化カルシウム	23
臭化ジスチグミン	21
臭化水素酸スコポラミン	21
臭化ナトリウム	23
臭化パンクロニウム	22
臭化ベクロニウム	22
酒石酸アリメマジン	21
酒石酸ビノレルビン	126
小柴胡湯	45, 61, 62, 76
ジョサマイシン	132
シラザプリル	17
ジルチアゼム	57, 132
シルデナフィル	112
シロシビン	154
シロシン	153
シロシンゴピン	23
シロスタゾール	56, 58
辛夷清肺湯	61
人血小板濃厚液	63, 64
人赤血球濃厚液	63, 64
新鮮凍結人血漿	63, 64
シンナー	136, 138
シンバスタチン	19, 75, 131
シンフィブラート	75
CBDCA	117
CBPZ	130
CDDP	117
CMD	130
CMNX	130
CMX	130
CMZ	130

COGP	117
CPA	116
CPZ	130
CTT	130
JWH-018	138

ス

水酸化アルミニウム	53
スキサメトニウム	165
スクラルファート	53
スタノゾロール	18
ストリキニーネ	165
ストレプトマイシン	111
スニチニブ	45, 128
スニチニブリンゴ酸塩	100
スパルフロキサシン	36, 41, 61, 75
スピペロン	24
スピロノラクトン	19
スリンダク	18, 20, 23
スルトプリド	56
スルピリド	52, 56, 82
スルピリン	23
スルファメトキサゾール	132
スルファメトキサゾール・トリメトプリム	9, 92, 94, 96, 99, 104
スルフィソキサゾール	12
スルフィンピラゾン	20, 23

セ

清肺湯	61
セコバルビタール	146
セツキシマブ	45, 128
セファゾリン	130
セファマンドール	129, 130
セファロスポリン	97
セファロリジン	42
セフォセリス硫酸塩	42
セフォチアム	129
セフォテタン	130
セフォペラゾン	129, 130
セフカペン	44
セフジニル	78
セフテゾール	130
セフトリアキソン	12
セフトリアキソンナトリウム水和物	92
セフブペラゾン	130
セフミノクス	130
セフメタゾール	130
セフメタゾン	129
セフメノキシム	131

ゼポキシド	113
セムシタビン	45
セラペプターゼ	61
セルトラリン	84
セレコキシブ	104
セントジョーンズ・ワート	84

ソ

総合感冒剤	63
ソタロール塩酸塩	56
ゾニサミド	104, 106
ソラフェニブ	128
ソラフェニブトシル酸塩	58
ゾレドロン酸水和物	72

タ

ダイオウ	78
ダイオキシン	162
大柴胡湯	61
ダイズ油	199
ダウノルビシン	77, 116, 125
ダカルバジン	118, 120
タクロリムス	41, 45, 49, 87
タクロリムス水和物	63, 64, 68
ダサチニブ	128
タゾバクタムナトリウム・ピペラシリンナトリウム	44
ダナゾール	17
ダビガトランエテキシラートメタンスルホン酸塩	58
タミバロテン	128
タモキシフェン	31, 71
ダルベポエチンアルファ	58
炭酸カルシウム	53
炭酸水素ナトリウム	204
炭酸リチウム	16, 82, 84, 195
タンドスピロンクエン酸塩	84
ダントロレンナトリウム	31, 36

チ

チアプリド塩酸塩	82
チアマゾール	53, 92, 99, 113
チアミラールナトリウム	20
チオカルバミド	113
チオプロリン	113
チオペンタールナトリウム	20
チオリダジン	112
チオ硫酸ナトリウム	197
チクロピジン塩酸塩	36, 92, 99, 100
チザニジン塩酸塩	19

チミペロン	24

テ

テイコプラニン	97
テオフィリン	75, 95, 193, 196
テガフール	86, 113, 121
テガフール・ウラシル	31, 36, 116, 122
テガフール・ギメラシル・オテラシルカリウム	61, 62, 116
デカン酸ナンドロロン	18
デカン酸ハロペリドール	24, 82
デキサメタゾン	100, 112
デキストロメトルファン	84
テストステロン・エストラジオール	19
テトラサイクリン	97, 113, 130
テトラヒドロ葉酸塩	123
テバイン	165
デフェラシロクス	201
デフェロキサミン	78
デフェロキサミンメシル酸塩	201
デュロキセチン塩酸塩	120
テルビナフィン	31
テルビナフィン塩酸塩	36, 92
天然ケイ酸アルミニウム	205
diamorphine	150
DNR	116, 125
DOC	117
docetaxel hydrate	126
DOX	125
DXR	116
D-ペニシラミン	61
TXL	126
TXT	117, 126

ト

ドキシフルリジン	113
ドキソルビシン	116, 118, 119, 125
ドキソルビシン塩酸塩	58
トコンシロップ	204
トシリズマブ	128
トシル酸トスフロキサシン	41, 75
トスフロキサシントシル酸塩	36, 61
トスフロキサシントシル酸塩水和物	44
ドセタキセル	45, 117, 119, 126
ドセタキセル水和物	58, 61, 62, 64, 126
ドネペジル塩酸塩	56, 67

医薬品名索引

ドパミン塩酸塩	53	
ドブタミン塩酸塩	53	
トブラマイシン	41	
トラスツズマブ	58, 128	
トラニラスト	45	
トラマドール	84	
トリアゾラム	22, 138, 146	
トリクロルメチアジド	19	
トリプタミン	152	
トリメタジオン	14, 16	
トルエン	136, 138	
トルブタミド	17, 19, 99, 112	
トレチノイン	17, 128	
ドロキシドパ	82	
ドロペリドール	82	
ドンペリドン	52	

ナ

ナドロール	20
ナファゾリン	113
ナプロキセン	111
鉛	96
ナルトグラスチム	61
ナロキソン塩酸塩	198

ニ

ニコチン	136, 162
ニトラゼパム	21, 22, 136, 146
ニトロソウレア	60
ニトロプルシドナトリウム	165
ニメタゼパム	22, 138
ニロチニブ	45, 128
2-CB	138

ネ

ネオマイシン	111
ネダプラチン	41, 117, 127

ノ

ノギテカン	127
ノスカピン	150
ノルエチステロン	17
ノルトリプチリン	21
ノルフルオロキサシン	132
ノルフロキサシン	41, 61, 75

ハ

パクリタキセル	58, 61, 62, 64, 117, 119, 120, 126, 164
パクリタキセル水和物	126
バソプレシン	75
八味地黄丸	97
ハッシッシ	136
パミドロン酸二ナトリウム	72
パラコート	162, 196
パラパミル	57
バルサルタン	63, 86
ハルシオン	138
バルビタール	146, 147
バルビツール酸	136
バルプロ酸ナトリウム	31, 68, 95, 99, 100, 104
パルミチン酸レチノール	16
パロキセチン	84
パロキセチン塩酸塩	46
ハロペリドール	17, 24, 52, 56, 75, 82, 132
半夏瀉心湯	61
バンコマイシン	42, 66, 67
バンコマイシン塩酸塩	44

ヒ

ピオグリタゾン塩酸塩	20, 58
ビジクリア配合錠	12
ピタバスタチンカルシウム	75
ビタミンA	14, 15, 16
ビタミンB$_6$	202
ビタミンB$_{12}$	198
ビタミンK1	202
ビダラビン	42
ヒドララジン	31
ヒドロキシプロゲステロンカプロン酸エステル	19
ヒドロキソコバラミン	78, 198
ヒドロコルチゾンコハク酸エステルナトリウム	63
ビノルビシン	64
ピペミド酸	132
ビペリデン	21, 22, 136
ピボキシル塩酸塩水和物	44
ピラジナミド	36
ピリドキサールリン塩	202
ピリドキシン塩酸塩	202
ピルシカイニド塩酸塩水和物	56
ヒルメノール	57
ピロカルピン	165
ピロキシカムアスピリン	23
ビンクリスチン	45, 68, 111, 117
ビンデシン	68
ピンドロール	20
ビンブラスチン	68, 165
BLM	117, 125

paclitaxel	126
PCP	136, 138, 154
PEP	117, 125
PTX	117
VCR	117, 126
VDS	126
VLB	126
VP-16	117

フ

ファモチジン	36, 44, 56, 92, 99, 100, 104
フィルグラスチム	61, 64
フェイトナジオン	202
フェソテロジンフマル酸塩	46
フェナセチン	23, 41, 96
フェニトイン	14, 49, 53, 92, 94, 95, 104, 106, 193, 196
フェニル酢酸	138
フェニルブタゾン	99
フェニルメチルアミノプロパン	144
フェノバルビタール	16, 53, 94, 106, 136, 147, 196
フェノバルビタールナトリウム	162
フェノフィブラート	36
フェンサイクリジン	136, 154
フェンテルミン	138
フェンブフェン	20, 61
副腎皮質ステロイド	53
ブコローム	23
ブシラミン	99
ブスルファン	14, 45, 60, 61, 99, 121
ブデソニド	63
ブデソニド・ホルモテロールフマル酸塩水和物	63
ブドウ糖	22
ブプレノルフィン	138, 146
ブホルミン塩酸塩	12
フマル酸クエチアピン	82
ブメタニド	111
不溶性プルシアンブルー	201
フラジオマイシン	111
プラバスタチンナトリウム	75
プラリドキシムヨウ化メチル	196
プリジカイニド	57
プリミドン	94
フルオキシメステロン	36
フルオロウラシル	53, 62, 64, 67,

	99, 100, 112, 113, 116, 121, 132	
フルオロキノロン	97	
フルコナゾール	16, 31, 132	
フルタミド	37	
フルダラビン	45, 95, 97, 123	
フルチカゾンプロピオン酸エステル	63	
フルトプラゼパム	22, 136	
フルニソリド	113	
フルニトラゼパム	22, 146	
フルバスタチン	131	
フルバスタチンナトリウム	36, 75	
フルボキサミン	84	
フルマゼニル	197	
フルラゼパム	21, 22	
プルリフロキサシン	41	
ブレオマイシン	111, 117, 125	
ブレオマイシン塩酸塩，硫酸塩	61	
フレカイニド	57	
フレカイニド酢酸塩	56	
プレガバリン	46, 58, 67	
プレドニゾロン	21, 62, 64, 67, 68, 85, 112	
フレロキサシン	41, 61, 75	
プロカインアミド	57, 92	
ブロキシフィリン	75	
フロクタフェニン	18	
プロクロルペラジン	82	
プロゲステロン	14, 17	
フロセミド	56, 58, 95, 99, 111, 113	
プロタミン硫酸塩	203	
プロパフェノン	57, 132	
プロピベリン塩酸塩	46	
プロピルチオウラシル	53, 92	
プロフェナミン	22	
プロブコール	56	
プロプラノロール	57	
プロベネシド	97	
プロポフォール	56	
ブロムペリドール	17, 24, 75	
フロモキセフナトリウム	66	
ブロモクリプチン	82	
phencyclidine 1-（1-Phenylcyclohexyl）-piperidine	154	
psilocin	154	
psilocybin	154

ヘ

ヘキサシアノ鉄（II）酸鉄（III）	
水和物	201
ペグインターフェロンアルファ-2a	62, 85
ペグインターフェロンアルファ-2b	85
ベクロメタゾン	113
ベザフィブラート	19, 75
ベスナリノン	92
ベタメタゾン	67
ペチジン	84, 138
ペニシラミン	16, 92, 100, 201
ペニシリン	97, 113
ベバシズマブ	58, 62, 64, 67, 128
ヘパリン	100
ベプリジル	57
ベプリジル塩酸塩水和物	56
ペプロマイシン	117, 125
ペプロマイシン塩酸塩	61
ペメトレキセドナトリウム水和物	62
ペモリン	31
ベラトルムアルカロイド	165
ヘロイン	138, 150
ベンズブロマロン	37
ペンタゾシン	84, 136, 138, 146
ペンタミジン	49
ペントスタチン	42
ペントバルビタール	146, 147

ホ

ホウ酸	195
ホスカルネットナトリウム水和物	42, 76
ホメピゾール	198
ポリカルボフィルカルシウム	53
ポリスチレンスルホン酸カルシウム	205
ポリスチレンスルホン酸ナトリウム	205
ホリナートカルシウム	124, 203
ポリミキシンB	111
ボルテゾミブ	44, 128

マ

マイトマイシンC	61, 164
マジンドール	136, 138
マリファナ	136
マレイン酸エナラプリル	17
マレイン酸クロルフェニラミン	21
マレイン酸フルボキサミン	82

ミ・ム

ミコナゾール	132
ミコフェノール酸	95
ミソプロストール	67, 68
ミダゾラム	22, 136, 205
ミデカマイシン	132
ミトキサントロン	164
ミノサイクリン	106, 111
ミラベグロン	46
無水酢酸	138

メ

メキシレチン	57, 106
メコン酸	149
メサドン	138
メサラジン	44, 68, 99
メシル酸パズフロキサシン	41
メシル酸ペルゴリド	82
メスカリン	153
メスナ	45, 203
メタカロン	147
メタケイ酸アルミン酸マグネシウム	76
メタノール	136, 195
メタンフェタミン	136, 138, 141, 144
メチアゾール	113
メチシリン	42
メチルテストステロン	36
メチルドパ	95
メチルフェニデート	21, 138, 146
メチルフェニデート塩酸塩	147
メチレンジサリチル酸プロメタジン配合	61
メチレンブルー	10, 199
メトクロプラミド	52, 113
メトトレキサート	19, 36, 42, 45, 60, 61, 62, 64, 67, 71, 87, 94, 99, 116, 123, 196
メトホルミン塩酸塩	12
メトロニダゾール	66, 67, 68
メパクリン	112
メフェナム酸	18, 23, 41, 97, 113
メプロバメート	138
メルカプトプリン	68, 99, 123
メルファラン	99, 116
メロキシカム	67

モ

モキサラクタム	130
モダフィニル	146
モルヒネ	67, 138, 149

ユ・ヨ

UFT	116, 122
葉酸	18, 123

ラ

ラタモキセフ	129, 130
ラパチニブ	128
ラベタロール	31
ラベプラゾールナトリウム	92
ラミクタール	106
ラミブジン	86
ラモトリギン	104
ランソプラゾール	36, 44, 92, 104

リ

リシノプリル	17
リスペリドン	82
リセドロン酸ナトリウム水和物	72
リゼルギン酸	138
リゼルギン酸ジエチルアミド	152
リゼルグ酸ジエチルアミド	136
リタリン	138, 147
リツキシマブ	42, 45, 61, 67, 128
リドカイン	57
リトドリン塩酸塩	92
リトナビル	50
リネゾリド	100
リバビリン	18, 62, 68, 92, 94
リファンピシン	36, 44, 53
リポジストロフィー	50
リボスタマイシン	111
リボフラビン	78
硫酸アストロマイシン	41
硫酸アトロピン	21
硫酸アミカシン	41
硫酸アルベカシン	41
硫酸イセパマイシン	41
硫酸ゲンタマイシン	41
硫酸ジベカシン	41
硫酸ストリキニーネ	162
硫酸ストレプトマイシン	41
硫酸鉄	53
硫酸ネチルマイシン	41
硫酸ビンクリスチン	126
硫酸ビンデシン	126
硫酸ビンブラスチン	126
硫酸ブレオマイシン	125
硫酸ベカナマイシン	41
硫酸ペプロマイシン	125
硫酸マグネシウム	22, 205
硫酸ミクロマイシン	41
硫酸モルヒネ	162
リュープロレリン酢酸塩	99
リンコマイシン	66
リン酸エストラムスチンナトリウム	23
リン酸コデイン	20, 136
リン酸ジエチルスチルベストロール	15

レ

レオドパ	113
レシナミン	23
レセルピン	23, 52
レナリドミド	45
レナリドミド水和物	100
レノグラスチム	61, 64
レバビリン	15
レバミピド	36, 92
レバロルファン酒石酸塩	198
レボドパ	82, 94
レボフロキサシン	41, 61, 97, 104
レボフロキサシン水和物	36, 44
レボホリナートカルシウム	62, 64, 100
レボメプロマジン	82

ロ

ロイコボリン	123
ロートエキス	21
ロキソプロフェン	104
ロキソプロフェンナトリウム	36, 61, 67
ロキソプロフェンナトリウム水和物	44, 62, 63
ロスバスタチンカルシウム	75
ロピバカイン塩酸塩水和物	56
ロルノキシカム	67
ロルメタゼパム	22
6MP	123

ワ

ワルファリン	71
ワルファリンカリウム	14, 16, 122

福本　真理子（ふくもと　まりこ）
　　北里大学薬学部臨床薬学研究・教育センター臨床薬学・中毒学　准教授
　　博士（臨床薬学），日本中毒情報センター支援毒性専門家，日本中毒学会認定クリニカルトキシコロジスト，薬剤師

共立薬科大学薬学科卒
北里大学大学院薬学研究科修了
2008年4月より現職
現在薬学部（港区白金）キャンパスにて，医薬品や家庭用品の副作用や中毒をテーマに，大学院生，学部学生の教育・研究をおこなっている．
専門分野：臨床中毒学．アセトアミノフェン中毒の新規毒性評価法の開発や，タバコおよび家庭用品による誤飲防止対策，造血幹細胞移植前治療における抗がん剤の個別化法などを研究テーマとしている．日本中毒学会理事，評議員として，広報委員会，連携委員会，編集委員会，認定委員会，他，委員会活動を活発に行い，日本の中毒医療の発展に貢献するべく，日夜奮闘している．
著書（分担著）：内科學（11版，朝倉書店，2016），今日の診断指針（7版，医学書院，2015），医薬品トキシコロジー（改訂第4版，南江堂，2010），薬剤師のための救急救命時のスキル＆薬ハンドブック（医薬ジャーナル社，2010），急性中毒標準治療ガイド（じほう）他
東京生まれ．我々を取り巻くすべての毒（All Poisons around Us）に強く心引かれ，それを探求することが仕事でも，趣味でもある．数十年来，Mac関連機器を愛用している．

実践医薬品安全性学
―薬剤性障害，副作用，薬物乱用と依存性，そして中毒―

定価（本体 6,800 円＋税）

2016 年 9 月 10 日　初版発行©
2019 年 10 月 19 日　 2 刷発行

著　　者　福本真理子
発 行 者　廣　川　重　男

印 刷・製 本　日本ハイコム
表紙デザイン　㈲羽鳥事務所

発行所　京 都 廣 川 書 店
　　　東京事務所　東京都千代田区神田小川町 2-6-12 東観小川町ビル
　　　　　　　　　TEL 03-5283-2045　FAX 03-5283-2046
　　　京都事務所　京都市山科区御陵中内町　京都薬科大学内
　　　　　　　　　TEL 075-595-0045　FAX 075-595-0046

URL http://www.kyoto-hirokawa.co.jp/

──────── 京都廣川・刊行書（ト-3）────────

薬物動態学がクスリの世界において如何に大切か、学部生が理解できるレベルのエピソード（実例）を挙げ、詳説した画期的テキスト．辻彰名誉教授渾身の作ここに完成．

TSUJI's PHARMACOKINETICS
エピソード 薬物動態学
―薬物動態学の解明―

総監修　金沢大学名誉教授　辻　彰
編集　東北大学大学院教授　寺崎 哲也
　　　高崎健康福祉大学教授　荻原 琢男

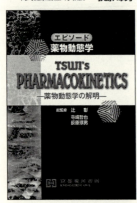

B5判　344頁　6,300円（税別）　上製
ISBNコード：978-4-901789-99-8

実際の製剤をカラー写真で見て興味を惹き、それに使用されている製剤技術を詳しく知り、製剤の実際の使用法を学ぶ．

広義 製剤学

共著　大阪薬科大学名誉教授　掛見 正郎
　　　大阪薬科大学教授　　　戸塚 裕一

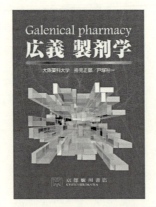

B5判　360頁　8,800円（税別）　多色刷／上製
ISBNコード：978-4-906992-10-2

製剤学が薬剤師にとって必要な学問・科学であることを理解するためのテキスト．まず剤形、製剤機能の応用を学んだ後、その根底となる理論を解説．その後、臨床応用について言及．

新発想製剤学〔第2版〕

著　北海道科学大学教授　丁野 純男

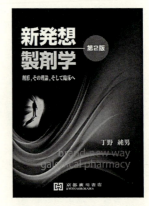

B5判　340頁　9,800円（税別）　多色刷
ISBNコード：978-4-906992-97-3

国内初の 17 局対応テキスト．従来とは異なり、現場で必要な製剤学 → その基礎となる物理薬剤学の順に解説．製剤各論の部分は、4 色カラー印刷を用い臨場感を出している．

実践 製剤学〔第2版〕
そしてその基盤となる物理薬剤学

編著　新潟薬科大学薬学部准教授　飯村 菜穂子
　　　高崎健康福祉大学薬学部教授　荻原 琢男

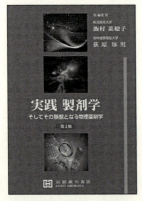

B5判　584頁　8,800円（税別）　多色刷
ISBNコード：978-4-906992-85-0

薬学部で必要とされる DDS 領域について advanced に詳説．

The DDS
薬学が語るDDSの世界

編著　星薬科大学名誉教授　米谷 芳枝

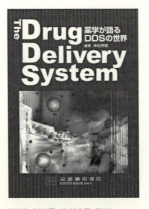

B5判　230頁　6,000円（税別）
ISBNコード：978-4-901789-94-7

次世代の薬剤師に求められる患者の治療とケアを目標に、科学的な考え方をベースにした能動的な薬学的介入を柱に、薬剤師の業務の根幹をなす調剤を再定義．この内容をベースに薬剤師のありかたを議論して欲しい．お茶をまぜる、お作法的な調剤とは一線を画した新解釈調剤学テキスト．

次世代型調剤論
科学的処方提案の理論と実践

編著　京都薬科大学教授　西口 工司

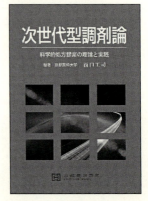

B5判　456頁　6,400円（税別）
ISBNコード：978-4-909197-18-4

京都廣川書店
KYOTO HIROKAWA
URL: http://www.kyoto-hirokawa.co.jp/